EDUARD RAPPOLD

Wissen, das hilft:

MITOCHONDRIEN-GESUNDHEIT

EPIGENETIK & DER SANFTE WEG GESUND ZU SEIN

Mit einem Beitrag von

JOHANN VOLLMANN

IMPRESSUM

Autor: Dr. med. Eduard Rappold, MSc

Buchgestaltung: W. Ranseder, Buchschmiede
Druck und Vertrieb im Auftrag des Autors:
Buchschmiede von Dataform Media GmbH, Wien
www.buchschmiede.at - Folge deinem Buchgefühl!

ISBN: 978-3-99139-594-2 (Hardcover)
ISBN: 978-3-99139-585-0 (Softcover)

EINE BEMERKUNG VORAB

Der islamische Mystiker RUMI (1207-1273) ist einer der bedeutendsten persischen Dichter. Er schreibt in einem Gedicht:

> *„Bewege dich nach innen, aber bewege dich nicht so,*
> *wie die Angst dich bewegt!"*

Die Angst vor dem Neuen und eine Änderung des Lebensstils erscheinen zugleich als die größten Gefahren dafür, dass das, was besser werden könnte und besser werden sollte, auch tatsächlich besser wird.

Schreiten und Gleiten wir ohne Angst voran, denn die Zukunft ist voll Hoffnung und guter Lösungen.

Forscher wie SIR PAUL MAXIME NURSE begleiten uns in der Hoffnung auf zukünftige, gute Lösungen:

> *„Wissenschaftliches Verstehen ist oft schön,*
> *ein zutiefst ästhetisches Erlebnis,*
> *das Vergnügen bereitet*
> *wie die Lektüre eines großen Gedichts.*
> *Es ist ein Privileg, Wissen um seiner selbst willen*
> *zu verfolgen und zu sehen, wie es der Menschheit*
> *auf praktischere Weise helfen könnte".*

INHALT

DANKSAGUNG UND HINWEISE

Mein ganz besonderer Dank gilt Herrn UNIV. PROF. JOHANN VOLLMANN für den so wichtigen Buchbeitrag: **„SOJABOHNEN ALS QUELLE FÜR SPERMIDIN“**.

JOHANN VOLLMANN ist für das Fach Pflanzenzüchtung habilitiert und lehrt an der Universität für Bodenkultur Wien. Sein Arbeitsschwerpunkt liegt in der züchterisch-genetischen Verbesserung von Sojabohnen und Ölpflanzen, wobei Merkmale wie Öl- und Proteingehalt sowie gesundheitsfördernde Inhaltsstoffe im Vordergrund stehen. BOKU-Universität für Bodenkultur Wien, Dept. f. Nutzpflanzenwissenschaften, Institut f. Pflanzenzüchtung, Konrad Lorenz Str. 24, 3430 Tulln an der Donau, Österreich. *e-mail: johann.vollmann@boku.ac.at*

CHIARA AMELIE WENINGER hat mit ihrer Fähigkeit, mit staunenswerter Akribie Texte zu lesen, die trotz aller Sorgfalt auftretenden, aber dennoch für einen bemühten Autor nicht vermeidbaren Fehler, aufgezeigt und so einen ganz wichtigen Beitrag zum Lesefluss und Verständnis des Textes geleistet. Sie ist Autorin des Buches: **„DAS SCHAMANISCHE BUCH DES LEBENS: ENTFALTE DICH SELBST UND DEINE SEELENKRAFT“**, Schirner Verlag 2022

Anwendung von Behandlungsprinzipien: Die Autoren haben große Sorgfalt darauf verwendet, die Angaben im publizierten Buch auf ihre Richtigkeit zu überprüfen. Dennoch können Fehler und Unstimmigkeiten übersehen worden sein. Die Autoren können daher keine Verantwortung für die Richtigkeit der hier formulierten Darstellungen von Konzepten, Handlungsweisen und medizinischen Angaben übernehmen. Für die konkrete Anwendung diagnostischer oder therapeutischer Maßnahmen und deren fachliche Überprüfung bleiben Anwenderin und Anwender selbst verantwortlich.

Weitere Literaturangaben sind auf Anfrage erhältlich:
eduard.rappold@nugenis.eu

Anmerkung: Aus Gründen der besseren Lesbarkeit wird das generische Maskulinum für die Bezeichnung beiderlei Geschlechter verwendet.

TEIL 1

Ressourcen

GESUNDHEIT

WAS HEISST GESUND SEIN UND WAS IST GESUNDHEIT?

Was heißt gesund sein und was ist Gesundheit? Wir merken sofort, dass beide Fragen nicht zufriedenstellend zu beantworten sind, auch wenn die Weltgesundheitsorganisation schon 1946 in ihren Statuten festgehalten hat, Gesundheit sei ein „Zustand des umfassenden körperlichen, geistigen und sozialen Wohlbefindens“. Doch wie entsteht Gesundheit? Nicht erst durch einen überdefinierten Begriff außerhalb der realen Erfüllbarkeit.

Bin ich denn wirklich gesund? Eine Sorge, die berechtigt ist. Denken wir an die Alterskrankheiten. Wann beginnen sie? Unglaublich, sie starten im frühen Erwachsenenalter und wir merken es nicht. Bis zur Diagnose der Krankheit sind wir ja „gesund“, obwohl wir bereits Jahrzehnte asymptomatisch immer mehr fortschreitend krank sind. Am Beispiel für chronisch-toxischen Stress bei sozialen Widrigkeiten im frühen Leben zeigt sich, sie werden mit Verhaltensstörungen im späteren Leben wie einer posttraumatischen Belastungsstörung (PTSD) in Verbindung gebracht. Auch ergeben sich Auswirkungen unterschiedlicher mütterlicher Fürsorge auf eine lebenslange Stressreaktion, die erst lange Zeit nach der frühen Erfahrung des Kindes als langfristige Folgen für das Verhalten, die psychische Gesundheit, den Stoffwechsel, das Immunsystem und die kardiovaskuläre Gesundheit im Erwachsenenalter und sogar an den Nachkommen sichtbar wird. Auf die Fragen: Was heißt krank sein und Krankheit? – fällt uns dagegen die Antwort nicht schwer.

Krankheit ist definiert als das Ergebnis einer nicht gelungenen Bewältigung von inneren und äußeren Anforderungen. Klaus Hürrelmann, Professor für Public Health and Education an der Hertie School in Berlin, schreibt in seinen „Acht Maximen für die integrative und interdisziplinäre Formulierung von Gesundheits- und Krankheitsdefinitionen“:

„Zu den inneren Anforderungen gehören im biologischen Bereich die genetische und epigenetische Disposition, körperliche Konstitution, Immunsystem, Nervensystem und

Hormonsystem in ihrer jeweiligen Dynamik, im psychischen Bereich Persönlichkeitsstruktur, Temperament und Belastbarkeit. Diese Anforderungen sind zugleich auch die Grundausstattung, mit der den äußeren Anforderungen begegnet werden muss. Dazu gehören sozioökonomische Lage, ökologisches Umfeld, Wohnbedingungen, hygienische Verhältnisse, Bildungsangebote, Arbeitsbedingungen, private Lebensformen und soziale Einbindung. Auch diese Anforderungen sind ihrerseits Ressourcen, die ein Mensch zur Verfügung haben muss, wenn er den inneren Anforderungen erfolgreich begegnen will.".

Dass Gesundheit das Ergebnis einer gelungenen Bewältigung von inneren und äußeren Anforderungen ist, soll auch der Inhalt dieses Buches sein.

ES BLEIBT UNKLAR, WO DIE EIGENTLICHE QUELLE DER GESUNDHEIT ZU FINDEN IST

Die meisten Menschen wiegen sich in falscher Sicherheit, denn sie glauben ausschließlich an die hochtechnischen Möglichkeiten der Medizin und ihr Heilungspotential. Aber dem ist nicht so, wie uns eine kurze und lehrreiche Geschichte der „Diagnosequelle" aus dem alten China erzählt:

„In einer kleinen Stadt im Norden Chinas, die für ihre heißen Quellen bekannt ist, gibt es eine Quelle mit einem merkwürdigen Namen: „Diagnosequelle". Man erzählt, das Quellwasser zeige dem Badenden an, wo genau ihm etwas fehle."

Das Problem ist,

„um an die Quelle zu kommen, muss man zuvor gegen den Strom schwimmen".

Diese Geschichte lehrt uns, nur zielgerichtete Anstrengungen bringen uns auch dem gewünschten Erfolg näher.

MITOCHONDRIEN ALS QUELLE FÜR UNSERE GESUNDHEIT

Ein gesundes Leben braucht eine ausreichende Energieversorgung. In unseren Zellen finden sich diese Energielieferanten in großer Zahl, es sind die Mitochondrien, die auch als Kraftwerke der Zellen bezeichnet werden, denn sie spielen eine wesentliche Rolle bei der Energiegewinnung aus der Zellatmung.

So ist die Quelle für unsere Gesundheit die Zellgesundheit, die nur durch die Gesundheit der Mitochondrien möglich wird, denn: *Geht es den Mitochondrien gut, geht es auch uns gut.*

OHNE INTAKTER MITOCHONDRIEN SCHRUMPFT DIE ANZAHL DER ZELLEN UND DER ORGANISMUS ALTERT

Als kleinster Grundbaustein aller Organismen haben alle Zellen eine bestimmte Aufgabe. Das trifft insbesondere Drüsenzellen deren Aufgabe darin besteht, komplexe Stoffe wie Hormone oder Enzyme herzustellen. Wir wissen vom ungeheuren Einfluss der Hormone auf unsere Gesundheit und unseren Alterungsprozess. Im Alter führt der Schwund der Muskel- und der Knochenzellen zur Sturzgefahr mit Frakturen und vorzeitiger Immobilität. Das Gehirnvolumen schrumpft, wenn Nervenzellen mit ihren Synapsen massiv verloren gehen.

All das hat seinen Ausgangspunkt im Verlust ausreichender Energieproduktion aus der Atmungskette der Mitochondrien. Der Zellstoffwechsel erstickt allmählich, wobei zuerst die Mitochondrien sterben und dann die energieabhängigen Zellen. Damit ist die Schwelle zur Organkrankheit erreicht.

Für den Verlust der Gesundheit der Mitochondrien und der damit verbundenen Entstehung von Krankheiten tragen auch wir die Verantwortung, denn unser Verhalten und Handeln sind der Beitrag zu einer gelungenen Bewältigung der inneren und äußeren Anforderungen, um die Mitochondrien gesund zu erhalten.

GESUNDHEIT IST WEIT MEHR, ALS OHNE KRANKHEIT UND GEBRECHEN ZU LEBEN

Eine allgemein verbindliche Definition für „Gesundheit“ ist nicht zu erwarten. Darin sind sich alle Experten einig. Was wir aber zur Diskussion stellen können, sind die Rahmenbedingungen für Gesundheit.

„Heilkunde“ müsste auf einer Wissenschaft von der Gesundheit beruhen, deren Interesse darauf gerichtet ist, die Bedingungen des Gesundseins zu erfassen. Es wäre zu fragen, aufgrund welcher Faktoren ein Organismus Krisen durchsteht, ob es biophysiologische und mental-seelische Schutzmechanismen gibt, welche die Gesundheit erhalten und ob sich diese erwerben lassen?

Gesundheit entsteht nur dann, wenn Menschen ihre Mittel und Möglichkeiten optimal entfalten können, um so den inneren und äußeren Anforderungen zu begegnen. Sie ist ein dynamischer Prozess, der sich ständig verändert und in konkreten Lebenssituationen immer wieder neugestaltet und ausbalanciert werden muss.

Die Aufmerksamkeit und Sorgsamkeit, die wir unserem Körper schenken, belohnen uns mit einem Leben in Wohlbefinden und einer gesunden Lebensspanne.

VORBEUGEN IST BESSER ALS BEHANDELN

Neue Helfer der Gesundheit, „regenerative“ Medizin, digitaler Wandel und Epigenetik bestimmen unsere gesundheitliche Zukunft und werden auch die Vorsorgemedizin bereichern.

Vorbeugung und Gesundheitspolitik sind die schwierigsten Teilgebiete der Medizin, da die Miteinbeziehung des Menschen ohne gesundheitliche Probleme, sowie der Einsatz von Ressourcen und die Finanzierung geeigneter Maßnahmen eine Herausforderung darstellt. So rechnen sich solch präventive Vorkehrungen erst nach fünfzehn bis zwanzig Jahren. Gesundheitspolitik, die erst in zwanzig Jahren wirtschaftlich interessant wird, ist eben kompliziert zu vermitteln.

DIE GESUNDHEIT IN DIE EIGENE HAND NEHMEN

Gesundheitsförderung und Prävention haben sich in den letzten beiden Jahrzehnten als wichtige Strategien der Gesundheitsversorgung etabliert und wurden so auch ein zentraler Gegenstand der öffentlichen Gesundheitsvorsorge und der Kassenversorgung.

Gesundheitsförderung (Gesundheitsförderungsprogramme, die die Gesundheit der Menschen stärken sollen) und Krankheitsprävention (Vermeidung von Krankheiten durch eine Reduktion von Risiken) erfreuen sich hoher gesundheitspolitischer Beachtung. Ein klassisches Beispiel für Prävention ist die Früherkennung von Krankheiten in Form von Screening-Programmen als eine typische Krankheitsprävention. Was aber das Gesundheitssystem dringend nötig hat, ist eine spontan wirksame Gesundheitsprävention, zum sicheren Erhalten der Gesundheit.

Vor über 180 Jahren nannte der deutsche Arzt Carl Gustav Carus (1789-

1869) jenes Konzept, welches wir heute als Präventivmedizin kennen, „Gesunderhaltungskunde“.

Quelle: System der Physiologie... für Naturforscher und Ärzte bearbeitet von Dr. Carl Gustav Carus, Dresden und Leipzig. Verlag von Gerhard Fleischer 1838.

Zellgesundheit setzt die Gesundheit der Mitochondrien voraus und ist unser höchstes körperliches Gut. Es bedeutet, dass ein Zustand der Jugend für die Zelle und für den gesamten Organismus möglichst lange erhalten bleibt. Zelluläre Vitalität, eine gute Gesundheit im Allgemeinen und eine gesunde Lebensspanne sind damit unmittelbar verbunden.

Epigenetik ist ein vielversprechender Forschungsbereich für Krankheitsprävention mit vollelektrischen Biosensorsystemen, die zukünftige, personalisierte Therapieansätze erlauben. Mit Hilfe von Biochips soll ein schneller Blick auf die Gene von Patienten möglich werden. Vor allem eine daraus resultierende, bessere Kenntnis des molekular-biologischen Zusammenhangs zwischen individuellem Verhalten und chronischen Krankheiten kann durch gezielte Präventivmaßnahmen zur Lebensstiländerung beitragen, um die Zahl chronisch kranker Menschen langfristig zu reduzieren.

Eine große Bedeutung hat die Primärprävention für ein „gesundes Altern“. So umfassen die derzeitig aktuellen Empfehlungen dazu eine lebenslange, regelmäßige körperliche Aktivität, zu der eine öffentliche Förderung des Breitensportes beitragen könnte, eine „gesunde“ Ernährung mit Vermeidung von Übergewicht, der Verzicht auf Rauchen und Mäßigung im Genuss von Alkohol.

„Wir müssen mit all unseren Ressourcen und all unserer Kraft danach streben die Fähigkeit zu erlangen, uns selbst zu behandeln“, vermerkte bereits CICERO (106 - 43 vor unserer Zeitrechnung).

Damit sind noch viele Fragen zur Primärprävention für ein „gesundes Altern“ zu beantworten.

„REGENERATIVE“ MEDIZIN

DIE HEILUNGSPROZESSE UNSERES KÖRPERS VERSTEHEN UND NUTZEN

Die „regenerative“ Medizin gilt als ein zukünftig immer wichtiger werdendes Forschungsgebiet innerhalb der Biomedizin. Erkranktes Gewebe und erkrankte Organe werden durch körpereigene Selbstheilungskräfte oder biologischen Ersatz regeneriert und funktionstüchtig gemacht.

Dr. Hoang Tu-Rapp und Prof. Dr. Gustav Steinhoff berichten aus der Klinik für Herzchirurgie der Universitätsmedizin Rostock:

„Wenn Haut, Knochen und Knorpel, Organe, wie Herz und Leber oder Nerven und Gehirn geschädigt sind oder erkranken, werden sie in der regenerativen Medizin durch ihr Selbstregenerationspotenzial geheilt. Dazu werden Wirkstoffe verwendet, die die körpereigenen Regenerations- und Reparaturprozesse anregen, oder es werden lebende Zellen eingesetzt, die das erkrankte Gewebe bzw. Organe durch bioartifizielles Material ersetzen. Die regenerative Medizin verfolgt somit das Ziel, den gesunden und funktionalen Originalzustand der betroffenen Gewebe bzw. Organe wiederherzustellen. Langfristig strebt sie die Entwicklung individualisierter und zellbasierter Therapieansätze an, die eine autologe Regeneration ermöglichen.“

STAMMZELLEN FÜR DIE THERAPIE

Ein wichtiger Ansatz der regenerativen Medizin ist die Zelltherapie. Hierbei werden lebende Zellen in die geschädigten Körpergewebe gespritzt, z.B. werden körpereigene Stammzellen in den geschädigten Herzmuskel eines Herzinfarktpatienten injiziert, die zur Funktionsverbesserungen des Herzens und Verbesserungen der Pumpfunktion führen, wo sie sich entweder zum benötigten Zelltyp entwickeln und die geschädigten Zellen durch neue ersetzen, oder sie kurbeln durch ihre ausgeschiedenen Botenstoffe die Regeneration an. Zu nennen sind z. B. neurale Stammzellen, muskuloskelettale Stammzellen, Leberstammzellen, kardiovaskuläre Stammzellen oder kardiale Stammzellen. Bei den verwendeten Zellen handelt es sich um „induzierte pluripotente Stammzellen (iPS-Zellen)" oder „ortsspezifische" Stammzellen, die sich zu unterschiedlichen Körperzellen entwickeln können.

NEUES GEWEBE ZÜCHTEN

Ein weiterer wichtiger Bereich der regenerativen Medizin ist die Gewebeherstellung (Tissue Engineering). Dafür werden einzelne Zellen und Zellverbände im Labor herangezüchtet. Sie dienen als Gewebeersatz oder kommen als Modell für Untersuchungen zu Nebenwirkungen von Medikamenten zum Einsatz.

Personalisierte Hauttransplantate, maßgeschneiderte Herzklappen aus Silikonen, gezüchtetes menschliches Ersatzgewebe im Labor, das bei Herz-Kreislauf-Erkrankungen mittels Implantats eingesetzt wird und Prothesen aus recyceltem Kunststoff kommen zum Einsatz. Auch extrakorporale Leberunterstützungssysteme werden schon jetzt zur Wiedererlangung der körpereigenen Leberfunktion eingesetzt.

REGENERATION UND REPARATUR IM NERVENSYSTEM

Regeneration und Reparatur im Nervensystem sind Prozesse, bei denen beschädigtes Gewebe nachwächst oder erneuert wird, was schließlich zu einer Wiederherstellung der Funktion des Nervensystems führt. Dieser Prozess geschieht mit Axonen, Synapsen, Neuronen und Glia im peripheren Nervensystem.

BIG-DATA

In seinem Buch: „Homo Deus: Eine Geschichte von Morgen", diskutiert Yuval Noah Harari die „aufkommende Religion" des „Dataismus": „Der Dataismus erklärt, dass das Universum aus Datenflüssen besteht und der Wert eines Phänomens oder einer Entität durch seinen Beitrag zur Datenverarbeitung bestimmt wird".

„Die Geschichte begann als die Menschen Götter erfanden, und wird enden, wenn die Menschen Götter werden"

(Harari)

Als Historiker und Philosoph untersucht Yuval Noah Harari, wie die Informationsrevolution das menschliche Individuum zersetzt, was die Grundlagen von Humanismus und Liberalismus betrifft.

Die neue Grundlage zum Fluss von Dateninformationen in der Welt hat in dem Maße sogar das Verständnis dessen, was ein Organismus, was ein Mensch ist, verändert. Es ist nicht mehr so, dass ein Mensch dieses magische Selbst ist, das autonom ist, einen freien Willen hat und Entscheidungen über die Welt trifft. Nein, der Mensch ist wie alle anderen Organismen nur ein informationsverarbeitendes System, das sich im ständigen Fluss befindet.

„Big-Data" wurde zum Schlagwort für die neue Situation in der Biologie und in der Medizin, erhofft man sich doch die Einführung neuer Behandlungsmethoden, die beispielsweise eine ‚personalized medicine' ermöglichen könnte: Jedem Patienten seine maßgeschneiderte Therapie!

Auf manchen Teilgebieten der Biologie ist eine auch nur überblicksmäßige Erfassung der erhobenen Daten durch den Experimentalwissenschaftler nicht mehr möglich. Aufbereitung und Analyse der Daten erfolgen ausschließlich durch Computereinsatz und der Biologe ist abhängig von der Verlässlichkeit der von ihm verwendeten Software. Ein Vorteil, ist jener, dass durch die große und stark wachsende Zahl von Molekulargenetikern, die zurzeit forschen, die Gefahr unentdeckter gravierender ‚Bugs' (Fehler oder Störungen in einem Programm) immer kleiner wird.

DIGITALISIERUNG IM GESUNDHEITSWESEN - HELFERIN DER MEDIZIN IN DER ZUKUNFT

Von Geburt an sind wir alle ein Teil des Gesundheitssystems. Im Laufe unseres Lebens begeben wir uns immer wieder in die vertrauensvollen Hände der medizinischen Versorgung, um Krankheiten vorzubeugen, zu diagnostizieren, zu therapieren und zu versorgen und werden automatisch zu Patientinnen oder Patienten.

Ein spannender Trend der heutigen Zeit ist auch, dass sich die Menschen viel intensiver mit ihrer eigenen Gesundheit auseinandersetzen und hierfür auch auf digitale Angebote zurückgreifen. Um sich einen besseren Überblick über die persönlichen Gesundheitsdaten und den eigenen körperlichen Zustand zu verschaffen, kommen vermehrt Technologien wie Fitness- Tracker (englisch „Verfolger") oder Gesundheits-Apps zum Einsatz.

Auch die Transformation des Arztberufes durch digitale Werkzeuge ist im Gange. Bereiten Sie sich darauf vor!

Beispiele:

- **Precision Medicine:** Eine Form der Medizin, die Informationen über die eigenen Gene oder Proteine einer Person verwendet, um Krankheiten vorzubeugen, zu diagnostizieren oder zu behandeln, um für jeden Patienten die richtige Behandlung zur richtigen Zeit bereitzustellen.
- **Patientenportale sind die Zukunft:** Patientinnen und Patienten sollten ihre Daten proaktiv abspeichern können, um jederzeit Zugriff darauf zu erhalten. So können Arztbriefe, Medikationspläne und elektronische Notfalldaten sinnvoll an einem Ort verknüpft werden und bei Bedarf an medizinisches Fachpersonal oder Institutionen weitergegeben werden. Per App hat man zudem jederzeit selbst den Überblick, den Zugriff und eben auch die Kontrolle über die eigenen gespeicherten Daten.

- **Mobile Health (mhealth):** Mobile Gesundheit ist ein schnell wachsender Bereich im digitalen Gesundheitssektor, der die Unterstützung, Bereitstellung und Intervention im Gesundheitswesen über mobile Technologien wie Smartphones, Tablets und Wearables bietet. Wearable Technology ist jede Art von elektronischem Gerät, das dazu bestimmt ist, am Körper des Benutzers getragen zu werden.

- **Elektronisches Rezept, elektronische Patientenakte (ePA) und die elektronische Arbeitsunfähigkeitsbescheinigung (eAU).** Eine flächendeckende Einführung von digitalen Gesundheitstechnologien wie E-Rezept, ePA und eAU machen z.B. für Deutschland Einsparungen von insgesamt 42 Milliarden Euro pro Jahr möglich. Allein elektronische Rezepte könnten hierzu eine Milliarde Euro beisteuern.

- **Telemedizin** ist ein Beispiel, welches ermöglicht, unter Einsatz audiovisueller Kommunikationstechnologien trotz räumlicher Trennung, z.B. Diagnostik, Konsultation und medizinische Notfalldienste anzubieten. In Zukunft kann Telemedizin vor allem für den ländlichen Raum ein Bestandteil der medizinischen Versorgung werden.

- **Artificial Intelligence:** Der Beitrag der Künstlichen Intelligenz (KI) ist unbestritten, was bleibt ist das Datenproblem. Inzwischen steht der individuelle Patient im Mittelpunkt eines computergestützten Systems, das mit hohen finanziellen Herausforderungen verbunden ist. Der „digitale Zwilling" scheint möglich zu werden.

- **Nanomedizin** wird zu einer tragenden Säule der Zukunftsmedizin. Künstliche, autonome DNA-Bots in Molekulargröße können Medikamente im Gefäßsystem und anderen Geweben transportieren und gezielt an Krankheitsherden absetzen, wo sie dann ihre Wirkung entfalten. Ein Schwerpunkt-Einsatz wird die Krebsbekämpfung sein. Unter einem Bot versteht man ein Computerprogramm, das weitgehend automatisch sich wiederholende Aufgaben abarbeitet, ohne dabei auf eine Interaktion mit einem menschlichen Benutzer angewiesen zu sein.

- **Big Data:** Die Medizin der Zukunft wird sich stärker an Technologien orientieren müssen, um enorme Datenmengen, die das menschliche Gehirn nicht bewältigen kann, zu verarbeiten, um Zeit und Geld zu sparen.

Wir können sehr optimistisch sein, was die Gesundheit und die digitale Zukunft der Gesellschaft angeht. Schwierig wird die Übergangsphase sein, da es eine phänomenale Beschleunigung der Innovationen für Patienten und Mediziner gibt. Es muss viel entwickelt werden und viele Rollen müssen neu definiert werden. Es bleiben viele Fragen, z.B. „Wer baut dieses Gesundheitssystem zum Nutzen der Menschen auf?"

BIG DATA UND DER EINSATZ VON HOCHLEISTUNGSRECHNERN

Bloß zwei Monate im Sommer des Jahres 1956 veranschlagten John McCarthy, Marvin Minsky, Nathaniel Rochester und Claude Shannon, um Computern das Denken beizubringen.

Wenngleich sie sich gewaltig verschätzten, gilt jene Dartmouth-Konferenz als Geburtsstunde des eigenständigen Fachgebiets „Künstliche Intelligenz (KI)". Das Wort selbst findet sich erstmals in dem Schreiben, mit dem die Wissenschaftler bei der Rockefeller Foundation um Mittel für ihre Tagung warben. Seither hat die Informatik eine atemberaubende Entwicklung genommen.

Technische Unterstützung bietet sich an: Big Data werden mit dem Einsatz von spektakulärem High Performance Computing, (Hochleistungsrechner) mit Deep Learning als Methode des maschinellen Lernens erfasst und für ein wachsendes Grundverständnis des Lebens genutzt.

Ende Juni 2017 wurde der Supercomputer **MareNostrum 4** in Betrieb genommen, der im Vollausbau eine Spitzenleistung von 13,9 Petaflops erreicht. Ein Petaflop definiert das Maß für die Verarbeitungsgeschwindigkeit eines Computers und entspricht einer Billiarde (Tausend Billionen) Gleitkommaoperationen pro Sekunde (FLOPS).

Petaflop-Computing ermöglicht eine viel genauere Modellierung komplexer Systeme. Zu den erwarteten Anwendungen gehören Kernspinresonanztomographie während Operationen in Echtzeit, numerische Lösung molekularer Schrödinger-Gleichungen in der Quantenchemie, computerbasiertes Arzneimitteldesign, astrophysikalische Simulation, die Modellierung von

Umweltverschmutzung und die Untersuchung langfristiger Klimaveränderungen.

Das Barcelona Supercomputing Center – Centro Nacional de Supercomputación (BSC-CNS) der Polytechnischen Universität von Katalonien befindet sich in der Haupthalle des Torre Girona, einer Kapelle aus den 1940er Jahren, und beherbergt Spaniens schnellsten Supercomputer: das MareNostrum 4.

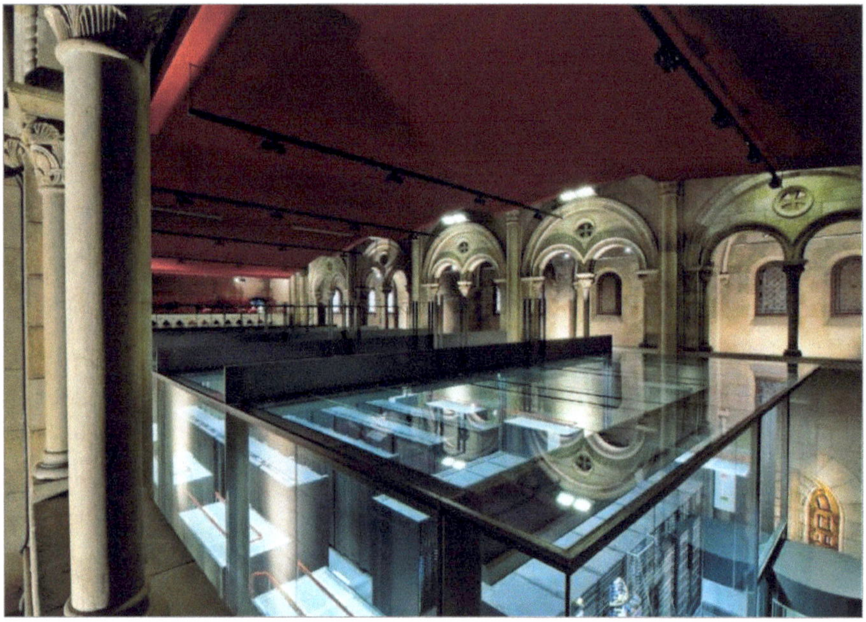

ABB. 1:
SUPERCOMPUTER: DAS MARENOSTRUM 4

Für ein Joint Venture von IBM und der spanischen Regierung wurde die Kirche entweiht und für weltliche Zwecke umgebaut. Der ehemalige Kirchenraum beherbergt jetzt den Gott der Wissenschaft, den wichtigsten und wahrscheinlich interessanteste Supercomputer der Welt für Big Data und elaborierte Statistik. Seine Mission ist PRACE (Partnership for Advanced Computing in Europe), das hochwirksame wissenschaftliche Entdeckungen, technische Forschung und Entwicklung in allen Disziplinen ermöglichen soll, um die europäische Wettbewerbsfähigkeit zum Nutzen der Gesellschaft zu verbessern.

Sein Nachfolger wird **MareNostrum 5** sein. Diese nächste Tranche eines Euro-Supercomputers wird ein Hochleistungscomputer mit Exascale-Computing sein, mit der Fähigkeit, eine Trillion Operationen pro Sekunde auszuführen.

Er wird speziell darauf zugeschnitten sein, die europäische medizinische Forschung durch Arzneimittelforschung, die Entwicklung von Impfstoffen, Virusverbreitungssimulationen sowie Anwendungen für künstliche Intelligenz und Big-Data-Verarbeitung zu stärken. Die Maschine wird auch traditionelle High Performance Computing (HPC)-Anwendungen, wie auch Klimaforschung, Ingenieurwesen, Materialwissenschaften und Geowissenschaften unterstützen.

Der **Green500** ist ein halbjährliches Ranking von Supercomputern aus der TOP500-Liste der Supercomputer der Welt in Bezug auf Energieeffizienz. MARENOSTRUM – LENOVO SD530 erreichte Platz Nr. 6 bei Green500.

Um die Zukunft der Gesellschaft mitzugestalten steht auf der Nr. 1-Position, mit der weltweit höchsten Energieeffizienz in Green500 (November 2021), der Supercomputer Fugaku von Fujitsu, ein Supercomputersystem, das aus über 150.000 miteinander verbundenen Hochleistungs-CPUs besteht und die 3000 Wissenschaftler am RIKEN-Center for Computational Science, einem großen wissenschaftlichen Forschungsinstitut in Japan, mit einer maximalen Rechenleistung von 442.010,0 TFlop/s unterstützt.

SCHÖNE NEUE WELT DER BIG DATA

Soweit die Beispiele zu Hochleistungsrechnern aus der „Schönen neue Welt der Big Data", das neue Versprechen der Allwissenheit, für eine individualisierte Medizin und für die Zukunft der Gesellschaft.

Aber es soll nicht die „Schöne neue Welt" von Aldous Huxley sein, der die beste aller Welten und perfekte Gesellschaft als grauenvolle Dystopie zeigt.

Eher sollten wir uns an Voltaire erinnern, der in seiner Satire „Candide" mit seiner Kritik am Autoritätsglauben und dem naiven Optimismus derjenigen, die auf das Gute im Menschen und an die Machbarkeit der Welt vertrauen, warnt.

Oder wie es PETER SLOTERDIJK* als träumerische Anfrage an die technische Entwicklung und an Beschreibungssysteme des menschlichen Alltags gerne sehen würde: *„Es wurde immer wieder darauf hingewiesen, dass die Vorhersageleistungen bei Versuchen mit kleineren Gruppen meistens schlecht sind und dass eigentlich nur im „Big Data"- Bereich diese hohe Treffsicherheit auftritt, die so überwältigend wirkt. Man könnte vielleicht aus der Diskrepanz folgern, dass wir vielleicht auch eines Tages Algorithmen haben werden, die sogar imstande sind, den guten Menschen wenigstens zur Hälfte mit darzustellen, dass man auch die positive Irrationalität berücksichtigt: die Großzügigkeit, die Bereitschaft von Menschen, an nicht- destruktiven, an Ehrenwettbewerben teilzunehmen, was ja in einem realistischen Menschenbild ein ernsthaftes Kapitel darstellen müsste."*

Eine tragfähige Zukunft für die Menschheit auf diesem Planeten kann für Sloterdijk nur auf der Grundlage des Aufbaus einer „globalen Co-Immunitätsstruktur" oder eines „globalen Immundesigns" konzipiert werden, das vom Geist des „Co-Immunismus" durchdrungen ist. Dies beschreibt das Bewusstsein einer gemeinsamen ökologischen und immunologischen Situation und die Erkenntnis, dass diese neue Situation, die eigentlich die des Anthropozäns ist, nicht nur auf der Grundlage der vorhandenen lokalen technokulturellen Ressourcen bewältigt werden kann, sondern eine weltweite „Logik des Zusammenarbeit" benötigt.

Quelle: Sloterdijk, Peter. 2014. You Must Change Your Life. Cambridge-Malden: Polity.

Eine leistungsstarke Datenmedizin wird auch die Vorsorgemedizin stärken und das medizinische Wissen, das a priori, den Menschen und ihrem Gesundheitssystem Informationen nutzbar macht, die „von vornherein" abgesichert festliegen.

* *Peter Sloterdijk ist emeritierter Professor für Philosophie und Ästhetik der Staatlichen Hochschule für Gestaltung in Karlsruhe, die er bis 2015 als Rektor leitete.*

DER MEDIKATIONSFEHLER ALS PROBLEM IM GESUNDHEITSWESEN

Dieses Beispiel aus der Praxis zeigt, wie Algorithmen zukünftig Diagnosen und Therapien steuern werden:

Ein großes Problem im Gesundheitswesen ist der **Medikationsfehler** und so ist es wichtig den iatrogenen Risiken während des gesamten Behandlungsverlaufs vorzubeugen: Bei der Medikamentenverordnung durch den Arzt, der Aushändigung der Arzneimittel durch den Apotheker und der Einnahme der Medikamente durch den Patienten. Allein in den Vereinigten Staaten werden in einem Jahr 1 Million Menschen wegen unerwünschter Arzneimittelwirkungen in die Notaufnahme von Krankenhäusern gebracht (Centers for Disease Control and Prevention (CDC)), und es wird prognostiziert, dass es aufgrund dessen in den nächsten zehn Jahren 4,6 Millionen Krankenhauseinweisungen älterer Amerikaner geben wird (LOWN institute 2019). Schätzungen zufolge führen unerwünschte Arzneimittelwirkungen durch vermeidbare Medikationsfehler in Deutschland zu ca. 500.000 Krankenhausnotaufnahmen pro Jahr (Bundesinstitut für Arzneimittel und Medizinprodukte (BfArM)).

Durch eine intelligente Medikationstechnologie in Form einer digitalen Plattform gemeinsam mit den elektronischen Gesundheitsakten, ist ein Medikationsabgleich möglich. Beim Medikamentenabgleich werden die Arzneimittelverordnungen eines Patienten mit all seinen Medikamenten verglichen, damit Fehler wie Unterlassungen und Wechselwirkungen oder Dosierungsfehler vermieden werden. Der Medikamentenabgleich ist daher von wesentlicher Bedeutung für die Vermeidung von Medikationsfehlern bei jeder Behandlungsumstellung und zur Sicherstellung der Therapietreue der Patienten.

„DR. GOOGLE“ UND „CYBERCHONDRIE“

In Mathematik und Informatik ist ein Algorithmus eine endliche Folge wohldefinierter Anweisungen, die typischerweise verwendet werden, um eine Klasse spezifischer Probleme zu lösen oder eine Berechnung durchzuführen.

Algorithmen werden als Spezifikationen zur Durchführung von Berechnungen und Datenverarbeitung verwendet.

Die Medizin der Zukunft hat einen sehr individuellen Ansatz, der sich auf die Verantwortung der einzelnen Patienten stützt, und dabei so viele Informationen wie möglich über eine bestimmte Person sammelt, die sich auf deren Gesundheit auswirken.

Jeder Mensch hat heute den Zugang zu einer enormen Menge an Informationen und Gesundheitsprofilen. Wir wissen immer mehr über die richtige Behandlung von Menschen und verfügen über Genom-Daten, sowie weitere Daten, welche bessere Therapien ermöglichen. Diese fortschrittliche Medizin wird in den kommenden fünf Jahren einen sehr individuellen Ansatz mit konkreten Vorteilen für die Lebensqualität oder die Lebensdauer eines Patienten bei bestimmten Krankheiten ermöglichen.

Vor vierzig oder fünfzig Jahren war die Medizin paternalistisch orientiert und der Patient war abhängig von der Diagnose und Behandlung durch den Arzt. Das Internet hat die Dinge beschleunigt. „Dr. Google" hilft bei der Diagnose. Ärztinnen und Ärzte befürchten, dass bei einem zu viel an „Dr. Google" nicht nur fehler- und mangelhafte Diagnosen, sondern auch medizinische Fehlentscheidungen zunehmen, etwa in Zusammenhang mit dem Aufsuchen eines Arztes oder dem Wählen des Notrufes. Langfristig würden durch exzessive Internet-Recherche auch die Krankheitsängste zunehmen. Dieses Phänomen hat einen eigenen Namen bekommen: **„Cyberchondrie"** – eine durch das Internet ausgelöste Hypochondrie.

DIE GESUNDHEITSSYSTEM-KRISE IST DA

Das Ziel der individuellen Medizin besteht im Besonderen in der Vorhersage von Behandlungsabbrüchen und Krankheiten.

Die zu beantwortende Frage lautet, wie werden wir in fünf oder zehn Jahren angesichts der Zunahme chronischer Krankheiten und der Bevölkerungsalterung das Gesundheitssystem aufrechterhalten können? Dieses Gesundheitssystem von morgen müssen wir mit neuen Mitteln und Methoden aufbauen, damit es weiterhin funktioniert. Innovative digitale Ansätze und

Künstliche Intelligenz sind ein Teil der Lösung, jedoch keine Wundermittel. Es sind neue Tools, sozusagen die Stethoskope von morgen.

Die Gesundheitssystem-Krise ist da. Durch die Überlastung der Krankenhäuser hat Corona die grundlegenden Probleme des aktuellen Gesundheitssystems ans Licht gebracht, zum Beispiel die Ressourcenverteilung und die Art und Weise wie unser Gesundheitssystem aufgebaut ist.

„WIR ERTRINKEN IN DATEN, ABER UNS DÜRSTET NACH WISSEN."

Mit den neuen Einblicken in die Zelle ergeben sich auch neue Herausforderungen. Dazu schrieb SYDNEY BRENNER: *„Wir ertrinken in Daten, aber uns dürstet nach Wissen."* Er beanstandete, dass zu viele Biologen zu viel Zeit damit verbringen, die Einzelheiten der Chemie des Lebens festzuhalten und eingehend zu beschreiben, ohne immer ganz zu verstehen, was das alles bedeutet.

LEBEN - BIOLOGISCHE REVOLUTION

Das Leben auf unserer Erde ist Teil eines einzigen, ungeheuer vernetzen Öko- und Resonanzsystems, das alle lebenden Organismen einschließt.

WAS IST LEBEN?

Diese grundlegendste Frage der Biologie stellen sich Naturwissenschaften genauso wie die Philosophie und die Weltreligionen. Über die Definition herrscht keine Einigkeit.

Es beginnt mit dem Fehlen einer allgemein akzeptierten Definition des Phänomens Leben selbst.

So kommt es, dass 1999 der israelische Chemiker NOAM LAHAV achtundvierzig verschiedene Definitionen von Experten zu Theorien über den Ursprung des Lebens der letzten 100 Jahre aufführte.

Der österreichische Physiker und Nobelpreisträger ERWIN SCHRÖDINGER stellte sich 1944 in seinem Buch „What is Life?" die Frage, wie sich die Vorgänge innerhalb eines lebendigen Organismus durch Physik und Chemie erklären lassen. Seinen Ruhm verdankt das Buch mit dem Untertitel „Die lebende Zelle mit den Augen eines Physikers betrachtet", dass es wesentlich dazu beitrug, dass sich das biologische Denken neuen Schwerpunkten zuwandte, insbesondere den Mechanismen der Vererbung sowie der Frage: Was ist ein Gen und woraus besteht es?

Schrödingers Buch stand am Anfang einer Entwicklung, die 1953 zur Entdeckung der Doppelhelix-Struktur der DNA durch JAMES WATSON und FRANCIS CRICK führte. Letztere erklärten gelegentlich, dass die Lektüre von Schrödingers Buch ihr Denken maßgeblich beeinflusst habe. Die Frage „Was ist Leben?" ist für Crick im Großen und Ganzen beantwortet. Leben lasse sich auf der Grundlage von Molekülen erklären, das heißt, mit chemisch-physikalischen Mitteln.

ES FEHLT NICHT „AN GUTEN IDEEN", WAS DEN URSPRUNG DES LEBENS BETRIFFT:

BIOLOGISCHE REVOLUTION - DER URSPRUNG DES LEBENS

Eine entscheidende Frage ist dagegen immer noch vollkommen offen. Wie ist das Leben auf der Erde überhaupt entstanden? Auch hierüber hat Crick nachgedacht und – gleichzeitig mit zwei anderen Forschern vorgeschlagen, dass am Anfang des Lebens sich reproduzierende Moleküle der RNA standen.

Die Hypothese geht davon aus, dass das Leben aus sich selbstreproduzierenden RNA-Molekülen entstand, die bereits vor der Evolution von DNA und Proteinen existierten. RNA kann beides sein, Informationsspeicher und Nanomaschine. Dies macht sie als Kandidatin für das erste Biopolymer des Lebens besonders interessant, weil sie dadurch prinzipiell die Sequenz anderer RNA-Stränge kopieren kann und damit den Prozess der Darwin'schen Evolution hätte starten können. Um die Aufgabe als Nanomaschine erfüllen zu können, muss sich die RNA jedoch ähnlich wie Proteine in eine korrekte und somit aktive Form falten – ein Prozess, für den sie spezifische Anforderungen an ihre Umgebung stellt. Insbesondere benötigt sie dafür eine hohe Konzentration an zweifach geladenen Magnesiumionen und eine möglichst geringe Konzentration an einfach geladenem Natrium, da letzteres zu einer Fehlfaltung der RNA-Stränge führen kann.

DAS GRÖSSTE BIOLOGISCHE EREIGNIS FAND VOR MEHR ALS 3,5 MILLIARDEN JAHREN STATT

Aus damals wie heute hochverfügbarem Basalt und einfachen Wärmeflüssen konnte das für die RNA-Faltung richtige Verhältnis zwischen Magnesium- und Natriumionen durch natürliche Prozesse bereitgestellt werden.

In den feinen Kanälen von basaltischem Glas reichern sich Magnesiumionen stark an. Thermophoretische Bedingungen verbessern die Selbstreproduktion eines Ribozyms, Ribozyme sind katalytisch aktive RNA-Moleküle, die wie Enzyme chemische Reaktionen katalysieren und unter dem Einfluss der Thermophorese in der Lage sind, mehrere kurze RNA-Stränge zu verknüpfen und damit sehr lange RNA-Moleküle zu erzeugen. Diese RNA-Stränge als Ribozyme brauchen, wie eingangs erwähnt, Magnesiumionen für ihre katalytischen Aktivitäten, vertragen aber keine hohen Konzentrationen an Natriumionen.

METABOLISM FIRST

Es gibt allerdings auch noch eine Idee, die eine Alternative zur RNA-Welt darstellt: Die **„Stoffwechsel-zuerst“** (Metabolism First) – Hypothese. Sie geht davon aus, dass anfänglich nicht das Erbgut in Form von RNA-Strängen entstand, sondern andere komplexe Moleküle, die innerhalb begrenzter Räume, etwa in Hohlräumen von porösen Gesteinsoberflächen, in Wechselwirkung traten. So hätte es zu ersten Stoffwechselkreisläufen kommen können. Erst dann wären RNA-Stränge aufgetaucht, die diese Prozesse unterstützen, entsprechende Erbinformationen übernehmen und sich selbst vervielfältigen konnten.

LEBEN AUS DEM WELTRAUM

Es könnte auch sein, dass Leben aus dem Weltraum auf die Erde gekommen ist. Es gibt jedoch kaum Belege für diese sogenannte **Panspermie-Hypothese.** Jene Hypothese, die erstmals im 5. Jahrhundert vor unserer Zeitrechnung vom griechischen Philosophen Anaxagoras aufgestellt wurde, geht davon aus, dass Leben im gesamten Universum existiert, verteilt durch Weltraumstaub, Meteoroiden, Asteroiden, Kometen und Planetoiden sowie durch Raumfahrzeuge, die unbeabsichtigt durch Mikroorganismen kontaminiert werden.

WIR HABEN BISLANG NIRGENDWO ANDERS IM UNIVERSUM LEBEN GEFUNDEN, NUR HIER AUF DER ERDE

Ob die Panspermie stattgefunden hat oder nicht, werden wir also so schnell nicht herausfinden. Dazu müssen wir vor allem auch die Mikroorganismen besser verstehen. Aus astronomischer Sicht ist die Sache recht klar: Wir wissen, dass Planeten und Planetensysteme Material austauschen. Wir wissen aber nicht, wie lange Mikroorganismen wirklich überleben können. **Bacillus permians** soll zwar 250 Millionen Jahre in einem Zustand mit extrem vermindertem Stoffwechsel überleben können; die entsprechenden Forschungsergebnisse sind aber – vorsichtig ausgedrückt – umstritten. Vielleicht gibt es Mikroorganismen, die die vergleichsweisen kurzen Zeiträume einer interplanetaren Reise überleben können. Dann könnten wir irdisches Leben auf dem Mars entdecken (oder umgekehrt). Ob Leben aber auch interstellar (oder gar intergalaktisch?) Reisen überleben kann, ist eine ganz andere Frage.

GIBT ES EINE ZWEITE ERDE IM ALL?

Das Wissen über unser Planetensystem steigt ständig, neue Technologien ermöglichen einen immer genaueren Blick ins Weltall: Seit 1995 bis heute hat man bereits 3700 Himmelskörper (Exoplaneten) außerhalb des Sonnensystems entdeckt. Dies sind aufregende Zeiten für die Exoplanetenforschung.

DIE MEINUNG EINES PHILOSOPHEN

Andreas Weber, ein deutscher Biologe, Biosemiotiker und Philosoph, arbeitet als Schriftsteller und Journalist sowie als Hochschuldozent an der Universität der Künste Berlin. Er beschreibt das Leben als „*Organisches Dasein als die kontinuierliche Selbsterschaffung fühlender, wertender und Bedeutung setzender Subjekte vor dem Hintergrund der Möglichkeit des Todes*".

DIE MEINUNG EINES THEOLOGEN

Der berühmte Schweizer Theologe KARL BARTH schreibt im Vorwort zur Schöpfungslehre in seiner Kirchlichen Dogmatik: «Die Naturwissenschaft hat freien Raum jenseits dessen, was die Theologie als das Werk des Schöpfers zu beschreiben hat». Man hat dies als schiedsrichterlich-friedliches Trennungsmodell von Theologie und Naturwissenschaften bezeichnet. Barth fährt an der zitierten Stelle fort: «Und die Theologie darf und muss sich da frei bewegen, wo eine Naturwissenschaft, die nur das und nicht heimlich eine Religionslehre ist, ihre gegebene Grenze hat.»

GENE ALS „ZÜNDSCHLÜSSEL" FÜR WERDENDES LEBEN UND DAS SCHICKSALHAFTE RAUSCHEN DER GENE

Nur 32 von 23.000 Genen sind am ersten Lebenstag als „Zündschlüssel" nötig, um den Entwicklungsprozess eines menschlichen Embryos zu starten. Diese „Schlüsselgene" stammen aus dem Pool der sogenannte „Junk-DNA". Sie codiert keine Proteine, macht aber rund 98 Prozent des gesamten Erbguts aus und galt lange Zeit geradezu als Datenmüll. Mittlerweile ist aber bekannt, dass Abschnitte dieser vermeintlich nutzlosen DNA wichtige Funktionen übernehmen. Sie regulieren die Aktivität anderer Gene und dienen möglicherweise als Langzeit-Speicher für Informationen.

Wichtige Gene sind während der Entwicklung von Zellen häufig sehr variabel aktiv.

Wissenschaftler nennen dieses Phänomen **„biologisches Rauschen"** und vermuten, dass es mitentscheidend dafür ist, welchen Entwicklungsweg eine Zelle nimmt. Die Schwierigkeit besteht darin, dass wichtige Gene, wie beispielsweise Transkriptionsfaktoren, die vermitteln, welche Gene ein- oder ausgeschaltet werden sollen, bei der Zelldifferenzierung häufig nur schwach exprimiert werden, teilweise mit hoher Variabilität in Zellen des gleichen Typs.

WIE SYSTEMBIOLOGIE DAS LEBEN VERSTEHT

Die Theorie der Autopoiesis wurde in den sechziger und frühen siebziger Jahren von den beiden chilenischen Kognitionsbiologen Humberto Maturana und Francisco Varela entwickelt und dürfte der historisch treffendste systemtheoretische Ansatz für das Verständnis „Leben" sein, als ein System, das in der Lage ist, sich selbst zu produzieren und zu erhalten, indem es seine eigenen Teile schafft.

WIE LEBEN ALS EIN GANZES FUNKTIONIERT

Die Komplexität zellulärer Systeme macht es notwendig, dass wir ohne systembiologische Ansätze, die Molekular- und Zellbiologie mit Systemtheorie verbinden, nicht verstehen können, wie Zellen ihre Funktion erfüllen.

Systembiologie erklärt, wie das Leben als Ganzes funktioniert: Die Systembiologie erforscht und entschlüsselt vielschichtige Abläufe in und zwischen lebenden Zellen sowie ganzen Organismen. Jeder biologische Prozess besteht aus dem komplexen, zeitlich-räumlichen Zusammenspiel vieler einzelner Komponenten, die sich gegenseitig beeinflussen. Das Wachstum von Zellen, Gewebe und Organen, die Entwicklung eines Organismus oder die Entstehung von Krankheiten – bei jedem Prozess muss man neben den beteiligten Akteuren vor allem ihre Wechselwirkung untereinander kennen und verstehen.

Mit den klassischen qualitativen Methoden der Biologie werden viele einzelne Moleküle bis ins Detail erforscht. Ihre genauen Wechselwirkungen miteinander können auf diese Weise jedoch nur unzureichend erfasst und beschrieben werden. Neue Möglichkeiten bietet hier der systembiologische Forschungsansatz mit seiner fächerübergreifenden Arbeitsweise: Er verknüpft biologische Forschung mit Methoden aus Mathematik, Physik, Informatik und Ingenieurswissenschaften und ermöglicht es so, komplexe Fragestellungen in den Lebenswissenschaften anzugehen.

Dazu meinte SYDNEY BRENNER: *„Mathematik ist die Kunst des Vollkommenen. Physik ist die Kunst des Optimalen. Biologie ist, infolge der Evolution, die Kunst des Zufriedenstellenden."*

WAS BEDEUTET ES, AM LEBEN ZU SEIN?

Der renommierte englischer Genetiker und Zellbiologe, SIR PAUL MAXIME NURSE, dessen Entdeckungen dazu beigetragen haben zu erklären, wie die Zelle ihren Wachstums- und Teilungszyklus steuert, ging damit der Frage nach, wie lebende Zellen funktionieren. Er arbeitete an Spalthefe und zeigte, dass das „Start"-cdc 2 Gen für eine Proteinkinase kodiert, die sicherstellt, dass die Zelle bereit ist, ihre DNA zu kopieren und sich zu teilen. Er identifizierte, klonierte und sequenzierte das menschliche Äquivalent von cdc 2 und zeigte, dass seine Sequenz von Hefen bis zum Menschen weitgehend konserviert ist.

Paul Nurse's Ergebnisse haben eine breitere Bedeutung für die Natur des Lebens, da Fehler im Zellwachstum und in der Teilung zu Krebs und anderen schweren Krankheiten führen können.

Dankbarkeit und Demut haben ihn am Höhepunkt seiner Forscherkarriere, bei seiner Nobelpreisverleihung 2001, sagen lassen:

„Wissenschaftliches Verstehen ist oft schön, ein zutiefst ästhetisches Erlebnis, das Vergnügen bereitet wie die Lektüre eines großen Gedichts. Es ist ein Privileg, Wissen um seiner selbst willen zu verfolgen und zu sehen, wie es der Menschheit auf praktischere Weise helfen könnte".

DIE ZELLE - DAS ATOM DER BIOLOGIE

„Die Zelle ist das einfachste Gebilde, von dem wir mit Sicherheit wissen, dass es lebt. Die Zelle ist somit das Atom der Biologie"

PAUL NURSE

ANTON VON LEEUWENHOEK ist der Entdecker einzelligen Lebens (Mikrobe). Er gilt allgemein als Vater der Mikrobiologie, da er sowohl Protisten (Algen, Protozoen und einige Pilze) als auch Bakterien entdeckte.

Als Pionier der Mikroskopie beschrieb er 1678 Spermin-Kristalle in menschlichem Sperma und auch Spermidin wurde erstmals in Spermien nachgewiesen.

„OMNIS MEMBRANA E MEMBRANA"- DER URSPRUNG DES LEBENS DURCH EINE KOMPARTIMENTIERTE ZELLBIOLOGIE

Für die Funktion einer Minimalzelle ist, neben einem grundlegenden Stoffwechselzyklus und einer replikationsfähigen Matrize, eine Membran erforderlich, welche die ganze Zelle umschließt und sie gegen ihre Umgebung abgrenzt (TIBOR GÁNTI, The Principle of Life, Omikk, Budapest 1987). Diese Membran muss die Fähigkeit zu einem kontrollierten Austausch von Ionen und Molekülen zwischen dem Zytosol und dem Extrazellulärmedium besitzen. Da der Austausch häufig entgegen einem elektrochemischen Gradienten erfolgen muss, sind spezielle Proteine in die Membran integriert, die diese Transportprozesse energetisieren.

In Anlehnung an den Aphorismus Virchow's: „Omnis cellula e cellula" schrieb 1980 der Biologe GUNTER BLOBEL: „Omnis membrana e membrana" und meinte damit, dass bei Zellen alle zellulären Reaktionen in biologischen membrangebundenen Organellen stattfinden, wodurch er so das Prinzip der **Membranbiogenese** beleuchtete.

Die **kompartimentierte** Zellbiologie spiegelt so das Prinzip wider, nach dem eine eukaryotische Zelle ihre innere Landschaft organisiert.

Sowohl der biosynthetische wie auch der sekretorische und der endozytotische Transportweg beinhalten eine Verpackung der Proteine in Transportvesikel, die von einer Membran abgeschnürt und mit einer anderen fusioniert werden.

So finden die meisten, wenn nicht alle biologischen Reaktionen in membrangebundenen Organellen statt, und Membranen fungieren nicht nur als Barrieren zwischen der Zelle und ihrer äußeren Umgebung, sondern bieten auch eine physikalische Plattform für verschiedene Reaktionen.

Der Vorteil von unterteilten Zellstrukturen ermöglicht den Zellen, über einen speziellen Raum zu verfügen, um spezialisierte Reaktionen effizient auszuführen, d.h. den Zellkern für die Speicherung und Übertragung genetischer Informationen, Lysosomen für das Recycling von Material, Mitochondrien für den Energiestoffwechsel, endoplasmatisches Retikulum als Proteinsynthese-Maschinerie und einen Golgi Apparat, dessen Hauptfunktionen es ist, passierende Proteine zu empfangen, zu erkennen, für die Membranreifung umzubauen und dem Bedarf nach zuzuordnen.

ZUR EPIGENETISCHEN BEDEUTUNG DER KERNMEMBRAN

Membranen werden u. a. von Metallen oder Kohlenwasserstoffen angegriffen und chemisch verändert, d.h. Umweltgifte entfalten ihre Wirkung an Membranen, speziell an der Kernmembran. Darüber hinaus müssen Gifte durch die Kernmembran transportiert werden, um die DNA zu erreichen. Die Kernmembran in der Interphase besteht aus zwei Phospholipidschichten, die während der Mitose abgebaut werden. Die äußere Membran ist mit Ribosomen besetzt und geht in das Endoplasmatische Retikulum über. Dem perinukleären Raum folgt die innere Membran, die Lamin-Proteinfilamente enthält, welche den Kern stabilisieren.

Wichtig sind Kernhüllenporen, die sowohl für den Stoffaustausch als auch - zusammen mit der Lamina - für die korrekte Einleitung der Mitose Bedeutung haben.

Die Bedeutung des permanenten Informations- und Stoffaustauschs zwischen Kern- und Zytoplasma ist vital wichtig: Eine Leberzelle stirbt ohne Kern nach wenigen Stunden, kann aber durch eine Re-Implantation „reaktiviert" werden.

Defekte der Lamina sogenannte „Laminopathien", sind für das Altern und speziell für die **Hutchinson-Progerie,** eine Erkrankung, bei der die betroffenen Kinder wie im Zeitraffertempo zu altern scheinen, und die auf einem Defekt eines Strukturproteins in der Matrix des Zellkerns beruht. Dieses Protein, Lamin A, bildet im Innern des Zellkerns ein Gerüst aus Fibrillen, das nicht nur für die Strukturstabilität wichtig ist, sondern auch wichtige Aufgaben beim Ablesen der Erbinformation, bei der Organisation des Transkriptionskomplexes und bei der Kernteilung hat. Laminopathien können aber auch Herz- und Muskelerkrankungen oder Lipodystrophien und skelettale Fehlbildungen hervorrufen.

PROTEINE

Proteine, welche aus Aminosäuren aufgebaut sind, sind die Nanomaschinen des Lebens und entscheidende Ausführungsorgane bei sämtlichen Stoffwechselprozessen des Organismus.

Sie sind wichtige Baustoffe aller Lebewesen. Da Enzyme ebenfalls Proteine sind, sind sie an fast allen lebensnotwendigen Funktionen im Körper beteiligt.

PROTEINBIOSYNTHESE: TRANSKRIPTION, TRANSLATION, DAS ZENTRALE DOGMA DER MOLEKULARBIOLOGIE UND POSTTRANSLATIONALE PROTEINVERÄNDERUNGEN

Die DNA, die als Desoxyribonukleinsäure bezeichnet wird, entspricht einem Buch, das sich in fast, denn das rote Blutkörperchen ist kernlos, jeder Zelle eines Lebewesens befindet und als „Bauanleitung" für den ganzen Organismus dient. Damit unsere Zellen dieses DNA-Buch lesen können und später ein funktionierender Körper werden können, müssen sie die DNA-Sprache in Protein- (Eiweiß-)-Sprache übersetzen, indem die DNA -Sequenz in mRNA (Messenger-RNA / Boten-RNA) übertragen wird.

Ein Gen besteht aus Exons und Introns. Exons sind die kodierenden Bereiche, Introns die nicht-kodierenden. Bevor die mRNA-Sequenz in eine Aminosäuresequenz übersetzt wird, müssen die Introns herausgeschnitten werden. Bei manchen mRNAs werden je nach Bedarf unterschiedliche Introns herausgeschnitten. Schlussendlich entstehen aus einem Gen verschiedene Proteine, die sich in bestimmten Aminosäureabschnitten unterscheiden.

So fließt bei der Genexpression die genetische Information von der DNA über die RNA zum Protein. Das bezeichnet man auch als das **zentrale Dogma der Molekularbiologie.** Dabei nennt man die Übersetzung der DNA in

RNA Transkription, die Proteinbiosynthese anhand der RNA-Matrize **Translation.**

Posttranslationale Proteinveränderungen finden nach der Translation statt. Diese Veränderungen können die Funktion der Eiweiße erheblich beeinflussen. Durch die posttranslationale Modifikation der Seitenketten werden verschiedene modifizierte Aminosäuren in einem Protein erzeugt. Unter anderem werden die Seitenketten von Lysin acetyliert, Arginin und Lysin methyliert, Glutaminsäure carboxyliert, Prolin hydroxyliert oder Serin, Threonin und Tyrosin phosphoryliert. Die Glykosylierung erhöht die Stabilität mancher Proteine und schützt vor proteolytischem Abbau. Viele Proteine falten sich nicht korrekt, wenn sie nicht zuvor glykosyliert wurden. Glykosylierung kann also der physiologisch funktionalen Proteinkonformation dienen.

Für die korrekte Funktion eines Proteins ist dessen Tertiärstruktur von entscheidender Bedeutung. Diese Struktur wird durch einen Prozess erreicht, der **Proteinfaltung** genannt wird. Die Proteinfaltung ist ein komplexer und empfindlicher Vorgang. Statistisch gesehen werden etwa 30 % aller Proteine aus der Proteinbiosynthese nicht korrekt gefaltet und normalerweise innerhalb von etwa zehn Minuten im Proteasom der Zelle abgebaut. Proteasomen sind Proteinkomplexe, die nicht benötigte oder beschädigte Proteine durch Proteolyse abbauen.

QUALITÄTSKONTROLLE FÜR PROTEINE UND RECYCLING DER ZELLE

Um zu verhindern, dass fehlgefaltete Proteine das Endoplasmatisches Retikulum (ER) verlassen, gibt es die sogenannte **Qualitätskontrolle im ER.**

Diese ist aus verschiedenen Gründen von großer Bedeutung. Wird eine prämature Freisetzung von Proteinen verhindert, steigert dies die Wahrscheinlichkeit einer korrekten Proteinfaltung im Endoplasmatisches Retikulum. Nachfolgende Organellen können keine Proteinfaltung gewährleisten. Unvollständig oder fehlerhaft gefaltete Proteine sind potenziell schädigend für die Zelle, insbesondere wenn es sich um Ionenkanäle, Transporter oder Rezeptoren an der Zellmembran handelt.

Die Qualitätskontrolle beruht auf dem Prinzip, dass es anhand der strukturellen und biophysikalischen Eigenschaften eines Proteins möglich ist, zu erkennen, ob dieses korrekt gefaltet ist oder nicht. Nicht korrekt gefaltete Proteine enthalten hydrophobische Regionen auf ihrer Oberfläche, einzelne Cystein-Reste oder haben die Tendenz sich zu aggregieren.

BiP, ein molekulares HSP70-Chapero, welches sich im Lumen des endoplasmatischen Retikulums (ER) befindet, bindet neu synthetisierte Proteine, wenn sie in das ER transloziert werden, und hält sie in einem Zustand, der für die nachfolgende Faltung und Oligomerisierung geeignet ist. BiP ist auch ein wesentlicher Bestandteil der Translokationsmaschinerie und spielt eine Rolle beim retrograden Transport von abweichenden Proteinen durch die ER-Membran, die für den Abbau durch das Proteasom bestimmt sind.

Das Chaperon BiP ist in der Lage, ungefaltete Proteine anhand der oberflächlichen hydrophoben Areale zu erkennen. In seiner ADP-gebundenen Form hat BiP eine hohe Affinität zum Substrat, also zum ungefalteten Protein. Durch den Austausch von ADP mit ATP wird das Substrat freigesetzt, das dann weiter gefaltet werden kann. Dies führt dazu, dass ungefaltete Proteine so im Endoplasmatischen Retikulum zurückgehalten werden. Nicht korrekt gefaltete Proteine werden durch Calnexin und Calreticulin ebenfalls im Endoplasmatischen Retikulum zurückgehalten. Da es sich um Lectine handelt, also um Proteine, die Kohlenhydrate binden, dienen sie der Qualitätskontrolle von Glykoproteinen. Auch Oligosaccharide dienen der Qualitätskontrolle im Endoplasmatischen Retikulum, indem sie verhindern, dass Proteine miteinander interagieren.

SPEZIFISCHE PROTEOLYSE DURCH DAS PROTEASOM IM ZYTOSOL

Ist ein Substrat dauerhaft unvollständig gefaltet, gelangt es zum Endoplasmatischen Retikulum-membranständigen EDEM, welches das Substrat zur sogenannten Endoplasmatischen Retikulum-assoziierten Degradation (ERAD) leitet. Die Endoplasmatischen Retikulum-assoziierte Degradation von Proteinen (Proteolyse) besteht darin, die dauerhaft fehlerhaft gefalteten Proteine aus dem Endoplasmatischen Retikulum zurück ins Zytoplasma zu translozieren, wo sie von mehreren Ubiquitin-Molekülen gebunden werden, um in einem zylindrischen Proteinkomplex, dem sogenannten Proteasom, in einem neutralem Milieu proteolytisch zersetzt zu werden. Ein zweiter Weg der Proteolyse kann über Lysosomen im Rahmen der Autophagie erfolgen.

DAS DOPPELTE GESETZ – GENETIK UND EPIGENETIK

Schon GOETHES Theorie des Lebendigen postuliert ein «doppeltes Gesetz»: Ein „*Gesetz der inneren Natur*“ mit seinem konstituierenden Prinzip für das Lebewesen, welchem die Genetik entsprechen könnte und das „*Gesetz der äußeren Umstände*“, das durch die äußeren Bedingungen modifizierend auf das Lebewesen einwirkt, welches der Epigenetik nahekommt.

GENETIK

Leben kann nicht ohne Gene existieren.

GESCHICHTE DER GENETIK ERSTE MEILENSTEINE

Etwa 500 vor unserer Zeitrechnung erklärte der griechische Philosoph Anaxagoras, dass der Embryo im männlichen Spermium bereits vorgeformt sei. Aristoteles ging etwa 100 Jahre später davon aus, dass nur der Mann Erbanlagen besitzt.

Solche und ähnliche Vorstellungen hielten sich noch lange in die Neuzeit hinein. Es fehlte schlicht an geeigneten Instrumenten, um den Geheimnissen der Vererbung auf die Spur zu kommen.

Den Grundstein zur modernen Vererbungslehre legte der Augustinermönch Gregor Johann Mendel, der 1865 die sogenannten Mendelschen Regeln formulierte. Sie erfassen die **Prinzipien für die Vererbung körperlicher Merkmale.**

Mendel experimentierte mit Erbsen, und zwar mit sieben unterschiedlichen Merkmalen reinrassiger Erbsenlinien, und fasste die Ergebnisse seiner Kreuzungsversuche zu drei Grundregeln zusammen. Im Prinzip sind diese heute noch gültig. Zunächst einmal gerieten sie jedoch in Vergessenheit.

1869 wurden in Fischspermien erstmals **Nukleinsäuren** entdeckt, die Bausteine der DNA (Desoxyribonukleinsäure), ohne allerdings schon einen Zusammenhang zur Struktur der Erbsubstanz herzustellen.

1888 entdeckte Wilhelm von Waldeyer-Hartz die **Chromosomen** in menschlichen Zellen.

Carl Correns ist für seine Anerkennung von Gregor Mendels früherer Arbeit zur Entdeckung der Prinzipien der Vererbung bekannt.

Erich von Tschermak war ein Agronom, der mehrere neue krankheitsresistente Pflanzensorten entwickelte, darunter Weizen-Roggen- und Hafer-Hybride.

Hugo de Vries hat das Konzept der Gene vorgeschlagen und die Gesetze der Vererbung in den 1890er Jahren wiederentdeckt, ohne sich der Arbeit von Gregor Mendel bewusst zu sein. Er führte den Begriff **„Mutation“** ein und entwickelte eine Mutationstheorie der Evolution.

1904 wies der deutsche Biologe Theodor Boveri nach, dass Chromosomen Träger der Erbinformation sind.

1906 führte William Bateson den Begriff „Genetik“ für die Vererbungsgesetze ein.

ERBKRANKHEITEN

Einen weiteren großen Meilenstein in der Geschichte der Genetik legte 1909 Archibald Garrod. Ihm fiel bei seiner Tätigkeit als Arzt auf, dass es Krankheiten mit Familiengeschichte gibt, Farbenblindheit etwa. Dieses Merkmal konnte damals zum Beispiel bei Vater und Sohn zugleich festgestellt werden.

Garrod fiel auch auf, dass Stoffwechselstörungen der Großeltern in der Enkelgeneration wieder auftauchen. Garrod stellte zudem fest, dass sich nicht die Krankheit selbst vererbt, sondern nur die dazugehörige Erbanlage. Er machte diese Entdeckung in Zusammenhang mit der Anfälligkeit für Infektionskrankheiten. Letztendlich spiegelten sich in seinen Beobachtungen und Schlussfolgerungen die Mendelschen Regeln wider.

Bereits 1903 stellte dann der US-Biologe Walter S. Sutton die Theorie auf, dass paarweise auftretende Chromosomen Träger des Erbmaterials sind und dass die Mendelschen Vererbungsgesetze auf Chromosomen auf Zellebene lebender Organismen angewendet werden können.

Dieser Ansatz wurde ab 1907 von Thomas Morgan an der Drosophila melanogaster (eine Taufliegenart) verfolgt und ausgebaut. Im Laufe vieler Jahre gelang es Morgan, eine **Chromosomentheorie** der Vererbung auszuarbeiten.

Für seine Forschungen erhielt Thomas Morgan 1933 den Nobelpreis für Medizin und gilt seitdem als einer der Väter der Genforschung.

DIE DOPPELHELIX

Alles begann ganz bescheiden im Jahr 1869, als der Schweizer Chemiker JOHANN FRIEDRICH MIESCHER eine phosphorhaltige Substanz fand, die sich stark von den Proteinen unterschied, nach denen er in den weißen Blutkörperchen suchte. Er nannte diese Substanz Nuklein, sie wurde später zu Nukleinsäure umbenannt.

50 Jahre später, im Jahr 1919, erkannte der russische Biochemiker PHOEBUS LEVENE, dass Nukleinsäuren Moleküle sind, die aus Phosphor, Zucker und vier stickstoffhaltigen Basen – Adenin (A), Guanin (G), Cytosin (C) und Thymin (T) – bestehen.

1944 konnten OSWALD AVERY, COLIN MACLEOD und MACLYN MCCARTY vom Rockefeller Institute in New York nachweisen, dass DNA die Substanz ist, die die Erbinformationen weitergibt, die für die bakterielle Transformation notwendig sind, und nicht wie bisher angenommen, ein Protein.

Eine weitere wichtige Entdeckung kam 1950 hinzu, als ERWIN CHARGAFF eine Arbeit veröffentlichte, in der er die Regeln der Basenpaarung darstellte: Adenin mit Thymin und Cytosin mit Guanin.

Schließlich waren es 1953 FRANCIS CRICK und JAMES WATSON, die die Doppelhelixstruktur der DNA „entdeckten". Denn sie hatten zuvor Zugriff auf die Arbeit von ROSALIND FRANKLIN. Diese war Spezialistin für Röntgenstrukturanalysen von kristallisierten Makromolekülen und hatte mit röntgenstrukturanalytischen Bildern der DNA und kristallographischen Berechnungen die DNA-Doppelhelixstruktur bereits in ihren Aufzeichnungen dokumentiert. Sie stellten fest, dass das DNA-Molekül ein dreidimensionaler, spiralförmiger Doppelstrang ist, in dessen Innenraum sich vier Nukleinbasen immer jeweils zu zweit zusammenschließen.

DIE SUCHE NACH GENEN

Dem US-Biochemiker JONATHAN ROGER BECKWITH gelang 1969 als Erstem die Isolierung eines einzelnen Gens, und zwar aus dem Erbgut von Colibakterien (**Escherichia coli**). 1982 kam das erste gentechnisch hergestellte Medikament, das menschliche Insulin, in den USA auf den Markt. Es wird von Bakterienzellen produziert, die das menschliche Insulin-Gen enthalten.

Der „genetische Fingerabdruck" wurde 1984 von ALEC JEFFREYS entwickelt. Genetische Fingerabdrücke („Fingerprints") sind Muster von variablen DNA-Abschnitten, die für jeden Menschen einzigartig sind.

Bald darauf folgten die ersten gentechnisch veränderten Tiere: So wurde 1987 die „Harvard-Krebs-Maus" als erstes Tier patentiert.

1990 startete das „Human Genome Project" (HUGO). Das ehrgeizige Ziel: Forscherteams auf der ganzen Welt wollten bis zum Jahr 2003 das gesamte menschliche Erbgut entschlüsselt haben. 1995 wurde das Erbgut des Bakteriums **Haemophilus influenzae** als erster Mikroorganismus komplett entziffert.

Das erste genetisch entschlüsselte Tier war 1998 ein Fadenwurm. Im Jahre 2000 folgte die Fruchtfliege, 2002 das Genom der Maus.

2003 wurde auch das „Human Genome Project" abgeschlossen: Das menschliche Erbgut war entschlüsselt.

SYDNEY BRENNER war eine der ersten, der im April 1953 das Doppelhelix-Modell der DNA von James Watson und Francis Crick sah. Der 26-jährige Biologe aus Südafrika war damals Doktorand an der Universität Oxford, Großbritannien. Er war so begeistert von den Erkenntnissen, dass er kurzerhand beschloss, sein Leben dem Verständnis der Struktur der Gene zu widmen. Brenner erhielt 2002 den Nobelpreis für Physiologie oder Medizin für die Identifikation wichtiger Gene, die die Organentwicklung und das programmierte Zellsterben regulieren.

SVANTE PÄÄBO, Direktor am Max-Planck-Institut für Evolutionäre Anthropologie und seinen Kollegen gelang es 2008, das mitochondriale Genom eines Neandertalers (**Homo neanderthalensis**), der vor 38.000 Jahren lebte, vollständig, mit einer bisher nicht erreichten Genauigkeit, zu sequenzieren.

Für seine Erkenntnisse zur menschlichen Evolution wird 2022 Svante Pääbo mit dem Medizin-Nobelpreis ausgezeichnet. Der Schwede forscht und arbeitet in Leipzig.

Seit 1901 haben 224 Menschen den Medizin-Nobelpreis erhalten, darunter 12 Frauen. Der erste ging an den deutschen Bakteriologen Emil Adolf von Behring für die Entdeckung einer Therapie gegen Diphtherie.

BUCH DES LEBENS

Am 26. Juni 2000 im East Room des Weißen Hauses gab US-Präsident Bill Clinton die Entzifferung des menschlichen Genoms bekannt.

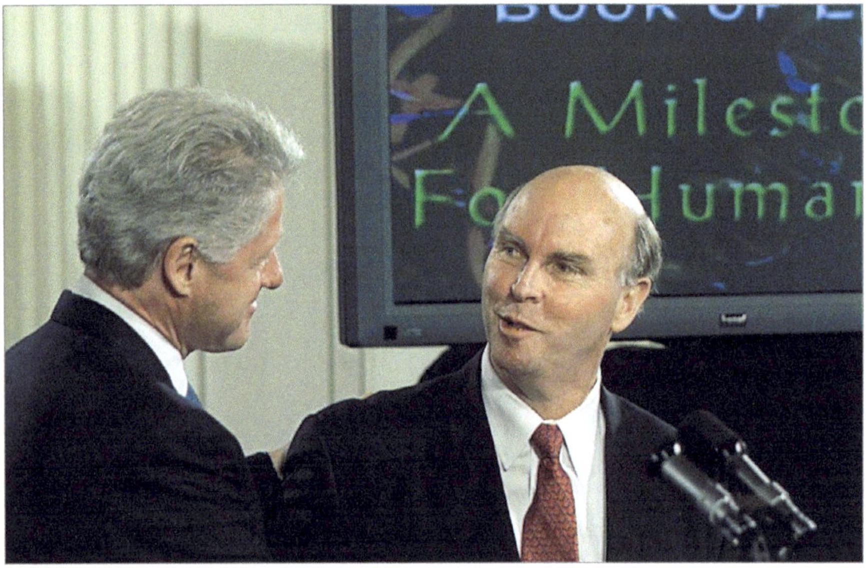

ABB. 2:
DAS BUCH DES LEBENS **Quelle: (c) Stephen Jaffe/AFP/picturedesk.com**

Es ist nun 22 Jahre her, dass Präsident Clinton und Genetiker Craig Venter das „Buch des Lebens“ feierten.

„Heute lernen wir die Sprache, in der Gott das Leben geschaffen hat“. Und Clinton sagte weiter: *„Die Wissenschaft werde die Diagnose, Vorbeugung und Behandlung der meisten, wenn nicht aller menschlichen Krankheiten revolutionieren. Krank-*

heiten wie Parkinson, Alzheimer, Diabetes, Krebs könnten in kommenden Jahren bekämpft und vielleicht geheilt werden. ...“

DIESE HOFFNUNG TROG

Für die gesamte Biologie gilt, dass die Zahl der prinzipiellen Möglichkeiten ungeheuerlich viel größer ist als die Zahl der tatsächlichen Realisierungen.

Die Hoffnung trog auch deshalb, weil man noch gar nicht so viel von der Sprache des Lebens gelernt hatte: Zum einen macht das, was wir Gene nennen, kaum mehr als ein Prozent des gesamten Genoms (Erbsubstanz) aus. Über die Jahre wurden es immer weniger, der Gen-Stand 18.894 - stammt vom März 2018, und bezieht sich auf Gene, die Proteine „kodieren“.

Den genetischen Code lesen zu können, wird nicht genügen. Man muss verstehen, wie er gelesen und wie er verändert wird.

DNA-DOPPELHELIX UND GENETISCHE INFORMATIONSVERARBEITUNG

ROSALIND FRANKLIN, wurde 1920 in London geboren und entstammt einer bekannten britisch-jüdischen Familie. Sie hat das Fundament für einen der größten wissenschaftlichen Durchbrüche der letzten hundert Jahre geschaffen. Mithilfe von Röntgengeräten und einer Mikrokamera fotografierten und analysierten Franklin und der Absolvent RAYMOND GOSLING DNA-Proben. Im Mai 1952 machten sie ein bahnbrechendes Foto, nummeriert mit „#51“, welches das bis dahin deutlichste Beugungsbild der DNA und ihrer Helixstruktur zeigte.

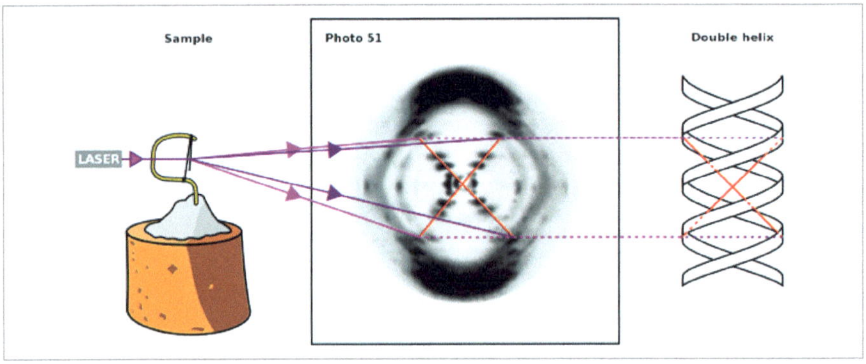

ABB.3:
EXPERIMENTELLER AUFBAU:

Probe: Ein DNA-Strang wurde über eine Büroklammer gespannt und auf einem Stück Kork montiert. Photo 51: Röntgenstrahlen wurden durch den DNA-Strang geführt. Ihre gebeugten Wege wurden auf lichtempfindlichem Papier erfasst um Photo 51 zu erstellen. Doppelhelix: Das „X“ in der Mitte von Photo 51 wurde durch die spiralförmige Anordnung der DNA-Moleküle in der Probe verursacht. **Quelle: Wikimedia**

Dieses Foto und ihre präzise Analyse der Röntgenbeugungsdaten waren das, was Crick und Watson dazu anregte, sich von ihrer ursprünglichen Idee eines Dreifachhelixmoleküls abzuwenden und stattdessen die notwendigen Berechnungen zur Entwicklung des Doppelhelixmodells des DNA-Strangs durchzuführen, wie wir ihn heute kennen.

Franklins Forschungsergebnisse wurden jedoch ohne ihr Wissen an Crick und Watson weitergegeben. Maurice Wilkins, Mitentdecker der Molekularstruktur der DNA, hatte ihnen das Foto „#51" gezeigt. Rosalind Franklins ausführliche Beobachtungen waren in einem informellen Bericht enthalten, der einem Kollegen von Crick und Watson an der Universität Cambridge übergeben wurde. Franklin hatte in der Tat mit Gosling an einem eigenen Doppelhelixmodell gearbeitet, doch als sie ihre Ergebnisse im Juli 1953 veröffentlichten, hatten Crick und Watson bereits die Wissenschaftswelt in Erstaunen versetzt.

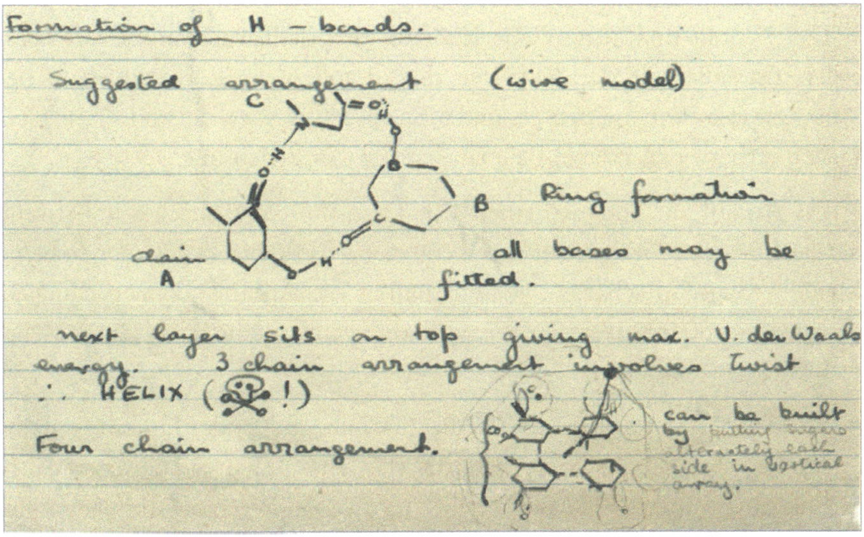

ABB.4:
„3-KETTIGE ANORDNUNG BEINHALTET EINE DREHUNG, [DAHER] HELIX!" DER MOMENT, IN DEM FRANKLIN ERSTMALS IHRE BAHNBRECHENDE ENTDECKUNG FESTHIELT.

Quelle: "The Papers of Rosalind Franklin", Churchill Archives Centre, Cambridge. (FRKN 6/1; FRKN 1/4/2)

MENSCHLICHE GENE BESTEHEN AUS EINER ART GEDREHTEM DOPPELFADEN. FACHLEUTE NENNEN DIESEN DOPPELFADEN „DNA-DOPPELHELIX“

DNA ist die Abkürzung von „desoxyribonucleic acid“ (deutsch: Desoxyribonukleinsäure). Unter einer Helix wird eine schraubenförmige Struktur verstanden. Der Durchmesser eines DNA-Fadens beträgt 2 Nanometer, wobei 1 Nanometer 1/1000 Mikrometer beträgt, sichtbar nur unter dem Elektronenmikroskop.

Ein „Gen“ ist jene Strecke des Doppelfadens, welche die Bauanleitung für ein Eiweißmolekül, das heißt für ein Protein, das auch ein Enzym sein kann, enthält.

Der Doppelfaden in seiner gesamten Länge, einschließlich aller Gene ist das „Genom“ also das, was auch als Erbgut bezeichnet wird.

Das Genom und seine Gene sitzen in den Zellkernen unserer Körperzellen. Da außerhalb der Zellkerne, also „draußen“ im Körper, Eiweiße beziehungsweise Proteine den gesamten Stoffwechsel steuern, sind die in den Genen verborgenen Protein-Baupläne von großer Bedeutung.

Die Anzahl an Proteinen einer Zelle kann um ein Vielfaches höher sein als die Zahl ihrer Gene. Geht man heute von 20.000 bis 25.000 Genen beim Menschen aus, so schätzen Wissenschaftler die Anzahl der menschlichen Proteine auf 80.000 bis 400.000, weil eine ganze Reihe von Genen Mehrfach-Baupläne enthalten.

Nun fehlt noch das Interaktom, die Zusammenarbeit der Proteine miteinander. Manche Proteine lagern sich paarweise zusammen und tauschen dabei Signale aus. Auf etwa 130.000 solcher paarweisen Wechselwirkungen wird das Interaktom einer menschlichen Zelle geschätzt. Wieder andere bilden komplizierte Organellen aus Dutzenden von Proteinen, wie z.B. die Ribosomen.

IN DER BELEBTEN NATUR IST DIE DESOXYRIBONUKLEINSÄURE (DNA) DAS SPEICHERMEDIUM DER GENETISCHEN INFORMATION

Die Doppelhelixstruktur und das Basenpaarungsmuster wurden bereits 1953 von Watson und Crick vorhergesagt. Diese Vorhersage wurde zuvor durch Röntgenkristallstrukturanalysen bestätigt.

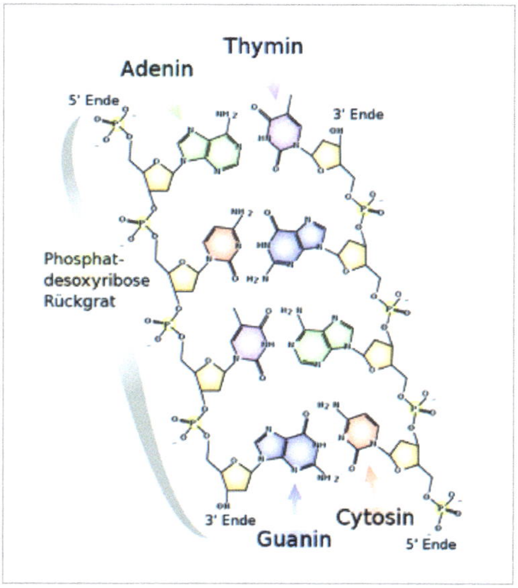

ABB.5:
„DESOXYRIBONUKLEINSÄURE“

Quelle: Wikipedia
https://de.wikipedia.org/w/index.php?title=Desoxyribonukleins%C3%A4ure&oldid=226196619

Dabei winden sich zwei DNA-Einzelstränge umeinander und bilden eine antiparallele, rechtsgängige Doppelhelix aus. Verknüpft sind die Nukleoside durch Phosphorsäurediester-Gruppen, die an die 5′ - und 3′ -Hydroxygruppen der 2′ -Desoxyribose-Einheiten der Nukleoside gebunden sind. Dieses hydrophile Zucker-Phosphat-Rückgrat ist dem umgebenden Wasser zugewandt. Im Inneren der Helix befinden sich die hydrophoben Nukleobasen, die an die 1′ -Kohlenstoffatome der 2′ -Desoxyribose-Einheiten gebunden sind. In natürlicher DNA kommen vier Nukleobasen, Adenin (A), Cytosin (C), Guanin (G) und Thymin (T) vor. Diese liegen senkrecht zur Helixachse, wobei jeweils die zwei gegenüberliegenden Basen eine Ebene bilden. Dabei bilden die Nukleobasen Adenin und Thymin, sowie Guanin und Cytosin komplementäre Basenpaare. Innerhalb dieser Paare sind die Nukleobasen über ein charakteristisches System von Wasserstoffbrücken verbunden. Aufgrund der unterschiedlichen Anzahl von Wasserstoffbrücken zwischen den Basen ist das G-C-Basenpaar stabiler als ein A-T-Basenpaar. Diese Basenpaarung wird auch als Watson-Crick-Basenpaarung bezeichnet.

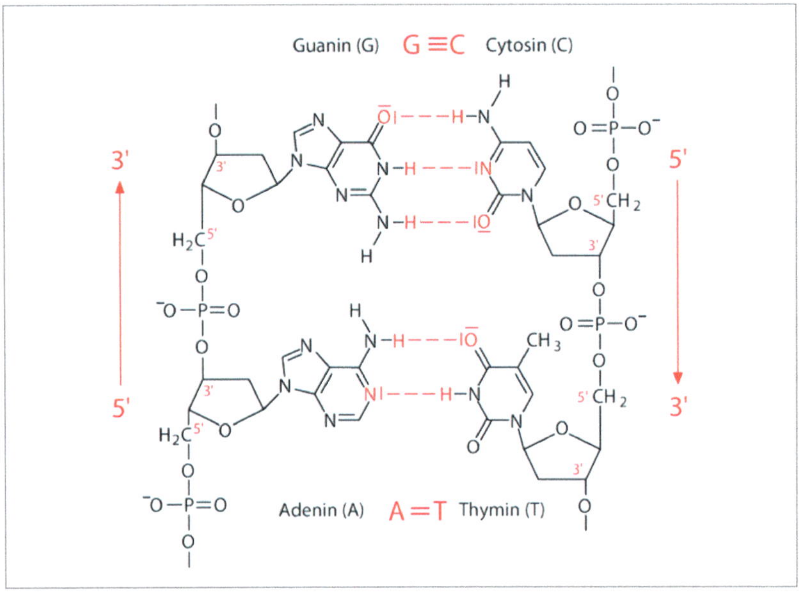

ABB.6:
STRUKTUREN DER VIER NUKLEOBASEN UND DIE WATSON-CRICK-BASENPAARUNG

Quelle: https://doi.org/10.1007/978-3-662-61943-8_4

DNA-METHYLIERUNG ALS EPIGENETISCHER MARKER

Die Sequenz der Basen bildet die genetische Informationsebene der DNA. Eine zweite Ebene der Informationsspeicherung wird durch sequenzspezifische Methylierung der Nukleobasen Adenin oder Cytosin erreicht und die DNA-Methylierung dient zur Regulation der Genexpression. Es wird C5-Methylcytosin gebildet.

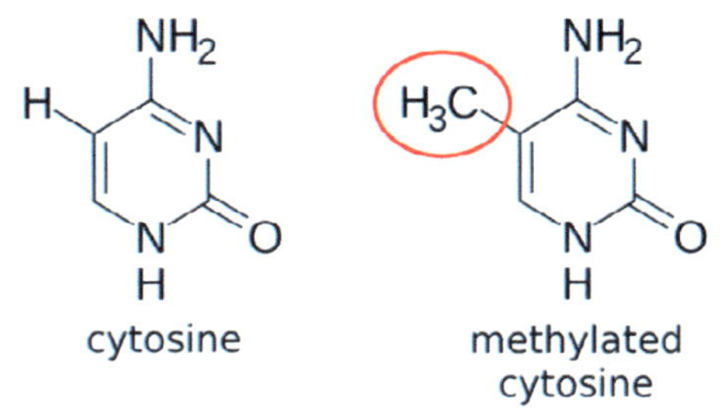

ABB.7:
METHYLIERUNG

Quelle: https://en.wikipedia.org/wiki/DNA_methylation

DREI HAUPTMERKMALE ZEICHNEN DIE EPIGENETISCHEN MODIFIKATIONEN DER DNA AUS:

1) Sie werden durch Umwelteinflüsse (Exposom) verursacht

2) Sie sind zeitlich begrenzt vererbbar, zumindest über drei Generationen

3) Sie sind lebenslang dynamisch und potentiell reversibel.

IN DER BIOLOGIE IST DAS (-)/(S)-EPIMER ALS CHIRALE FORM BEVORZUGT

Neben JOSEPH LE BEL (1847-1930) war es JACOBUS VAN'T HOFF, der die molekulare Deutung der Enantiomerie (Händigkeit) lieferte. Unter dem Titel "Die Lagerung der Atome im Raum" (1877) postulierte er die geometrische Struktur von Molekülen. Zu ihrer Beschreibung erfand er räumliche Strukturformeln. Diese Strukturformeln sind erforderlich, um die Händigkeit isomerer Verbindungen zu erfassen und sie geben Auskunft über die erwartete Molekülgeometrie.

Nur das natürliche linksdrehende (-)/(S)-Epimer wird von den meisten Enzymen bevorzugt genutzt.

Die Methylgruppe von (-)-S-Adenosyl-L-Methionin (Ademetionin), das ebenfalls im katalytischen Zentrum gebunden ist, kann dann leicht übertragen werden.

Das rechtsdrehende (+)/(R)-Epimer, das eine ähnliche Bindungstasche auf Methyltransferasen aufweist, versagt jedoch im Methyltransferschritt aufgrund der ungünstigen Geometrie des Sulfoniumzentrums.

Neben der schon oben beschriebenen Methylierung von DNA kann die Methylgruppe von (-)-S-Adenosyl-L-Methionin auch von verschiedenen anderen Methyltransferasen auf die unterschiedlichsten Zielbiomoleküle, wie DNA, RNA, Proteine, Kohlenhydrate und niedermolekulare Metabolite, übertragen werden.

Die Transmethylierungsreaktion im Ein-Kohlenstoff-Zyklus (Methionin-Zyklus) ist von größter biologischer Bedeutung.

Zusammen mit anderen epigenetischen Modifizierungen, wie z.B. Ubiquitinierung, Acetylierung oder Phosphorylierung, hat die Methylierung von Histon-Proteinen Einfluss auf die Chromatin-Struktur und ist damit direkt an der Aktivierung oder Repression der Transkription beteiligt.

RNA wird entweder an der 2'-Hydroxygruppe oder an den Nukleobasen methyliert, wobei verglichen mit DNA eine breitere Auswahl an Positionen an den Nukleobasen modifiziert wird.

KLASSEN UND TYPEN VON WICHTIGEN TRANSFERASEN, DEMETHYLASEN UND DEACETYLASEN:

DNA-Methyltransferasen

Die resultierende Transmethylierung im Ein-Kohlenstoff-Zyklus (Methionin-Zyklus) von Biomolekülen stellt einen bedeutenden biochemischen Mechanismus bei der epigenetischen Regulation, der zellulären Signalübertragung und dem Abbau von Metaboliten dar.

DNA-Methyltransferasen (DNA-MTasen) gehören zu den wenigen Enzymen, die in der Lage sind, die DNA kovalent zu modifizieren. Dabei wird die Methylgruppe von (-)-S-Adenosyl-L-Methionin (Ademetionin) sequenzspezifisch auf die Zielbase übertragen und das demethylierte Cofaktor- Produkt S-Adenosyl-L-Homocystein freigesetzt.

DNA-Demethylasen

DNA-Demythylasen sind komplizierte Enzymkomplexe, die CpG-Inseln über eine Sequenz von Reaktionen demethylieren.

Histon-Demethylasen

Die Histon-Demythylasen (HDMT) werden in 2 Hauptklassen unterteilt: FAD (Flavin-Adenin-Dinukleotid) -abhängige Amino-Oxidasen und α-Ketoglutarat-abhängige Hydroxylasen.

Histonacetyl-Transferasen

Man kann Histonacetyl-Transferasen (HAT), die nicht nur Histone, sondern z. T. auch Transkriptionsfaktoren und andere Proteine acetylieren, in nachstehender Weise klassifizieren:

Typ-A-HATs: Sie befinden sich im Zellkern und dienen der Regulation der Genexpression durch Acetylierung von Histonen des Chromatins.

Typ-B-HATs: Diese Enzyme befinden sich im Zytoplasma und acetylieren neu synthetisierte Histone vor dem Zusammenfügen der Nukleosomen. Diese HATs enthalten im Vergleich zum A-Typ keine Bromodomäne.

Histon-Deacetylasen (HDACs)

Histon-Deacetylasen (HDACs) werden in 5 Klassen (I-V) eingeteilt, die sich wiederum aus verschiedenen Subtypen zusammensetzen. Sie kommen sowohl im Kern- als auch im Zytoplasma vor.

HDAC-Inhibitoren (HDACI) könnten in den nächsten Jahren in der Onkologie und Neurologie große Bedeutung gewinnen.

Histonacetyltransferasen (HATs)- und Histondeacetylasen (HDACs)-Aktivität hängt von den intrazellulären ATP-Spiegeln und der Mitochondrienfunktion ab.

Histonacetyltransferasen (HATs) und Histondeacetylasen (HDACs) sind Enzyme, die für die Addition bzw. Entfernung von Acetylgruppen an Histonendigungen verantwortlich sind. Ihre Aktivität erfordert spezifische metabolische Coenzyme, deren Biosynthese von den intrazellulären ATP-Spiegeln und der Mitochondrienfunktion abhängt.

CHROMATIN-MODIFIZIERENDE MEDIKAMENTE

Die N-terminalen Enden der Histone werden durch Methylierung, Phosphorylierung, Acetylierung, Sumoylierung, Ubiquitinierung, Dopaminylierung und Serotonylierung umfassend modifiziert.

Die Modifikation dieser Histonproteinfortsätze spielt eine wichtige Rolle und definiert die Zugänglichkeit der DNA zur Transkriptionsmaschinerie, die bidirektional (in beide Richtungen) das Chromatin modifiziert.

Dies gibt Möglichkeiten für die Entwicklung von Medikamenten, die den Chromatinzustand in beiden Richtungen beeinflussen können. Die größte Herausforderung bei der Verwendung epigenetischer Modulatoren für die Therapie ist die Spezifität.

DNA - METHYLIERUNG UND KREBS

Krebs entsteht, wenn eine Zelle spezifische Wachstumsvorteile durch die Akkumulation von Genveränderungen erlangt.

Grundsätzlich wird dieser Prozess durch die Veränderungen von Expression der Tumorsuppressorgene (TSG) und der Protoonkogene eingeleitet. Die Tumorsuppressorgene hemmen das Zellwachstum und können Apoptose induzieren. Die Protoonkogene sind die Vorläufer von Onkogenen, die das Zellwachstum und eine unkontrollierte Zellteilung fördern. Normalerweise werden mehrere Genveränderungen benötigt, damit sich malignes Gewebe aus gesundem Gewebe entwickeln kann.

Änderungen im DNA Methylierungsmuster kommen häufig im Krebsgewebe vor. Die Krebszellen sind durch die globale genomische Hypomethylierung und die fokale Hypermethylierung der CpG-Inseln, die normalerweise nicht methyliert sind, gekennzeichnet. Beide Veränderungen finden in der Frühphase der Karzinogenese statt.

Die Hypomethylierung ist ein häufiges Vorkommnis in den Krebszellen und korreliert mit dem Schweregrad der Erkrankung und dem Metastasierungspotential vieler Krebsarten. Die globale DNA-Demethylierung findet bereits in der Frühphase der Karzinogenese statt und induziert die genomische Instabilität. Die spätere, gen-spezifische Hypomethylierung ermöglicht den Krebszellen, sich an die Umgebung anzupassen und fördert die Metastasierung. Bestimmte Toxine, Arzneimittel und Viren können Veränderungen der DNA- Methylierung hervorrufen. Cadmium beispielsweise hemmt die Aktivität von DNA-Methyltransferasen und führt zu einer akuten Hypomethylierung.

VERERBUNG ODER UMWELT?

Anfang des 19. Jahrhunderts stellte LAMARCK in mehreren Publikationen seine Evolutionstheorie vor, die primär von einer gerichteten Höherentwicklung nach wiederholten Urzeugungen ausging. Entgegen der später – 1859 – publizierten Theorie Darwins spielte bei Lamarck der kontinuierliche Einfluss von Umweltfaktoren im Verlauf der Evolution eine wichtige Rolle, während DARWIN eindeutig das Selektionsprinzip favorisierte. Als Lamarckismus hat sich der Einfluss der Umwelt auf die Evolution in der Biologie begrifflich festgesetzt, obwohl dies nur ein Faktor seiner Theorie ist.

Die klassische Genetik gewann durch die Arbeiten von GREGOR MENDEL (1866), zunächst kaum beachtet, erst Anfang des 20. Jahrhunderts an Bedeutung. Der nun folgende rasante Wissenszuwachs der chromosomalen Genetik schien Darwins Evolutionstheorie zu stützen und gipfelte in der Aufklärung der Struktur der Desoxyribonukleinsäure 1953 durch WATSON und CRICK. Der kontinuierliche Einfluss von Umweltfaktoren oder gar deren Vererbung, sieht man von Mutationen ab, trat in den Hintergrund.

Interessanterweise wurden Histone schon 1884 durch den deutschen Physiologen ALBRECHT KOSSEL entdeckt, anfänglich aber als „reine Verpackung" der Nukleinsäuren verkannt. Es dauerte bis in die 1960er Jahre, als man begann, sich intensiv mit der möglichen (epi-) -genetischen Funktion der Histone zu befassen. Erst in den 1970er Jahren gelang es Arbeitsgruppen, vor allem unter dem Nobelpreisträger ROGER DAVID KORNBERG, Stanford University School of Medicine, einem Strukturbiologen, nachzuweisen, dass Histone einen Einfluss auf die Transkription, z. B. durch Methylierung oder Acetylierung, haben.

EPIGENETIK

„EPIGENETISCHE LANDSCHAFTEN" VON CONRAD HAL WADDINGTON

Im PubMed-Register stammt die älteste Veröffentlichung zur Epigenetik aus dem Jahr 1964. Das Konzept der Epigenetik ist zwei Jahrzehnte früher entstanden.

Der Begriff „Epigenetik" wurde vom Biologen CH WADDINGTON als Verschmelzung zweier älterer Konzepte geprägt, die seit dem 17. Jahrhundert im Mittelpunkt anhaltender Kontroversen in der Embryologie standen: „Präformation" und „Epigenese". Die Frage war, ob der Embryo bereits im Ei vorgeformt war und die Schwangerschaft diese vorgeformten Einheiten erweiterte, oder ob der Embryo einen Prozess fortschreitender Entwicklungsschritte durchlief, der etwas Neues und anderes als das Ei hervorbrachte, in einem Prozess, der als Epigenese bezeichnet wird. WADDINGTON, der die Rolle von Genen in der Entwicklung erkannte, verschmolz Epigenese und „Genetik" zu dem neuen Begriff der Epigenetik, der sich auf die Interaktion von Genen und „anderen", noch unbekannten Faktoren im Entwicklungsprozess bezog. Epigenetisch sind alle Prozesse in einer Zelle, die als „zusätzlich" zu den Inhalten und Vorgängen der Genetik gelten.

Die „epigenetische Landschaft" wurde in den 1940er Jahren von WADDINGTON entworfen und ist eine Metapher dafür, wie die Genregulation die Zellentwicklung moduliert. Als wissenschaftliches Modell wurde es Ende der 1960er Jahre nicht mehr verwendet, kehrte aber zu Beginn des 21. Jahrhunderts mit dem Aufkommen der Big-Data-Genomforschung zurück, da es unter Wissenschaftlern in den Biowissenschaften nützlich war, kreativer über Genetik nachzudenken und zu diskutieren.

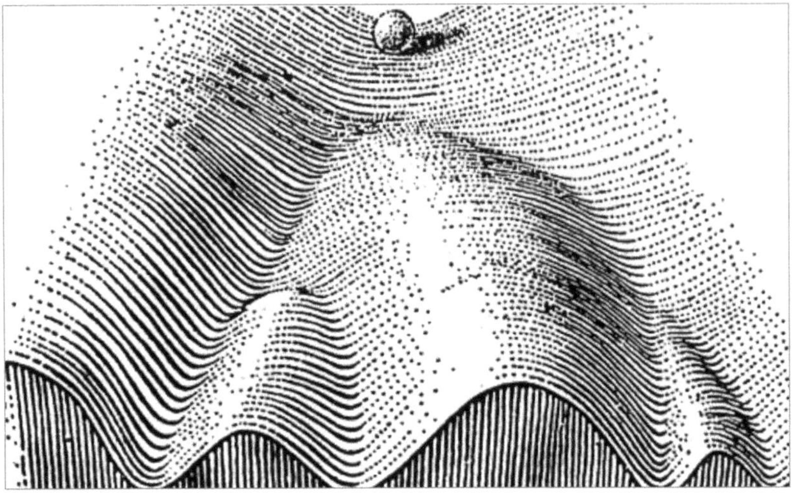

ABB. 8:
„EPIGENETISCHE LANDSCHAFT" Quelle: www.epigenetik.at

Wie eine Murmel, die durch viele Täler rollen kann, entwickelt sich der Genotyp eines Menschen im Laufe des Lebens zu vielen theoretisch möglichen Phänotypen.

In der Entwicklung sind meist mehrere Pfade angelegt, um ein bestimmtes phänotypisches Merkmal hervorzubringen. Die Vielzahl epigenetischer Alternativen ist darauf zurückzuführen, dass stets viele Gene kombiniert an der Ausbildung eines phänotypischen Merkmals beteiligt sind.

Umwelteinflüsse können die Murmel, sprich den Organismus, von der einmal gewählten (Lebens-)Bahn ablenken oder an einer Verzweigung zum Wechsel in ein anderes Tal bewegen, was zur Folge hat, dass sie sich verändert. Welche der Täler, also epigenetischen Programme, der Organismus letztlich wählt, wird durch entwicklungsbiologische Vorgaben und Umweltsignale beeinflusst.

Im Laufe unseres ganzen Lebens beeinflusst das Epigenom mit seinen epigenetischen Veränderungen unseren gesunden Endzustand förderlich oder abträglich.

Studien legen nahe, dass Umweltsignale sowohl während der frühen Entwicklung als auch im Erwachsenenalter intrazelluläre Signalwege aktivieren können, die das „Epigenom" direkt umgestalten, was zu Veränderungen der

Genexpression und der Regulation individueller Unterschiede in Verhalten, Kognition und Physiologie führt.

Epigenetik definiert sich als die Erforschung von Phänomenen und Mechanismen, die erbliche Veränderungen an den Chromosomen hervorrufen und die Aktivität von Genen beeinflussen, ohne die Sequenz der DNA zu verändern.

Sir Adrian Bird beschreibt Epigenetik so: Sie sei *„die strukturelle Anpassung von Chromosomenbereichen, um veränderte Aktivitätszustände zu registrieren, zu signalisieren oder aufrechtzuerhalten"*.

Mittlerweile hat sich die Epigenetik als Subdisziplin und Partnerin der Genetik herauskristallisiert und in vielfältiger Weise, sei es in der Medizin, den Umweltwissenschaften oder der Biologie fest etabliert und wird gerade in Hinblick auf die Entwicklung und Prävention, die Ätiologie von Krankheiten und deren Therapie sowie in der Umweltpathologie eine zunehmende Bedeutung gewinnen.

GENE TUN JA NICHTS VON SELBST

Die Epigenetik zeigt uns, der Mensch ist keine Konstante. Umwelteinflüsse, unser Handeln, unser Verhalten und unsere Erfahrungen setzen sich am Erbgut fest und so sind Gene nicht die einzigen Faktoren, welche die vielfältigen Funktionen des menschlichen Organismus regulieren, denn *„Gene tun ja nichts von selbst"* Gerhard Roth.

Abhängig von der spezialisierten Funktion einer Zelle, wird jeweils nur ein Teil der genetischen Information angeschaltet und dieser wird von bestimmten epigenetischen Prozessen gesteuert. Abgesehen von solchen funktionellen Modifikationen kann eine Veränderung der Genexpression u.a. auch durch externe Faktoren wie Umwelteinflüsse, Ernährung, oder toxischen Stress verursacht werden.

Epigenetik ist die Managerin der Genregulation. Damit beschreiben Wissenschaftler das Phänomen, dass die Gene unterschiedlich an- und ausgeschaltet werden können. So lagert die DNA beispielsweise Methylgruppen an, um damit bestimmte Stellen im Genom gezielt zu deaktivieren. Ein unterschiedlicher Methylierungsgrad der DNA und der Histonproteine bedeutet demnach unterschiedliche Genaktivitäten.

Entscheidend für Gesundheit und Krankheit des Menschen ist, von wenigen Ausnahmen wie sehr seltenen Erbkrankheiten abgesehen, nicht die Frage, ob jemand „gute“ oder „schlechte“ Gene geerbt hat, sondern wie Gene im Leben eines einzelnen Menschen in ihrer Aktivität reguliert werden.

Darauf kann jeder Mensch selbst Einfluss nehmen. Unser Erbgut ist ein überaus lebendiges, sich ständig in Bewegung befindendes System. Es nimmt „von außen“ eintreffende Signale wahr und kann diese mit eigenen Reaktionen beantworten. Gene sind Kommunikatoren: Das Erbgut richtet die Aktivität seiner Gene fortlaufend danach aus, welche Signale - aus der Sicht der Gene - „von außen“ (von außerhalb der Zelle) eintreffen. Gene sind jedoch nicht nur Kommunikatoren, sondern auch Kooperatoren: Damit der Bauplan eines Gens abgelesen wird und zur Entstehung eines Proteins führen kann, müssen Dutzende von Molekülen zusammenarbeiten und beim Ablesen des Gens Hilfe leisten. Diese Helfermoleküle müssten ihrerseits von Genen hergestellt werden.

In der letzten Zeit wurde klar, dass eine enge Verbindung zwischen der epigenetischen Steuerung und dem menschlichen Gesundheitszustand besteht. Das bedeutet, dass epigenetische Abweichungen maßgeblichen Einfluss auf weitverbreitete Krankheiten, u.a. auf die großen „DREI - D‘s“, wie Demenz, Depression und Diabetes mellitus, oder auch Krebs haben. Sobald wir verstehen, wie und wieso Veränderungen der Genexpression stattfinden, werden wir in der Lage sein, diesen Krankheiten vorzubeugen und sie auch besser zu behandeln wissen.

DAS EPIGENOM UND PHÄNOTYPISCHE PLASTIZITÄT

„Das Epigenom ist die Sprache, in der das Genom mit der Umwelt kommuniziert."

RUDOLF JAENISCH

Wir sprechen vom Epigenom, als eine durch DNA-Modifikationen geregelte Schnittstelle, die sich zwischen dem Genom und den Einflüssen von außen, wie der Umwelt, dem Verhalten und den Erfahrungen, befindet. Das sich ständig im Wandel befindliche Epigenom ist für die verschiedenen Erscheinungen verantwortlich, die ein Mensch als Ganzes im Zuge seiner Anpassung annehmen kann und entspricht seiner **phänotypischen Plastizität.**

In der Tat macht die Genotyp-Phänotyp-Beziehung einen guten Teil der biologischen Komplexität aus.

Die Genomsequenz eines mehrzelligen Organismus ist im gesamten Körper identisch, aber Zellen in unterschiedlichen Geweben haben unterschiedliche Epigenome, die unterschiedliche Genexpressionsprogramme steuern. Mit anderen Worten, das Genom definiert die potenzielle genetische Information, während das Epigenom definiert, welche Gene dieses potenziellen Repertoires tatsächlich exprimiert werden. Diese Regulation der Genexpression ohne Veränderung der DNA-Sequenz wird durch epigenetische Modifikationen ermöglicht.

Es kommt dabei zu einem Zusammenspiel von Umweltsignalen, dem Exposom, eigenem Verhalten und Erfahrungen und dem Epigenom bei der Regulation individueller Unterschiede im Verhalten, Kognition und Physiologie.

Zum Beispiel können spezifische Nährstoffe, die für metabolische Methylierungswege benötigt werden, das Epigenom aufgrund ihrer funktionellen Rolle bei der Steuerung von DNA-Methylierung und Histon-Modifikationen stärker als andere direkt beeinflussen.

MEILENSTEINE DER EPIGENETIK

1809 Jean-Baptiste Lamarck beschreibt die Evolutionstheorie. Die Erbinformation ist durchaus veränderbar.

1952 Die chemische Struktur von (-)-S-Adenosyl-L-Methionin (Ademetionin) wurde erstmals von Giulio Leonard Cantoni beschrieben. Er entdeckte die biochemischen Mechanismen der Methylierung, aber ein kommerziell anwendungsfähiges und parenterales (-)-S-Adenosyl-L-Methionin-Produkt, ein stabilisiertes p-Toluolsulfat-Derivat, war erst 1974 in Italien erstmals erhältlich.

1953 James D. Watson und Francis Crick entschlüsseln die DNA-Struktur. DNA ➤ Transkription ➤ RNA ➤ Translation ➤ Protein. Crick prägte für diesen Informationsfluss den Ausdruck „zentrales Dogma der Molekularbiologie".

1975 Robin Holliday und Arthur Riggs entdecken, dass Methyl-Gruppen die Aktivität von Genen kontrollieren können.

1990 Richard Jorgensen, ein Pflanzengenetiker an der DNA Plant Technology Corporation in Oakland, Kalifornien, gilt als Pionier in der Erforschung des posttranskriptionellen Gen-Silencing durch kleine RNAs. Er entdeckte – zusammen mit Carolyn Napoli – die Co -Suppression, ein grundlegendes epigenetisches Gen-Silencing-Phänomen bei Pflanzen am Beispiel der Pigmentierung von Petunien.

1998 Andrew Fire und Craig C. Mello zeigen, dass doppelsträngige RNA, Gene inaktivieren kann und nennen dies RNA- Interferenz (RNAi).

1999 Biologen der Duke-Universität in Durham und des Campus Mare Nostrum in Murcia beweisen, dass die Blütenform der von Linné entdeckten Pflanze Peloria epigenetisch modifizierbar ist.

2003 ENCODE wurde als Forschungsprojekt vom US-amerikanischen National Human Genome Research Institute initiiert. Ziel des Projekts ist es, alle funktionellen Elemente des menschlichen Genoms sowie das Transkriptom zu identifizieren und zu charakterisieren.

2010 Das „International Human Epigenome Consortium" wurde als eine wissenschaftliche Organisation gegründet, um die globalen Bemühungen auf dem Gebiet der Epigenomik zu koordinieren.

2012 Die Resultate des Projekts ENCODE zeigen, dass bisher als funktionslos geltende DNA-Bereiche für die Steuerung der Gene verantwortlich sind.

Gegenwärtig belegen immer mehr Forschungsergebnisse, dass bereits im Mutterleib epigenetische Prozesse wie die DNA-Methylierung oder HAT-Modifizierungen die Entwicklung des Ungeborenen steuern. Sie stehen nicht nur in Zusammenhang mit der Entstehung von Herz-Kreislauf- und Stoffwechselerkrankungen. Auch verdichten sich die Hinweise, dass eine solche frühe epigenetische Programmierung für die spätere Entstehung von Asthma bronchiale oder COPD eine Rolle spielen kann.

Hat die Mutter Asthma, steigt das Risiko der Kinder, das gleiche Leiden zu bekommen. Das hat aber nicht nur mit Genetik zu tun, sondern vermutlich auch mit Umwelteinflüssen aus der perinatalen Zeit im Mutterleib und im ersten Lebensjahr. Bei Erwachsenen mit Asthma, deren Mutter während der Schwangerschaft an Asthma litt, fanden sich spezifische DNA-Methylierungen. Die gleichen Resultate fanden sich auch in Proben von Kindern. Beim gesteigerten Asthmarisiko zeigte sich, dass die Regulation von Genen betroffen ist, die in das Immunsystem eingreifen und bekanntermaßen das Risiko für Allergien erhöhen.

Es sind die Einflüsse aus der Zeit im Mutterleib, die diese epigenetische Prägung verantworten und damit das Asthmarisiko im späteren Leben erhöhen und jene, welche sich zu einer besonders schweren Asthma-Form steigern können, die mit üblichen Therapien nicht zu behandeln ist.

WERKZEUGE DER EPIGENETIK

Epigenetischen Veränderungen sind potenziell reversibel, lebenslang dynamisch und vererbbar.

Das Genom definiert die potenzielle genetische Information, an dem das Epigenom definiert, welche Gene dieses potenziellen Repertoires tatsächlich exprimiert werden. Diese Regulation der Genexpression ohne Veränderung der DNA-Sequenz wird durch epigenetische Modifikationen ermöglicht.

DNA-MODIFIKATIONEN: DIE ERSTE EPIGENETISCHE DIMENSION, DIE DNA-METHYLIERUNG

Die DNA-Methylierung bildet einen wichtigen Prozess in der Epigenetik. Indem in bestimmten Genbereichen Methylgruppen an die Base Cytosin angeknüpft werden, kann die Aktivität der betroffenen Gene unterdrückt werden. Die Gene werden durch diese Veränderung also stillgelegt. Es erfolgt eine Stummschaltung (Inaktivierung, Silencing) des betroffenen DNA-Abschnitts. Die Methylierung geschieht in den sogenannten CpG-Inseln. Dies sind DNA-Abschnitte, in denen besonders oft die Basenabfolge Cytosin-Guanin, genauer Cytosinphosphatidyl-Guanosin, kurz CpG, auftritt.

Eine Gruppe isländischer und US-amerikanischer Forscher konnte nachweisen, dass sich die DNA-Methylierung von CpG-Inseln im Laufe des Lebens verändern kann. Wie die Untersuchung ergab, unterschied sich bei acht bis zehn Prozent der Studienteilnehmer der DNA-Methylierungsgrad innerhalb eines Zeitraums von elf bis 16 Jahren um mehr als 20 Prozent. Epigenetische Mechanismen sind also nicht dauerhaft, sondern in einigen Fällen auch durchaus umkehr- und veränderbar.

US-amerikanische Wissenschaftler konnten zeigen, dass Rauchen in der Schwangerschaft ebenfalls die DNA-Methylierungsmuster beim Neugeborenen verändert, sodass bestimmte Gene beim Kind an- oder abgeschaltet werden.

DNA-BINDENDE PROTEINE: DIE ZWEITE EPIGENETISCHE DIMENSION, DIE HISTON MODIFIKATION

Im Zellkern bestimmt das Chromatin, ein Komplex der vorwiegend aus DNA und bestimmten Eiweißen, den sogenannten Histonen besteht, die Packungsdichte der DNA.

Der Zustand des Chromatins wiederum beeinflusst die Transkription, ermöglicht oder verhindert also das Ablesen der Gene und damit die Produktion bestimmter Eiweiße.

Hochkondensierte, gepackte Chromatin-Bereiche, sogenanntes Heterochromatin, erschweren, offene Chromatin-Bereiche, sogenanntes Euchromatin, erleichtern den Zugang der Ablesemaschinerie zur DNA und sind mit hoher Genaktivität verbunden.

Der Packungszustand des Chromatins kann durch verschiedene epigenetische Prozesse verändert werden. So können beispielsweise verschiedene chemische Gruppen an bestimmte Aminosäuren der Histone angefügt oder von ihnen entfernt werden. Beispiele für solche Veränderungen an den Histonen sind:

- acetylieren oder deacetylieren (Hinzufügen oder Entfernen von Acetylgruppen),
- phosphorylieren (Anhängen von Phosphatgruppen),
- methylieren (Anhängen von Methylgruppen) oder
- ubiquitinylieren (Anhängen von Ubiquitin)

Eine Acetylierung von Histonen führt zum Beispiel dazu, dass sich die Struktur des Chromatins auflockert und die dort verpackten Gene abgelesen werden können.

Neue Studien zeigen, dass Serotonin und Dopamin auch an einer bestimmten Stelle des Histons H3 in den Zellkern gelangen und dort als epigenetische Marker die Aktivität bestimmter Gene durch Dopaminylierung und Serotonylierung beeinflussen können.

RNA-MOLEKÜLE: DIE DRITTE EPIGENETISCHE DIMENSION

RNA spielt im zellulären Geschehen eine viel wichtigere Rolle als ursprünglich angenommen. In der Tat kodiert nur ein verschwindend kleiner Teil des menschlichen Genoms, nach dem heutigen Wissensstand 1.5 %, für Proteine, aber vom Rest werden über 90 % ebenso transkribiert.

Als bekannte Boten-RNA (engl.: messenger RNA; mRNA), wird jene RNA beschrieben, für welche eine RNA-Kopie eines Gens im Zellkern erstellt wird. Im Anschluss wird die mRNA im Zytoplasma an den Ribosomen in Eiweiße (Proteine) übersetzt.

MICRORNAS

Es gibt nichtkodierende RNAs (ncRNAs) und unter ihnen Micro-RNAs (miRNAs). Micro-RNAs werden ebenfalls unter die epigenetischen Mechanismen subsummiert.

Sie haben eine Schlüsselstellung in der Molekular- und Zellbiologie.

MicroRNAs regulieren wichtige physiologische Prozesse wie Embryonalentwicklung, Zellzyklus-Checkpoint, Zellproliferation, Migration, Differenzierung und Apoptose. Eine Dysregulation der microRNA-Expression ist an einer Reihe von Krankheiten beteiligt, darunter Entwicklungsstörungen, neurologische Erkrankungen, Herz-Kreislauf-Erkrankungen sowie Krebs.

Die sogenannte „Junk-DNA-Fraktion", die etwa 90% des humanen Genoms ausmacht, hat in den letzten zwei Jahrzehnten zunehmende Aufmerksamkeit erhalten. Obwohl zunächst als funktionslos angesehen, wurden innerhalb dieses genomischen Teils viele neue nichtproteinkodierende RNAs mit relevanten biologischen Funktionen in der Zelle identifiziert. Zu den neu entdeckten Arten von RNA-Molekülen gehören die Mikro-RNAs (miRNAs). Aufgrund ihrer Größe und genomischen Eigenschaften blieben diese kleinen RNA-Spezies verborgen. Die erste miRNA wurde 1993 beschrieben.

Derzeit wird angenommen, dass miRNAs in allen Tieren, Pflanzen und Algen vorhanden sind.

Sie sind evolutionär konserviert und vielen Arten gemeinsam. Derzeit sind etwa 1600 menschliche Micro-RNAs identifiziert und es wird vorausgesagt, dass sie fast 30 % der Humangenom-kodierten Gene regulieren.

miRNAs (microRNAs) sind kurze nichtkodierende RNAs, die die Genexpression posttranskriptionell regulieren. Sie binden im Allgemeinen an die 3'-UTR (untranslatierte Region) ihrer Ziel-Boten (mRNA) und unterdrücken die Proteinproduktion, indem sie die Messenger-RNA (mRNA) destabilisieren und deadenylieren und somit die Translation stummschalten. Der Poly(A)-Schwanzverkürzungsprozess, der als Deadenylierung bezeichnet wird, ist der erste und geschwindigkeitsbestimmende Schritt und auch der effizienteste Schritt bei der Kontrolle des Boten-RNA (mRNA)-Zerfalls.

Die Expression bestimmter microRNAs wird durch DNA-Methylierung reguliert

Die Transkription von 10% aller microRNA-Expressionen wird durch DNA-Methylierung streng kontrolliert. Allerdings wird ein größerer Anteil der microRNAs durch DNA-Methylierung stummgeschalten.

EPIGENETISCHE VERÄNDERUNGEN DER RNA

Neuere Forschungsansätze lassen vermuten, dass das Gedächtnis und die Synapsenbildung durch stressogene Vorerfahrungen via Methylierungsmuster der mRNA-Promotor-Region beeinflusst wird. Bei der Gedächtniskonsolidierung im Hippocampus nimmt die Acetylierung der Histone H3 und H4 vorübergehend zu. Wird die Acetylierung gehemmt, z. B. durch das CBP Protein (CREB binding Protein), lernen die Versuchstiere schlechter.

Weitere Erkrankungen, bei denen die Histonacetlyierung eine Rolle spielen, sind das Rubinstein-Taybi-Syndrom (Intelligenzminderung; in diesem Fall acetyliert das CREB-binding Protein das Histon) und die Chorea Huntington sowie der Morbus Alzheimer.

Erste Medikamente, die die Histondeacetylase (HDAC) hemmen, sind in den USA mit der Indikation subkutanes T- 79 Zell-Lymphom unter dem Namen Vorinostat auf dem Markt.

In diesem Zusammenhang soll auf die epigenetische Modifikation von miRNA (mikroRNA) als möglicher ätiologischer Faktor für neurodegenerative Erkrankungen hingewiesen werden. MicroRNA können sich an die mRNA anlagern und so selektiv die Synthese spezifischer und essenzieller Proteine, die für neurodegenerative Erkrankungen als verantwortlich gezeichnet sind, hemmen.

Die lokale Proteinsynthese ist wichtig für die neuronale Funktion und die synaptische Plastizität. Tausende von mRNAs werden in Axonen und Dendriten gefunden. Es wird angenommen, dass die Regulierung ihres dynamischen Transports und ihrer Verteilung eine Schlüsseldeterminante dafür ist, wo und wann Proteine hergestellt werden.

„ANGEWANDTE EPIGENETIK" UND MRNA-THERAPEUTIKA

mRNA-basierte Therapeutika könnten den bislang unerfüllten Wunsch nach Heilung für eine Vielzahl von Erkrankungen, darunter Krebs und Herz-Kreislauf-Erkrankungen, erfüllen. mRNA kann in Zellen eingebracht werden, um die Herstellung, den Abbau oder die Veränderung eines bestimmten Proteins auszulösen.

Im Jahr 1999 macht INGMAR MALTE HOERR als Doktorand in einem Tübinger Labor eine überraschende Entdeckung: mRNA funktioniert als Impfstoff. Er initiierte mit CureVac die ersten klinischen Studien am Menschen, in denen mRNA-Therapeutika getestet wurden.

Es ist die Vision einer völlig neuen Medizin, bei der sich der Körper selbst von Viren, Krebs, Diabetes und anderen Krankheiten befreien soll. Über zwanzig Jahre später schützt sich die Welt mit mRNA-Impfstoffen vor dem Coronavirus.

Für eine überaus rasche Entwicklung eines mRNA-Impfstoffes nützten die Firmengründer und Vorstandsmitglieder von BioNTech, ÖZLEM TÜRECI und UGUR SAHIN, ihr genetisch/epigenetisches Wissen, dass die Nukleotidsequenz der mRNA, der Boten-RNA, eine Immunantwort hervorrufen kann. Die ersten revolutionären mRNA-Therapeutika sind als Krebsimmuntherapeutika und als COVID-19- RNA-Impfstoff in klinische Anwendung getreten.

RNA-Impfstoffe gehören zu den epigenetischen Impfstoffen, da aus RNA ein Protein hergestellt wird, das eine Immunreaktion auslöst. RNA-Impfstoffe können gegen alle proteinbasierten Antigene entwickelt werden, die nach der Impfung das Antigen mittels Translation im Körper des Geimpften nach der RNA-Vorlage bilden. Die Proteine können beispielsweise von Viren, Bakterien oder Tumoren (Tumorantigen) abgeleitet sein. Durch die Verpackung der RNA in Lipid-Nanopartikel wird die Aufnahme in die Zellen der geimpften Person erleichtert.

DNA & DNA- UND HISTON-METHYLIERUNG

EINE NATURKATASTROPHE GIBT HINWEISE

Der Eissturm in Quebec 1988 bot eine Gelegenheit, die Auswirkungen von randomisiertem objektivem Stress von Müttern auf Kinder zu untersuchen, die zur Zeit des Sturms geboren wurden. Eine Epigenom-weite Assoziationsstudie von T-Zellen, die 13 Jahre später an diesen Kindern durchgeführt wurde, zeigte viele Veränderungen in der DNA-Methylierung, die mit mütterlichem objektivem Stress korrelierten, während die kognitive Bewertung des Stresses durch die Mütter mit einer anderen Gruppe von DNA-Methylierungsveränderungen verbunden war. Die Analyse der funktionellen Gennetzwerke, die durch perinatalen mütterlichen Stress verändert wurden, zeigte überwiegend Gene, die an Immunität und Entzündung sowie an der Hemmung des Insulinwegs beteiligt sind.

WAS SIND DNA-METHYLIERUNG UND DIE REGULATION DER POSTTRANSKRIPTIONELLEN MICRORNA UND WARUM SIND SIE WICHTIG?

Die DNA-Methylierung ist ein Schlüsselelement in der Hierarchie der Kontrollmechanismen, die die Funktion und Differenzierung von Genen steuern.

Die DNA-Methylierung des transkriptionellen Promotors der Gene und die Regulation der posttranskriptionellen microRNA (miRNA) in den 3'-untranslatierten Regionen (UTRs) sind daher zwei wichtige epigenetische Regulationsmechanismen.

Sowohl die DNA-Methylierung der 5'-Promotorregion des Gens (Gen-Silencing) als auch die miRNA, die auf die 3'-UTR abzielt (miRNA-Targeting), können die Genexpression unterdrücken und eine sehr wichtige Rolle bei der Regulierung vieler zellulärer Prozesse spielen.

Epigenetische Mechanismen erklären, wie identische Gene räumlich und zeitlich unterschiedlich in verschiedenen Zelltypen desselben Individuums exprimiert werden.

ES BESTEHEN DISKREPANZEN ZWISCHEN GENEXPRESSION UND DNA-METHYLIERUNG

Die Stilllegung der Gene in bestimmten Geweben kann auch ohne eindeutige Hypermethylierung erfolgen. Hormone können dann die spezifischen Auslöser sein, die eine dynamischere Veränderung der DNA-Methylierung ermöglichen.

Es besteht ein komplexes Zusammenspiel zwischen Sexualhormonen, Geschlechtschromosomen und DNA-Methylierung im Zusammenhang mit der Immunität.

VORAUSSETZUNG FÜR DIE REGULÄRE DNA-METHYLIERUNG DES GESAMTEN GENOMS

Die Voraussetzung für die reguläre DNA-Methylierung des gesamten Genoms sind zwei im Stoffwechsel synthetisierte Moleküle:

(-)-S-Adenosyl-L-Methionin als dominanter Methylgruppen-Donor an das Genom (DNA, Histonproteine) bei der Transmethylierung im Ein-Kohlenstoff-Zyklus und an die microRNA.

und

Spermidin, da die mit dem Altern verbundene Zunahme der anormalen DNA-Methylierung und die mit dem Altern verbundenen pathologischen Veränderungen durch einen erhöhten und lebenslangen Verzehr von polyaminreicher Nahrung gehemmt werden können und die Lebensdauer verlängert wird.

DNA-METHYLIERUNG IST ZUMEIST EIN UNTERDRÜCKUNGSMECHANISMUS, DER DIE TRANSKRIPTION DER GENE VERHINDERT

Während die Genetik sich mit den DNA-Sequenzen beschäftigt, beschäftigt sich die Epigenetik mit Mechanismen der Regulation der Genexpression, die zwar vererbbar, aber von der DNA-Sequenz selbst unabhängig sind.

Epigenetische Mechanismen spielen eine Schlüsselrolle in der Kontrolle der Transkription zahlreicher Gene. So sind sie auch von zentraler Bedeutung für die Kontrolle des zellulären Wachstums und der Entwicklung der Zellen. Um ein normales und gesundes Funktionieren des Organismus sicherzustellen, müssen spezifische Untergruppen der ca. 25.000 Gene des menschlichen Genoms am richtigen Ort und zur richtigen Zeit exprimiert werden. Um diese Funktionalität zu gewährleisten, ist die DNA so angeordnet, dass ein derartiges Ein- und Ausschalten möglich wird.

Die Komplexität des Homo Sapiens bezieht sich nicht auf die Menge seiner Erbanlagen, da im Vergleich die Pflanze mit rund 101.000 Genen viel mehr Gene als der Mensch besitzt; ein Wasserfloh würde es auf rund 30.000 Gene bringen.

„HETEROCHROMATIN WIRD ZU EUCHROMATIN"

Heterochromatin und Euchromatin sind zwei Hauptkategorien von Chromatinstrukturen höherer Ordnung. Heterochromatin hat eine kondensierte Chromatinstruktur und ist für die Transkription inaktiv, während sich im Euchromatin die Mehrzahl der Gene findet. Es trägt viele aktivierende Modifizierungen und ist somit relativ leicht zugänglich für die Transkriptionsmaschinierie und ist für die Transkription aktiv.

Das unverdoppelte haploide menschliche Genom im Zellkern einer Keimzelle umfasst über 3 Milliarden Basenpaare, aus je zwei gegenüberliegenden Nukleobasen (Adenin, Guanin, Cytosin und Thymin), die zueinander komplementär sind und durch Wasserstoffbrückenbindungen zusammengehalten werden, verteilt auf 23 Chromosomen. Ein DNA-Strang in einer Zelle misst etwa 2 m und muss daher kondensiert werden, um in einen einzelnen Zellkern zu passen. Durch DNA-Supercoiling, gemeint ist die Menge an Verdrillungen in einem bestimmten DNA-Strang, die die Menge an Dehnungen darauf bestimmt, wird die DNA in eine kompaktere Form überführt. Für die bei höheren Organismen sehr viel größeren eukaryotischen Genome reicht jedoch der Supercoil bei weitem nicht aus, um eine kompakte, in die Zelle passende Form zu erzeugen.

In der Tat umfasst der Prozess von der DNA bis zum fertigen Chromosom mehrere Schritte, in welchen die DNA auf Histonen aufgewickelt, zum Chromatin und weiter zu Nukleosomen gepackt, und schließlich in mehreren Schritten zu einem Chromosom kondensiert wird. Es ist einsichtig, dass die Expression eines Gens durch diese Packung sehr viel komplizierter wird und viele Schritte umfassen muss.

Die zentrale Rolle für diese Kondensation spielen Nukleosome. Die DNA ist um die kugelförmigen Histon-Proteine gewickelt. Diese DNA-Protein-Cluster werden als Nukleosomen bezeichnet.

Je vier Histonpaare fügen sich zu einem Nukleosom zusammen, von denen das menschliche Genom ca. 30 Millionen besitzt. Interessant ist die Tatsache, dass Histone evolutionär schon sehr früh, vor circa 1 Milliarden Jahren, seit der Trennung von Tier- und Pflanzenreich auftraten, was ihre herausragende entwicklungs-geschichtliche Bedeutung unterstreicht.

Sie haben für die Steuerung der Genaktivität („epigenetischer Code“) eine substanzielle Bedeutung. Transferasen - oft Methylierungen oder Acetylierungen - können die Funktion ihrer „Histonschwänze“ von etwa 30 Aminosäurenlänge steuern.

Modifikationen der Histonseitenketten können durch ihre Ladung zu einer Auflockerung des Chromatins und damit zu einer besseren Zugänglichkeit der DNA für Transkriptionsfaktoren führen. Häufiger jedoch dienen sie als Bindungsstelle für Effektorproteine, die wiederum die Transkriptionsmaschinerie stabilisieren oder hemmen können. Darüber hinaus gibt es noch Linker-Histone (H1), die über eine Verbindung zwischen DNA und Nukleosom zur Stabilisierung der Komplexe beitragen.

Heftet sich ein Molekül an einen Histonschwanz oder die DNA an, das bekannteste Substrat ist die Methylgruppe, wird die Genaktivität graduell durch die Anzahl der Bindungen von etwa 70 bis 100% - gehemmt. Im evolutionären Prozess diente die epigenetische Steuerung schon bei Bakterien dazu, schädliche Gene abzuwehren oder abzuschalten (zu „silencen"), die sich zuvor in die DNA eingefügt hatten (Transfektion).

DIE DNA-METHYLIERUNG UND SPEZIELLE MOLEKULARE MODIFIKATIONEN AN DEN HISTONPROTEINEN GEHÖREN ZU DEN ZENTRALEN EPIGENETISCHEN MECHANISMEN

Mittlerweile kennen wir zahlreiche Reaktionen, die spezifisch in die Genaktivität eingreifen können. Methylierung-, Acetylierung-, Phosphorylierung-, ADP-Ribosylierung-, Ubiquitilierung-, Sumoylierung-, Citrullinierung-, Dopaminylierung- und Serotonylierung- in Histon H3 - Reaktionen führen durch ihre spezifischen Enzyme an DNA und Histonen zu Aktivierung oder Hemmung der Expression.

Um die Wechselwirkung zwischen der DNA und den Histonen zu verstehen, ist es noch wichtig zu erwähnen, dass die DNA negativ (Phosphatreste) und die Histone positiv (Lysinreste) geladen sind. Wird ein Histon acetyliert, verliert dieses Histon seine positive Teilladung, es bindet nicht mehr so stark an die DNA und öffnet sich leichter bzw. erleichtert das Ablesen.

DNA-Methylierung tritt auf CpG-Inseln auf. Es gibt ungefähr 29000 CpG-Inseln und nahezu 700 im Genom verteilte microRNA-Gene. Die DNA-Methylierung ist generell ein Unterdrückungsmechanismus, der die Transkription der Gene verhindert. Aber seine Wirksamkeit hängt von vielen Faktoren ab, zum Beispiel davon, welcher Teil des Gens methyliert ist, wie viele CpG-Dinucleotide, der Zusammenschluss von zwei Nukleobasen: Cytosin bzw. Guanin, methyliert sind und an welcher Stelle des Gens sie sich befinden. Zudem können bestimmte Teile des Genoms methyliert sein und dennoch nicht unbedingt zugleich gehemmt. Auch kann der Grad der Methylierung unabhängig vom Grad der Transkription stark variieren.

EPIGENETISCHE KONTROLLE DER MITOCHONDRIEN- UND ZELLKERNFUNKTION DURCH METHYLIERUNG VON NDNA UND MTDNA

Die Methylierung von nuklearer DNA (nDNA) und mitochondrialer DNA (mtDNA) stellt einen Mechanismus zur gegenseitigen Kontrolle der Mitochondrien- und Zellkernfunktion dar.

Von der nuklearen Seite aus werden viele kernkodierte Mitochondrienproteine epigenetisch reguliert, was die Mitochondrienfunktion beeinflusst. Auch MicroRNAs (miRNAs) können ebenso die Mitochondrienfunktion regulieren, was ebenfalls die Mitochondrienaktivität beeinflusst. Des Weiteren spielt auch der mitochondriale Metabolismus eine wichtige Rolle bei der Modulation der Kernepigenetik durch ATP, NADH / NAD +, Citrat, Acetyl-CoA und (-)-S-Adenosyl-L-Methionin (Ademetionin).

DEMETHYLIERUNG

Darüber hinaus kann die Methylierung durch den enzymatischen Prozess der Demethylierung aufgehoben werden, der durch eine ganze Serie von Enzymen mit unterschiedlichen Eigenschaften katalysiert wird. Durch eine Abfolge von Phasen der Oxidation und/oder der Desaminierung begünstigten diese Enzyme die Demethylierung, also den Verlust der Methylgruppen.

DYNAMIK DES GENOMS

Man nimmt an, dass die Steuerung der Genaktivität durch Methylierung und Demethylierung der DNA, ein extrem wichtiger und komplexer Prozess ist, der sich von einem Gen zum anderen und von einem Augenblick zum nächsten unterscheiden kann.

Dieser dynamische Aspekt, ein großartiger Mechanismus der Funktionsweise des Genoms, ist auch anfällig für Funktionsstörungen: Die meisten Krebszellen haben zum Beispiel ein verändertes Methylierungsprofil.

SOMATISCHE INSTABILITÄT KORRELIERT MIT DER DEMETHYLIERUNG

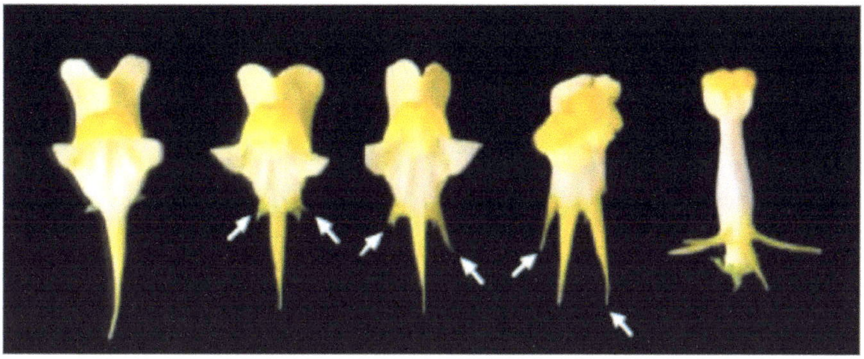

ABB. 9:
DIE SOMATISCHE INSTABILITÄT DES PELORUS-PHÄNOTYPS KORRELIERT MIT DER DEMETHYLIERUNG DES LCYC-GENS.

Quelle: Wikimedia

Das Methylierungsmuster des LCYC-Gens entscheidet über den Phänotyp des gemeinen Leimkrauts.

Das Gemeine Leimkraut (Linaria vulgaris) verändert durch Methylierung seine Blütenform gänzlich, so wird die grundlegende Symmetrie der Blume von bilateral zu radial geändert, wodurch zwei völlig unterschiedliche Erscheinungsformen entstehen.

Als Carl von Linné ein offenbar „verunglücktes" Exemplar des Gemeinen Leimkrauts zu Gesicht bekam, taufte er die entdeckte Variante Linaria vulgaris - „Peloria" – aus dem Altgriechischen für Monster oder Ungeheuer. Denn obwohl sie in Wuchs- und Blattform normal erschien, besaß sie eine völlig andere Blütenform. Die Basenabfolge des blütenformbildenden Gens LCYC ist in den beiden Varianten des Leimkrauts identisch. Aber die DNA des Gens LCYC von „Peloria" ist mit vielen Methylgruppen versehen, sodass dieses Gen außer Betrieb gesetzt wird und zur ungewöhnlichen Blütenform führt.

Der Mechanismus wurde erst 1999 aufgeklärt und als Epimutation beschrieben.

TET-ENZYME SIND MASSGEBLICH AN DER DNA-DEMETHYLIERUNG BETEILIGT

Der mitochondriale Metabolismus steuert die Methylierung der mitochondrialen DNA durch Modulation der Verfügbarkeit von intramitochondrialen (-)-S-Adenosyl-L-Methionin (Ademetionin) – und Citratzyklus - Intermediaten, die die 10-11-Translokations- (TET-) Aktivität, beeinflussen können.

TET-Enzyme sind eine Familie von zehn bis elf Translokations (TET)- Methylcytosindioxygenasen, welche die Hydroxylierung der 5-Methylcytosine (5mCs) katalysieren, und stellen damit das Gleichgewicht zwischen 5-Methylcytosin (5mC) und 5-Hydroxymethylcytosin (5hmC) her.

WAS WÄREN DIE AUSWIRKUNGEN VON VERÄNDERUNGEN DER DNA-METHYLIERUNG?

Die Antwort bleibt zunächst offen. Ein modifiziertes Verfahren mit CRISPR-Cas9 (clustered regularly interspaced short palendromic repeats) dürfte es in naher Zukunft ermöglichen, Beweise zu erbringen, dass zwischen Veränderungen des DNA-Methylierungsgrads, der Aktivität des Gens und den Konsequenzen auf den Organismus ein Kausalzusammenhang besteht.

Schon vor etwa siebzig Jahren wurde die DNA-Methylierung im Säugergenom entdeckt, aber erst vor rund dreißig Jahren lernte man aus genetischen Knockout-Studien, dass DNA-Methylierung beim Säuger für die normale Entwicklung unerlässlich ist, in den letzten zehn Jahren konnten somit wichtige Einblicke in die Verteilungsmuster der Methylgruppen im Genom und deren dynamische Regulation im Verlauf der Entwicklung und bei der Entstehung von Krankheiten gewonnen werden.

Heute finden Modulationen auf der Ebene des Epigenoms vor allem durch genetische oder pharmakologische Beeinflussung von regulatorischen Proteinen statt. Solche Experimente und die daraus gewonnenen Erkenntnisse sind sehr wertvoll, jedoch beeinflussen die veränderten Proteine das gesamte Genom und nicht nur gezielt jene Region oder jenen spezifischen Genort, der aktuell für die Forschung von Interesse ist. Die Forscher sind bislang noch nicht in der Lage, bestimmte Regionen präzise im Genom zu methylieren. Genau dies wäre jedoch erforderlich, um zu einem umfassenden Verständnis der Rolle der DNA-Methylierung bei der Regulation der Genaktivität zu gelangen.

ENTWICKLUNG VON NEUEN WERKZEUGEN ZUR (EPI-) GENOM-EDITIERUNG

Mit der Entwicklung des CRISPR-Cas9-Systems sind die Möglichkeiten zur gezielten Editierung von Genomen sprunghaft gestiegen. Das zentrale Element dabei ist Cas9, eine Nuklease, die mithilfe von künstlichen „Führungs-RNAs" (guide RNAs) gezielt an ausgewählte Regionen im Genom gelangt und dort die DNA schneiden kann. Dank der rasanten Entwicklung dieser Methode verfügt man inzwischen auch über Cas9-Varianten ohne Nuklease-Aktivität. Diese sind genauso wie die aktive Variante in der Lage, mittels Führungs-RNAs bestimmte Regionen gezielt im Genom zu erreichen. Das Nuklease-inaktive Cas9 Protein kann flexibel an andere Effektorproteine, zum Beispiel Methyltransferasen, gekoppelt werden. Auf diese Weise besteht Hoffnung, künftig gezielt einzelne Basen im Genom methylieren zu können.

PROBLEM DER FALSCHEN EINSCHÄTZUNG DES METHYLIERUNGSSTATUS

Genexpression und DNA-Methylierung sind in fast jeder Zellpopulation heterogen. Eine hohe Expression kann in einem kleinen Teil der Zellen auftreten, die hypomethyliert sind, während die Mehrheit der Zellen methyliert und stummgeschaltet ist. In einem solchen Fall liefert das Überlagern von Methylierung und Expression, wie es üblicherweise gemacht wird, ein irreführendes Bild eines stark methylierten Gens, das stark exprimiert wird.

BIOLOGISCHE ANPASSUNGSPHÄNOMENE

Nimmt man eine Löwenzahnpflanze, halbiert sie durch einen Längsschnitt und lässt ferner eine Hälfte der Pflanze im Gebirge und eine Hälfte im Tal wachsen, entwickeln sich zwei völlig unterschiedliche Phänotypen. Die Pflanze im Tal wächst kräftig mit kurzer Wurzel, im Gegensatz dazu findet sich im Gebirge bei identischem Genotyp eine lange Wurzel bei relativ kurzem Wuchs. Beide Genotypen können auch nach Generationen wieder den jeweils anderen Phänotyp standortabhängig ausbilden.

Wie ist diese phänotypische Anpassungsfähigkeit möglich? Eine Erklärung bietet die epigenetische Variabilität neben anderen Umweltfaktoren wie Temperatur, Wind oder Strahlung.

WIE UND WO EIN MENSCH LEBT, WAS ER IM ALLTAG TUT UND LÄSST, BLEIBT NICHT OHNE WIRKUNG AUF DAS ERBGUT

Wenn eineiige Zwillinge sich in unterschiedlichen Sozialräumen entwickeln – ein Zwilling wird Angestellter, der andere Zwilling wird Landwirt – dann unterscheidet sich das Methylierungsmuster massiv. Das Leben hinterlässt epigenetisch sichtbare Fingerabdrücke im Epigenom.

Die US-Amerikaner Scott und Mark Kelly sind eineiige Zwillinge, zwischen ihrer Geburt liegen nur Minuten. Wie ihr Aussehen sind auch ihre Gene fast identisch – und in ihrem Fall sogar der Beruf. Beide sind Astronauten. Dies hat sie zum wohl berühmtesten Zwillingspaar der Forschung gemacht.

Während Scott Kelly 2015 fast ein Jahr auf der internationalen Raumstation ISS verbrachte, blieb sein Bruder Mark auf der Erde. So konnten Wissenschaftler den Einfluss von Umweltfaktoren im All mit jenen auf der Erde

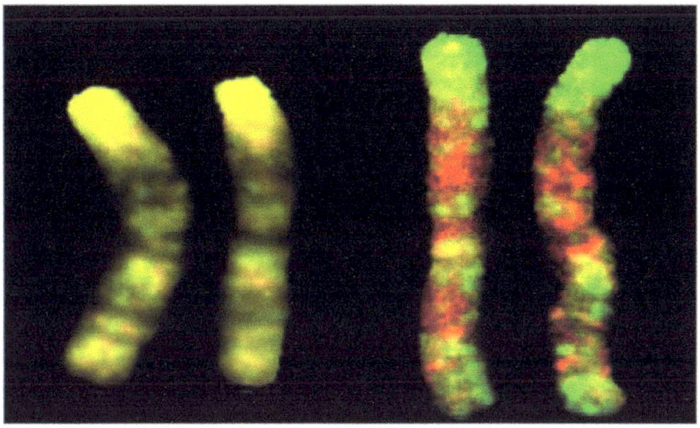

ABB. 10:
ZWEI CHROMOSOMEN VON ZWEI EINEIIGEN ZWILLINGEN; LINKS: ALTER DER ZWILLINGE 3 JAHRE; RECHTS: ALTER DER ZWILLINGE 50 JAHRE. DIE DNA-METHYLIERUNG UND HISTON-ACETYLIERUNG SIND FARBLICH MARKIERT. NACH 50 JAHREN FINDEN SICH BEI IDENTISCHEM PRIMÄRCODE ERHEBLICHE UNTERSCHIEDE DES AKTIVIERUNGSMUSTERS ALS FOLGE VON UMWELTEINFLÜSSEN. **Quelle: Wikipedia**

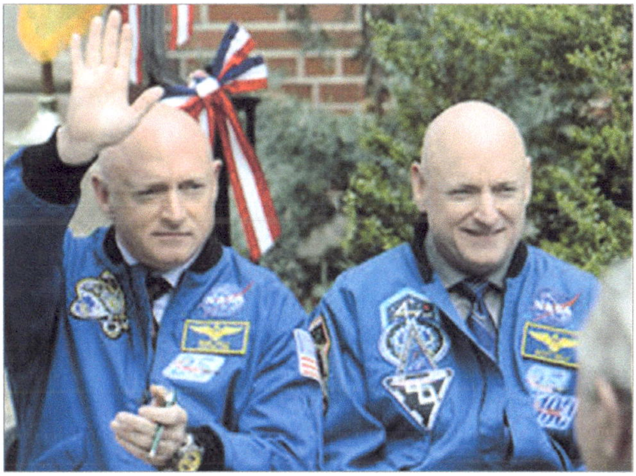

ABB. 11:
SCOTT UND MARK KELLY **Quelle: Bildnachweis: Derek Storm, www.derekstorm.com**

vergleichen. Dazu wurden die Brüder vor, während und nach der Mission untersucht. Am Ende stand fest: Schwerelosigkeit, Strahlung & Co. hatten die Aktivität von Scott Kellys Genen stark verändert.

EPIGENETISCHE VERERBUNG

Die Epigenetik wirkt auf die Genexpression und das Expressionsmuster und kann teilweise von einer Generation an die Folgegenerationen weitergegeben werden.

Zum Unterschied von Veränderungen an der Nukleotidsequenz der DNA verblasst das „epigenetische Gedächtnis" zumeist nach einigen wenigen Generationen.

Die erblichen epigenetischen Modifikationen werden unabhängig von der DNA-Replikation in das Transkriptions-Translationssystem der Zelle eingeführt und können daher zu allen Lebenszeiten auftreten. Es wird daher auch möglich, dass Lebensstil und Umwelteinflüsse durch ein sogenanntes „epigenetisches Gedächtnis" an die Nachfahren weitergegeben werden. In diesem Sinne tritt über das Genaktivitätsmuster eine epigenetische Vererbung erworbener Eigenschaften ein.

Durch die Möglichkeit, dass Teile der Lebenserfahrungen direkt an die Nachkommen weitergegeben werden können, wirkt der evolutionäre Anpassungsprozess schneller und unmittelbarer als die konventionelle Genetik, die mit ungerichteten Mutationen arbeiten muss.

Die Evolution der höheren Lebewesen, insbesondere die der Pflanzen und Tiere, verwaltet und verarbeitet nicht nur größere Genome, sie kann sich auch eines erweiterten Repertoires der Vererbung bedienen. In den zusätzlichen Prozessen spielt die RNA eine tragende Rolle.

Erkrankungen wie Diabetes werden schon in früher Kindheit durch Hunger und nachfolgender DNA-Methylierung: – Erfahrungen der Hungerwinter in Holland im 2. Weltkrieg - begünstigt. Erstaunlicherweise können Dispositionen epigenetisch von der Vater- und Großvatergeneration – Hungersnot in Schweden um 1890 – manifest werden, wenn der Stress bei den Vorfahren vor der Pubertät durchzustehen war. Haben die Väter vor der Pubertät genug zu essen, steigt das Diabetesrisiko und vice versa; haben dagegen die Großväter genug zu essen, sinkt das kardiovaskuläre Risiko. Die epigenetische Information kann also auf nachfolgende Generationen „vererbt" werden.

VERERBUNG VON UMWELTTOXISCHEN SCHÄDEN

Epigenetische Effekte können an die nächste Generation weitergegeben werden. Der Unterschied zu Altlasten, die wir weiterreichen, ist der, dass in diesem Fall Erfahrungen mit toxischen Stoffen im epigenetischen Code - quasi evolutionär - gespeichert werden. Umweltschutzmaßnahmen können dieses Problem nicht beseitigen.

Die Vererbung von umwelttoxischen Schäden z. B. durch Benzol, Polychlorierte Biphenyle (PCBs), DDT und Metallen, scheint zumindest nicht ausgeschlossen. Ein Mechanismus in diesem Zusammenhang ist das sogenannte Bookmarking (entsprechend einem Buch, das wieder aufgeschlagen wird), das erlaubt, dass epigenetische Veränderung nach der Zellteilung (silenced transcription) in den neuen Zellen wieder aktiviert werden.

Rauchen kann zu Veränderungen in der Erbsubstanz von Spermien führen, die sofort oder auch erst in der Zukunft an Nachkommen weitervererbt werden können. Schwangere, die rauchen, verursachen epigenetische Veränderungen im gesamten Erbgut ihrer Kinder, die auch das Risiko für Lungenerkrankungen erhöhen.

VERERBUNG VON TRAUMATA-ERFAHRUNG

Holocaust-Überlebende, Soldaten aus Kampfeinsätzen, Vergewaltigungsopfer, Unfälle: Seit Jahren untersucht das Max-Planck-Institut für Psychiatrie in München die „epigenetische Vererbung", also wie die gesammelten Erfahrungen während des Lebens der Eltern, einen Einfluss auf die Gene der Nachkommen haben und welche Rolle sie bei der Entwicklung der Kinder spielen könnten. Genauso wie die DNA wird auch die sogenannte „epigenetische Signatur" an nachfolgende Generationen weitergegeben. Zurzeit können diese Merkmale bis zur dritten Generation nachverfolgt werden.

Das Konzept der transgenerationellen epigenetischen Erblichkeit beruht auf dem Prinzip der Möglichkeit, dass die Keimzellen und ihre „Prägung“ durch epigenetische Modifikationen aufgrund der Exposition beständig sind und sich von Generation zu Generation aufrechterhalten. Wir wissen heute, dass dies namentlich von folgenden Faktoren abhängt:

- Der Art der Exposition, der das Individuum durch die Umwelt ausgesetzt ist. Zum Beispiel werden endokrine Disruptoren, wie sie in Pestiziden vorkommen, nicht dieselben epigenetischen Veränderungen auslösen wie eine unausgewogene Ernährung oder ein traumatisierendes Erlebnis.
- Der Dauer und Intensität der Exposition: Kam es nur einmal oder wiederholt zu Exposition, war sie geringfügig oder stark?
- Dem Alter während der Exposition, wobei ein Kind im Allgemeinen sensibler reagiert als ein Erwachsener.
- Dem Leben des Individuums nach der Exposition: Gibt es positive Faktoren in der Umwelt, die möglicherweise helfen, die Auswirkungen der Exposition zu korrigieren?

DIE FRAGE NACH DER ZUKUNFT UNSERER EVOLUTION

Axel Lange, Evolutionsbiologe, zeigt, wie der Mensch immer stärker in die eigene Evolution eingreift: Er stellt die spannende Frage nach der Zukunft unserer Evolution. Ihm zufolge vererben wir mehr als unsere DNA. Wir geben epigenetische Informationen genauso weiter, wie unseren Einfluss auf die Umwelt, soziale Eigenheiten sowie kulturelle Errungenschaften. Und genau diese Art der Evolution können wir – im Gegensatz zu den allermeisten anderen Lebewesen – bewusst beeinflussen. In naher Zukunft greifen wir womöglich sogar gezielt in die biologischsten aller unserer Evolutionstreiber ein: In die Genetik und Epigenetik. Der Paradigmenwechsel dabei: Weil wir ein Stück weit unser Leben und die Entwicklung unserer Umwelt vorausberechnen können – etwa in der Systembiologie oder mit Hilfe der Klimaforschung – können wir uns dank moderner Technik theoretisch bereits dann an Herausforderungen anpassen, wenn sie noch gar nicht aufgetreten sind. Das wäre der bloßen Biologie nicht möglich.

Quelle: Axel Lange, Von künstlicher Biologie zu künstlicher Intelligenz - und dann? 2021

TEIL 2

Problem und Befund

ENERGETISCHE REVOLUTION

ENDOSYMBIONTENTHEORIE - BIOLOGISCHE REVOLUTION ALS QUELLE FÜR BIOLOGISCH NUTZBARE ENERGIE – DIE SCHLÜSSELINNOVATION AUF DEM WEG ZUM MULTIZELLULÄREN LEBEN

Wir alle haben den gleichen Ursprung und sind mit sämtlichen Lebewesen dieser Erde aufgrund unserer Gene verwandt. Wir befinden uns in gegenseitiger Abhängigkeit mit allen Lebewesen sowie den geologischen und atmosphärischen Gegebenheiten.

Etwa vier Milliarden Jahre brauchte es, bis auf der Erde Tiere, Menschen und Pflanzen entstehen konnten. Zwei große biologische Revolutionen waren dazu notwendig:

Vor mehr als 2,5 Milliarden Jahren vollzieht das Leben auf der Erde einen entscheidenden Schritt: Bisher bezogen die Einzeller ihre Lebensenergie aus einer Vielzahl chemischer, lichtunabhängiger Prozesse, wie auch heute noch. Nun entwickeln sie zusätzlich die Photosynthese, durch die sie, wie später die Pflanzen, mithilfe der Lichtenergie aus Kohlendioxid und Wasser Zucker bilden. So wird das in Chloroplasten durch Photosynthese erzeugte ATP die primäre Quelle für biologisch nützbare Energie auf unserer Erde.

Der zweite alles entscheidende Schritt war der Transfer dieser neuen Erfindung der ATP-Erzeugung durch Endobiose, einer Gemeinschaft aus Organismen unterschiedlicher Art, bei der ein Organismus in einem anderen lebt (Endosymbiose), ohne diesen zu schädigen. Diese Zufallsinnovation fand vor 1,5 Milliarden Jahren statt. Die Natur hatte das Mitochondrium erfunden.

1967 erschien der Aufsatz von LYNN SAGAN (so hieß Margulis damals noch nach ihrem ersten Ehemann, dem Astrophysiker CARL SAGAN) „On the origin of mitosing cells“ im Journal of Theoretical Biology. 1970 erfolgte die Buchpublikation „Origin of Eukaryotic Cells“. Heute hat die Endosymbiontentheorie Eingang in alle Lehrbücher und viele Schulbücher gefunden. Sie gilt als gesichert und fundiert und dies ist vor allem Lynn Margulis zu verdanken.

Seit 1988 lehrte und forschte LYNN MARGULIS an der University of Massachusetts Amherst. Die University of Massachusetts Amherst ist eine erstklassige Forschungseinrichtung mit einem revolutionären Geist, an jener werden Akademiker dazu inspiriert, Konventionen in Frage zu stellen, Erwartungen zu überdenken und unermüdlich daran zu arbeiten, die Welt zu verändern, gleichwie die faszinierenden Werke von LYNN MARGULIS uns dies, durch ihren unkonventionellen Stil, mit ihren überraschenden Gedankengängen und Schlussfolgerungen zeigen.

Nach dieser Endosymbiontentheorie entstanden unsere Lebensenergieproduzenten, die Mitochondrien vor 1,5 Milliarden Jahren durch Endobiose aus einem Alpha-Proteobakterium, das einen eukaryotischen Vorläufer, ein Eukaryont ist eine Zelle, die einen echten Kern und eine reiche Zell-Kompartimentierung hat, inkorporierte und den Zellen damit die Energiegewinnung aus Sauerstoff und die Anpassung an die zunehmend sauerstoffreiche Atmosphäre ermöglichte.

Dies war auch die Schlüsselinnovation auf dem Weg zum multizellulären Leben. Es gab nun genügend Energie, um sich den Luxus von Organen mit hohem Energieverbrauch leisten zu können. Die ausdifferenzierten und physiologischen Funktionen unserer Organe Gehirn, Herz, Skelettmuskel, Retina, Leber u.a. wären ohne mitochondrialer Energiebereitstellung undenkbar.

Ohne Mitochondrien wären wir in großen Schwierigkeiten, denn es gäbe eine individuelle Energiekrise, die mit dem strukturierten und ausdifferenzierten Leben nicht vereinbar wäre, wie auch eine globale biologische Energiekrise, wenn es keine Chloroplasten der Pflanzen gäbe.

Mitochondrien als Endosymbionten sind den Chloroplasten in Pflanzenzellen ähnlich. Interessant ist auch die Tatsache, dass die mitochondriale Polymerase der Bakteriophagen-Polymerase ähnelt.

Tatsächlich weisen Zellen bei allen Arten von Tieren, Pflanzen und Pilzen viele Gemeinsamkeiten auf. Sie wachsen, reproduzieren sich, erhalten sich selbst und offenbaren eine gewisse Zweckbestimmtheit: Das unbeirrbare Bestreben durchzuhalten, am Leben zu bleiben und sich fortzupflanzen.

Glücklicherweise hat die genomische Evolution in den letzten zwei Milliarden Jahren dafür gesorgt, dass die Funktionen dieser einmaligen Schlüsselorganelle bei uns geblieben sind.

So wurde das Adenosintriphosphat (ATP) aus der Atmungskette der Mitochondrien und der Chloroplasten, welche die Orte der Photosynthese* sind, bei der Sonnenenergie in chemische Energie für das Wachstum umgewandelt wird zum wichtigsten energiebereitstellenden Molekül aller tierischen und pflanzlichen Lebewesen.

* *Die Photophosphorylierung beschreibt die Bildung von Adenosintriphosphat (ATP) durch die Anlagerung einer Phosphatgruppe an Adenosindiphosphat (ADP) unter dem Einfluss von Lichtenergie.*

DAS BIOENERGETISCHE SYSTEM

Die entscheidende Funktion des Mitochondriums ist die Herstellung von Energie in Form von Adenosintriphosphat (ATP) aus Wasserstoff und Sauerstoff.

MITOCHODRIEN SIND IM ZENTRUM DES BIOENERGETISCHEN SYSTEMS

Die chemiosmotische Theorie von PETER MITCHELL (1961) demonstrierte, dass der mitochondriale elektrochemische Protonengradient, der dadurch generiert wird, dass Elektronen durch die verschiedenen Komplexe der Atmungskette geschleust werden, die primäre Quelle für die ATP-Synthese ist.

Die oxidative Phosphorylierung findet an fünf Multienzymkomplexen (Komplexe I bis V) in der inneren Mitochondrienmembran statt, von denen die ersten vier die Elektronentransportkette bilden, während der Komplex V die ATP-Synthase, die eigentliche Phosphorylierungsreaktion katalysiert.

Das Prinzip der oxidativen Phosphorylierung besteht in einem schrittweisen Transport von Wasserstoff und Elektronenpaaren der energiereichen Moleküle NADH+H+ und FADH2, welche bei der Glykolyse, der Fettsäureoxidation und dem Citratzyklus entstehen, über Multienzymkomplexe der Atmungskette auf den terminalen Akzeptor Sauerstoff. Hierdurch wird das Elektronentransportpotential des NADH+H+ bzw. des FADH2 in das Phosphorylgruppenübertragungspotential des ATP umgewandelt.

Laut Mitchell führt jeder Prozess, bei dem Protonen unabhängig von der ATP-Synthase in die Matrix gelangen, zu einer Entkopplung (‚Uncoupling') der Atmungskette und zu Thermogenese. Dies ist ein physiologischer Vorgang, bei dem Coenzyme kontinuierlich reoxidiert werden. Zusätzlich werden zu hohe ATP-Konzentrationen, welche die Zellatmung inhibieren könnten, vermieden.

MITCHELL'S -THEORIE ZUR ENTDECKUNG DES CHEMIOSMOTISCHEN MECHANISMUS DER ATP-SYNTHESE

Theorie zur Erklärung des Mechanismus der Kopplung von Redoxreaktion und Phosphorylierung in der mitochondrialen Atmungskette

Im Juli 1961 wurde die wegweisende Arbeit, die erstmals die chemiosmotische Theorie vorstellte, in Nature mit PETER DENNIS MITCHELL als alleinigem Autor veröffentlicht. Die Arbeit war größtenteils, wenn nicht sogar vollständig, theoretisch, und der experimentelle Beweis wurde erst in den folgenden Jahren gefunden. Peter Dennis Mitchell war der alleinige Träger des Nobelpreises für Chemie im Jahr 1978 für seine Entdeckung des chemiosmotischen Mechanismus der ATP-Synthese.

Herstellung von Energie in Form von Adenosintriphosphat (ATP) aus protonengetriebenen $F_1.F_0$-Turbinen = ATP-Synthase

Die Synthese des ATP und seine Freisetzung in die mitochondriale Matrix werden von der F1FO-ATPase katalysiert. Es handelt sich um ein Enzym mit kompliziertem Rotationsmechanismus, der zu Beginn der 70er Jahre entdeckt wurde.

Mit der Matrixseite der inneren Mitochondrien-Membran sind kleine Partikel verbunden, die bei Negativfärbung unter dem Elektronenmikroskop sichtbar sind. Sie bilden das ATP-synthetisierende System der oxidativen Phosphorylierung (ATP-Synthasen).

Chloroplasten-ATP-Synthasen und Mitochondrium-ATP-Synthasen sind zentrale Bestandteile aller membranbasierten, biologischen Energieumwandlungssysteme und die einzigen bekannten makromolekularen Maschinen, die einen elektrochemischen Transmembrangradienten direkt in die chemische Energie einer kovalenten Bindung umwandeln. Die F-ATPasen, welche in der inneren Mitochondrienmembran, in der Thylakoidmembran von Chloroplasten und in der Plasmamembran von Bakterien vorkommen, stimmen mit nahezu selben Bauplan im Wesentlichen überein.

So arbeiten in jedem Mitochondrium an der inneren Mitochondrien-Membran lokalisiert, zigtausende protonengetriebene $F_1.F_0$-Turbinen, die das

ATP (Adenosintriphosphat), als universelle Energiequelle des Lebens, die unsere Zellen für ihre Lebensaktivitäten brauchen, im rasenden Takt von 150 Reaktionen pro Sekunde, bereitstellen.

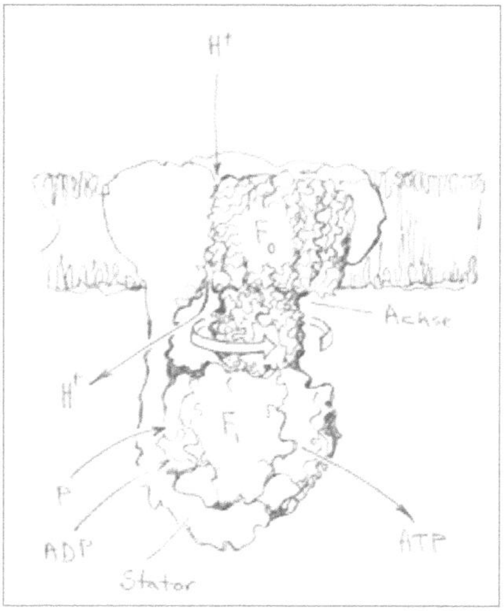

ABB. 12:
AUFBAU UND WIRKUNGSWEISE DER PROTONENGETRIEBENEN $F_1.F_0$-TURBINE. **Quelle: Gottfried Schatz, Feuersucher, Seite 212.**

OXPHOS - OXIDATIVES PHOSPHORYLIERUNGSSYSTEM - ALS „ATMUNGSKETTE“ BEKANNT

„Wenn es überhaupt so etwas wie den „Lebensfunken“ gibt, dann ist es vielleicht dieser winzige Ladungsfluss durch eine Membran“.

SIR PAUL MAXIME NURSE

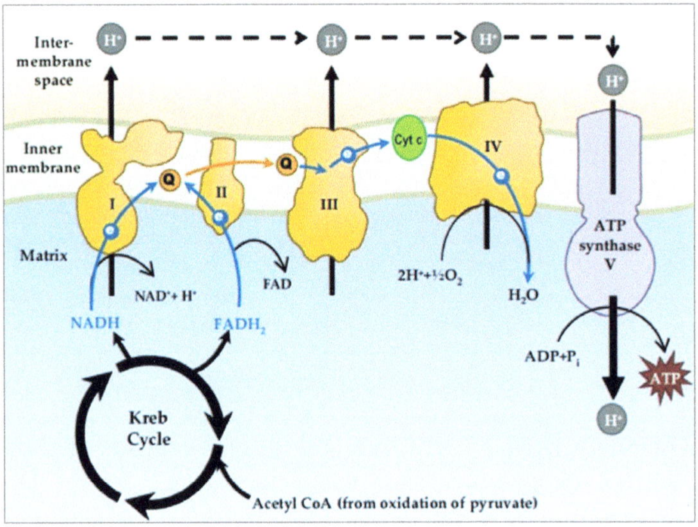

ABB. 13:
SCHEMATISCHE DARSTELLUNG DES MITOCHONDRIALEN OXPHOS SYSTEMS

Quelle: https://www.researchgate.net/publication/276849452_Understanding_Mitochondrial_DNA_in_Brain_Tumorigenesis

Der fortschreitende Abbau von Kohlenhydraten führt zur Bildung von Zwischenprodukten wie NADH und FADH2, die Elektronen an die Proteinkomplexe in der Mitochondrienmembran abgeben. Diese Abgabe von Elektronen ist für die Proteinkomplexe notwendig, um Wasserstoffionen aus mitochondrialer Matrix und der inneren Membran herauszupumpen und dadurch einen Unterschied in der H+-Ionenkonzentration (Protonen-Konzentration), sowie ein elektrochemisches Potential zu erzeugen. Dieser Gradient wird vom ATP-Synthase-Proteinkomplex genutzt, um ATP zu synthetisieren.

Der Elektronentransport ist unter physiologischen Bedingungen mit der Phosphorylierung eng verknüpft. Normalerweise fließen Elektronen nur durch die Elektronentransportkette zum Sauerstoff, wenn gleichzeitig ADP und Pi angeboten und zu ATP umgewandelt werden. Ein Sauerstoffverbrauch ohne gleichzeitige ATP-Bildung ist nicht möglich.

Ein Überschuss an ATP bzw. ein Mangel an ADP hemmen die ATP-Synthese und damit den Protonenrückfluss durch die F_1F_0-ATP-Synthase. Umgekehrt resultieren aus hohen ADP-Spiegeln gesteigerte Raten der oxidativen Phosphorylierung. Dieser Mechanismus wird als Atmungskontrolle bezeichnet (Konzept der Adenosindiphosphat (ADP)- Phosphorylierungs-kontrollierten Zellatmung).

Dreizehn Untereinheiten der Atmungskettenkomplexe werden in den Mitochondrien von einer eigenen Transkriptions- und Translationsmaschinerie hergestellt und mithilfe weiterer Proteine in die mitochondriale Innenmembran inseriert, während die vom Kerngenom kodierten Proteine durch komplexe Prozesse über beide mitochondrialen Membranen hinweg transloziert werden, um sie an ihre endgültige Position zu geleiten.

Zusammenfassend zeigt sich, dass die Anordnung der fünf Komplexe des oxidativen Phosphorylierungssystems (OXPHOS) in der inneren Mitochondrienmembran aus hintereinandergeschalteten Proteinkomplexen (I-IV) besteht, entlang derer Elektronen via Redoxreaktionen von den reduzierbaren/oxidierbaren (Redox)- Molekülen der Kette weiter transportiert werden und letztlich am Komplex IV in der mitochondrialen Matrix auf den finalen Elektronenakzeptor Sauerstoff übertragen werden, wodurch dieser zu Wasser (H_2O) reduziert wird. Die Elektronen werden dabei von den Reduktionsäquivalenten Nicotinamid-Adenin-Dinukleotid (NADH) und Flavin-Adenin- Dinukleotid (FADH2) bereitgestellt, die die Endprodukte energiegewinnender Stoffwechselwege wie der Glykolyse oder des Abbaus von Fettsäuren darstellen.

Die Reduktion von Sauerstoff zu Wasser ist also in mehrere Teilschritte aufgeteilt. Die dabei schrittweise freiwerdende Energie ermöglicht einen Protonen- = (H+) -Transport an den Komplexen I, III und IV und erzeugt einen transmembranösen elektrochemischen H+ -Gradienten. An einem weiteren Komplex, der ATP-Synthase, folgen die Elektronen ihrem Konzentrationsgradienten und liefern dabei letztlich die Energie zur Synthese von ATP aus Adenosindiphosphat und anorganischem Phosphat.

DER ENERGIESTOFF - ATP

DAS LEBEN VERDANKT SEINE ENERGIE DEM ADENOSINTRIPHOSPHAT (ATP).

Die meisten Bestandteile der Nahrung, die wir zu uns nehmen, werden am Ende in den Mitochondrien unserer Zellen verarbeitet, die die darin enthaltene Energie zur Herstellung riesiger Mengen an ATP verwenden.

Um die Energie für alle chemischen Reaktionen bereitzustellen, die erforderlich sind, um all die Billionen Zellen des Körpers ausreichend zu versorgen, produzieren ihre Mitochondrien gemeinsam pro Tag ATP in einer Menge, die der Körpermasse entspricht.

Mitochondrien sind die Organellen der Zellatmung, wobei sie über die Atmungskette den Energiespeicher und Energieüberträger Adenosintriphosphat (ATP) synthetisieren und damit unter aeroben Bedingungen über 95% der Zellenergie produzieren.

Mitochondrien produzieren ATP, die primäre Quelle für biologisch nützliche Energie und sind Hauptquelle von ROS.

Mitochondrien produzieren an der inneren Mitochondrienmembran über die Elektronentransportphosphorylierung (Atmungskette), dem Phosphorylation System (OXPHOS), Adenosintriphosphat (ATP) und Reaktive Sauerstoffspezies (ROS).

ROS können eine Vielzahl von Molekülen im Mitochondrium und in der Zelle schädigen, z.B. die mitochondriale und nukleäre DNA, mehrfach-ungesättigte Fettsäuren und Proteine. Als Hauptquelle von ROS sind Mitochondrien gleichzeitig hohen Konzentrationen dieser ausgesetzt und reagieren darauf überdies sehr empfindlich.

SUBSTRATKETTENPHOSPHORYLIERUNG

Ein zweiter Weg der ATP- Generierung ist die Substratkettenphosphorylierung. Die Phosphorylierung auf Substratebene ist eine Stoffwechselreaktion, die zur Produktion von ATP oder GTP führt, indem eine Phosphatgruppe von einem Substrat direkt auf ADP oder GDP übertragen wird. Das GTP-Molekül ist ein Kondensationsprodukt aus der Purinbase Guanin, dem Zucker Ribose und drei Molekülen Phosphat. Durch Abspaltung eines Phosphatrestes unter Bildung von Guanosindiphosphat wird Energie als ATP freigesetzt.

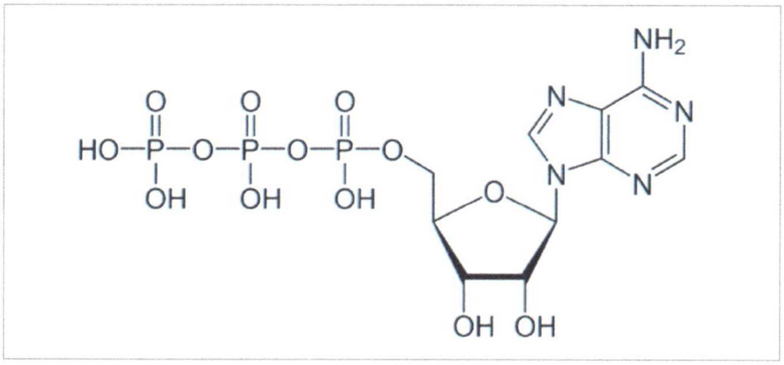

ABB. 14:
STRUKTUR VON ADENOSIN-5'-TRIPHOSPHAT (ATP)

Quelle: https://de.wikipedia.org/wiki/Adenosintriphosphat

Das ATP-Molekül besteht aus drei Strukturelementen: der Purinbase Adenin, dem Zucker D-Ribose und einem Triphosphat-Rest.

JOHN WALKER und PAUL BOYER erhielten 1997 den Nobelpreis für Chemie "for their elucidation of the enzymatic mechanism underlying the synthesis of adenosinetriphosphate (ATP)".

Adenosin-5'-triphosphat (Adenosintriphosphat, ATP) ist das energiereichste und effizienteste Molekül, das Energie speichert und welches der Mensch selbst synthetisieren kann. Es ist im Zytoplasma und im Zellkernplasma jeder Zelle vorhanden. Das ATP ist im Wesentlichen in der Lage, alle physiologischen Einheiten, die Energie für ihren Betrieb fordern, zu erreichen.

Die ATP-Produktion wird durch verschiedene Mechanismen reguliert: Einer von ihnen ist der intramitochondriale Ca^{2+} -Spiegel. Ca^{2+} reguliert die

Aktivität von Dehydrogenasen: Glycerophosphatdehydrogenase, Pyruvatdehydrogenase, Isocitratdehydrogenase und α-Ketoglutaratdehydrogenase. Über diese Enzyme führen Ca^{2+}- Niveaus zu einer erhöhten ATP-Produktion, sowie zur Produktion von Glykogen und Glukoseoxidation.

Adenosin-5'-triphosphat (Adenosintriphosphat, ATP) ist das Zwischenprodukt aller zellulärer Prozesse, die zu einer chemischen Speicherung von Energie führen. Die im ATP gespeicherte chemische Energie wird z. B. für die Synthese von Makromolekülen aus monomeren Vorstufen und zur Aktivierung verschiedener Verbindungen eingesetzt. Viele katabole Stoffwechselwege, einschließlich der Glykolyse, benötigen Adenosin-5'-triphosphat (Adenosintriphosphat, ATP) und alle anabolen Stoffwechselwege sind direkt oder indirekt an Adenosin-5'-triphosphat (Adenosintriphosphat, ATP) gekoppelt. Auch der Membrantransport vieler Substanzen hängt von einer ATP-Quelle ab.

Zusammenfassend zeigt sich, Adenosin-5'-triphosphat (Adenosintriphosphat, ATP) dient zum Aufbau der Erbsubstanz und spielt bei vielen chemischen Prozessen eine aktive Rolle. So ist es beispielsweise in die Reoxidation von NADH (reduziertes Nicotinamid-Adenin-Dinucleotid), bei der de novo Synthese von (-)-S-Adenosyl-L-Methionin (Ademetionin) oder der Transkription der DNA involviert.

ENERGIEBILANZ DER ZELLATMUNG

Die Energiebilanz der Zellatmung liegt bei maximaler Ausnutzung der Energie bei 38 ATP pro Glukosemolekül. Davon stammen 2 ATP aus der Glykolyse, 2 ATP aus dem Citratzyklus und die restlichen 34 ATP aus der Phosphorylierung durch die mitochondriale ATP-Synthase.

Die in der Zelle unmittelbar verfügbare Energie reicht ohne ATP-Produktion nur aus, um ein Überleben für wenige Sekunden bis Minuten zu ermöglichen. Deshalb läuft dieser Kreisprozess aus ATP-Regeneration und ATP-Verbrauch beim gesunden Menschen im Ruhezustand mit einer Geschwindigkeit von ca. 3 mol ATP pro Stunde ab.

Bei einem Erwachsenen entspricht die Menge ATP, die täglich in seinem Körper auf- und wieder abgebaut wird, etwa seiner Körpermasse.

MITOCHONDRIEN

„Während es zweifellos übertrieben ist zu behaupten, dass die Lösung des Problems der funktionellen Bedeutung der Mitochondrien die Hinweise auf alle verborgenen Probleme aufdecken oder Antworten auf alle Fragen zum Stoffwechsel und zur Vererbung im lebenden Organismus geben wird, ist es eine Binsenweisheit zu sagen, dass das Problem eines der wichtigsten Geheimnisse der modernen Biologie darstellt, und die für das Leben notwendigen zellulären Prozesse niemals vollständig verstanden werden, bis die funktionelle Bedeutung der Mitochondrien aufgedeckt ist".

AUS DEM SUPPLEMENT ZUM ARTIKEL THE BOTANICAL REVIEW 6: 85-147. 1940.

Mitochondrien produzieren in ihrem Inneren über die Atmungskette Adenosintriphosphat (ATP) und ROS (Reaktive Sauerstoffspezies).

Mitochondrien sind von grundlegender Bedeutung für zahlreiche Stoffwechselvorgänge der Zelle. Der mitochondriale Stoffwechsel steuert die Spiegel der wichtigsten Signalmoleküle wie ATP, Acetyl-CoA, NADH, NAD + und deren Verhältnis zu (-)-S-Adenosyl-L-Methionin (Ademetionin).

Neben der β-Oxidation der Fettsäuren und dem Citratzyklus findet in ihnen vor allem die aerobe Reoxidation wasserstoffübertragender Coenzyme unter Bildung von Energie in Form von ATP, auch oxidative Phosphorylierung (OXPHOS) genannt, statt. Diese erfolgt in der mitochondrialen Atmungskette, einem aus fünf Komponenten (Komplex I-V), sowie zwei kleinen Coenzymen, Coenzym Q10 und Cytochrom C, bestehenden Multienzymkomplexen.

Der mitochondriale Elektronentransport und die daran gekoppelte oxidative Phosphorylierung sind fundamentale Prozesse für die Lebensfähigkeit höherer Lebewesen.

ERSTE AUFZEICHNUNGEN ÜBER DIE EXISTENZ UND FUNKTION VON MITOCHONDRIEN

Der Ursprung des Wortes Mitochondrium kommt aus dem Griechischen. Hier bedeutet „mitos“ Faden und „chondros“ Körnchen.

Die ersten Berichte über intrazelluläre Strukturen, bei denen es sich möglicherweise um Mitochondrien handelte, reichen bis in die 40er Jahre des 19. Jahrhunderts zurück, erst wenige Jahre zuvor wurde der Zellkern entdeckt. Durch RICHARD ALTMANN wurden sie dann später 1894 als „Bioblasten“ bezeichnet. Er kam zu dem Schluss, dass sie „elementare Organismen“ seien, die in den Zellen leben und dort wichtige Funktionen ausführen, da sie in allen Zellen zu finden wären. Im Jahr 1898 führte CARL BENDA (1857 – 1932) aufgrund ihres faden- und knotenförmigen Erscheinungsbildes die Bezeichnung „Mitochondrien“ ein: *„Mit dem Namen „Mitochondrium“ (Fadenkörnchen) bezeichnete ich im Jahre 1898 Körnchen und körnige Strukturen des Zellleibs, die sich mit einer neuen von mir aufgefundenen Färbemethode in meinem damaligen Untersuchungsobjekt, den Hodenzellen der Wirbeltiere, äußerst elektiv färbten“.* - CARL BENDA

Der Wissenschaftler, der Mitochondrien mit aerober Atmung in Verbindung gebracht hat, ist BENJAMIN F. KINGSBURY. Er identifizierte im Jahr 1912 Mitochondrien als Ort der Zellatmung.

Trotzdem wurde erst 1953 die Hypothese der oxidativen Phosphorylierung aufgestellt. Ungefähr zur gleichen Zeit wurden auch Erkenntnisse zur Histologie der Doppelmembran gewonnen. Es dauerte wiederum weitere zehn Jahre, bis der Nachweis von mitochondrialer DNA erbracht werden konnte.

MORPHOLOGIE DER MITOCHONDRIEN

Vergleichbar mit der Größe von Bakterien haben Mitochondrien einen Durchmesser von 0,5-1 µm und eine Länge von mehreren Mikrometern.

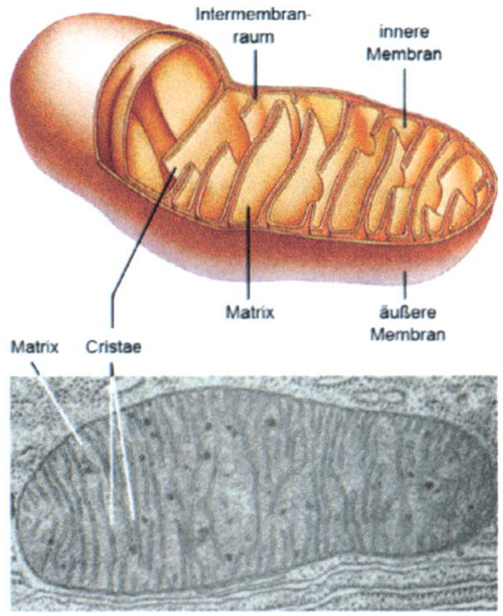

ABB. 15:
SCHEMATISCHE DARSTELLUNG UND ELEKTRONENMIKROSKOPISCHE AUFNAHME EINES MITOCHONDRIUMS

Quelle:https://opus.bibliothek.uni-wuerzburg.de/opus4-wuerzburg/frontdoor/deliver/index/docId/7133/file/SchaeferIngoDiss.pdf, Seite 2

Die Mitochondrien besitzen zwei Lipidmembranen, weshalb man vier Subkompartimente unterscheiden kann:

Die äußere Membran

Die äußere glatte Membran, die aus Phospholipiden und Cholesterin aufgebaut ist, grenzt das Mitochondrium gegenüber dem Zytosol der Zelle ab und ist von der inneren Membran durch den Intermembranraum getrennt.

Leitenzyme der äußeren Membran sind die Flavin-haltigen Amin-Oxidasen (Monoaminooxidase A und B), die NADH-Dehydrogenase und viele Enzyme des Phospholipidstoffwechsels.

In der äußeren Membran findet man überdies das Transportprotein Porin, welches große wasserhältige Kanäle in der Lipiddoppelschicht bildet.

Hierdurch wird ein Austausch von Ionen und Molekülen mit einer Größe von 5000 Dalton* oder weniger zwischen dem Mitochondrium und dem Zytosol ermöglicht.

Die innere Membran

Die innere Membran ist ebenfalls hoch spezialisiert und ist charakterisiert durch Cristae, sogenannte Einstülpungen.

Die innere Membran dringt durch ihre vielfältigen Einstülpungen tief in den Innenraum, die Matrix, ein. Man unterscheidet aufgrund der Form dieser Membran-Einstülpungen vier verschiedene Typen: den Cristae -Typ, den Sacculi-Typ, den Prisma-Typ (hat Einstülpungen in einer dreieckigen Form und tritt vor allem in den Leberzellen auf) und den Tubuli-Typ. Dadurch wird die Oberfläche der inneren Membran, an der sich auch die Enzyme der mitochondrialen Atmungskette befinden, erheblich vergrößert und ihre Fähigkeit ATP zu produzieren, erhöht.

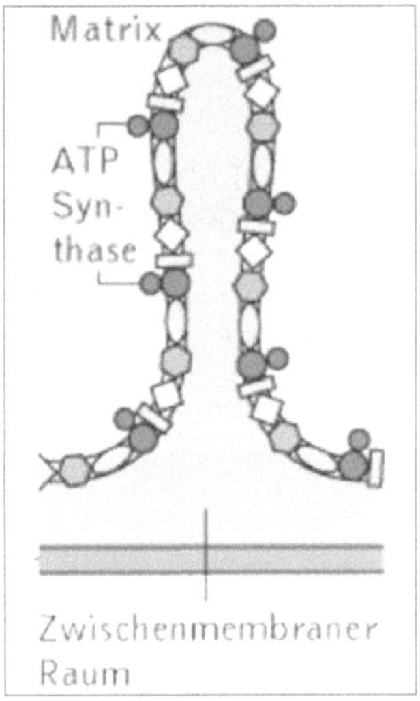

ABB. 16:
IM QUERSCHNITT IST DIE ORGANISATION DER CRISTAE DARGESTELLT

Quelle: https://www.spektrum.de/lexikon/biologie-kompakt/mitochondrien/7680

* *Die atomare Masseeinheit ist eine Maßeinheit der Masse und entspricht etwa der Masse eines Wasserstoffatoms. Ein alternativer Name ist Dalton, benannt nach dem englischen Naturforscher John Dalton.*

Die Mitochondriencristae sind Indikatorstrukturen des Energiestoffwechsels. Ihr Verlust beruht bei letalen Zellschäden, wie Sauerstoffmangel, auf einer Membranzerstörung, bei subletalen Zellschäden auf einer Störung der Membranneubildung.

Anstelle des Lipids Cholesterin enthält die innere Mitochondrienmembran das Lipid Cardiolipin, welches in keiner anderen Membran der Zelle vorkommt.

Die innere Mitochondrienmembran besitzt eine Vielzahl von speziellen Transportproteinen, wodurch ein kontrollierter Transport bestimmter Moleküle zwischen Matrixraum und Zytosol möglich ist.

Die Matrix

Die innere Membran umschließt die Matrix (das Stroma), welche ein kontraktiles Netzwerk aus Strukturproteinen darstellt, das in eine wässrige Phase eingebettet ist.

Die mitochondriale Matrix enthält eine hochkonzentrierte Mischung hunderter Enzyme, wie z.B. Enzyme des Citratzyklus, oder jene für die Oxidation von Pyruvat und Fettsäuren. Weiterhin findet man in dieser Matrix auch das mitochondriale Genom, spezielle mitochondriale Ribosomen, mRNAs und vielfältige Enzyme, die für die Expression der mitochondrialen Gene notwendig sind.

Der Citratzyklus (Tricarbonsäure-Zyklus (TCA)) ist ein zentraler Bestandteil der Zellatmung.

Die Hauptfunktion des Tricarbonsäure-Zyklus (TCA) ist die Oxidation von Acetyl-CoA, einem wichtigen Signalmolekül, aus Kohlenhydraten, Aminosäuren und Fettsäuren für die Energieerzeugung. Der Citratzyklus ist in einem supramolekularen Komplex organisiert, der mit Mitochondrienmembranen und der Elektronentransportkette interagiert. Aus diesem Grund bieten die meisten Citratzyklus-Enzyme zusätzliche Funktionen für die Stabilisierung der mitochondrialen DNA (mtDNA).

Der Intermembranraum

Im Intermembranraum sind verschiedene Kinasen lokalisiert.

Eisen-Schwefel-Proteine

Eisen-Schwefel-Proteine sind Proteine, die durch das Vorhandensein von Eisen-Schwefel-Clustern mit Sulfid-verknüpften Di-, Tri- und Tetraeisenzentren in variablen Oxidationsstufen gekennzeichnet sind. Eisen-Schwefel-Proteine sind in Mitochondrien, im Zytosol und im Zellkern lokalisiert. Sie sind an zahlreichen essenziellen Prozessen beteiligt, wie zum Beispiel der mitochondrialen Atmungskette, dem Citrat-Zyklus, sowie der Biosynthese von Aminosäuren, Nukleinsäuren und Proteinen. Die Beteiligung der Fe/S Proteine an genau diesen Schlüsselprozessen der Zelle erklärt, warum sie für die Lebensfähigkeit der Zelle so bedeutend sind.

ZAHL UND FORM DER MITOCHONDRIEN VARIIEREN JE NACH ZELLE, GEWEBE UND METABOLISCHEM STATUS

Mitochondrien finden sich im Zytoplasma einer jeden Körperzelle, mit Ausnahme der kernlosen Erythrozyten.

Der menschliche Körper hat 10^{13} Zellen.

Das Team um Ron Milo vom Weizmann Institute of Science im israelischen Rehovot bezieht sich in diesbezüglichen Berechnungen hauptsächlich auf einen 70 Kilogramm schweren Mann. Er hat demnach um die $3*10^{13}$ Körperzellen – also rund 30 Billionen beziehungsweise 30.000.000.000.000 Zellen.

Mitochondrien sind innerhalb der Zelle oft in der Nähe von Strukturen lokalisiert, die ATP benötigen, wie z.B. in Muskelgeweben an den kontraktilen Filamenten.

In jeder dieser Zellen finden sich mehrere hundert Mitochondrien, in jeder Gehirnzelle sind es mindestens 1000 Mitochondrien und in der sehr stoffwechselaktiven Leberzelle sind bis zu 5000 Mitochondrien enthalten. Auch in einer einzigen Herzmuskelzelle arbeiten bis zu 5000 Mitochondrien und eine besonders hohe mitochondriale Dichte findet sich in der weiblichen Eizelle. Sie beinhaltet bis zu 100.000 Mitochondrien.

Auch die Zellen von Hoden, Nieren und Thymusdrüse haben einen hohen Energieverbrauch und eine hohe Mitochondrienzahl.

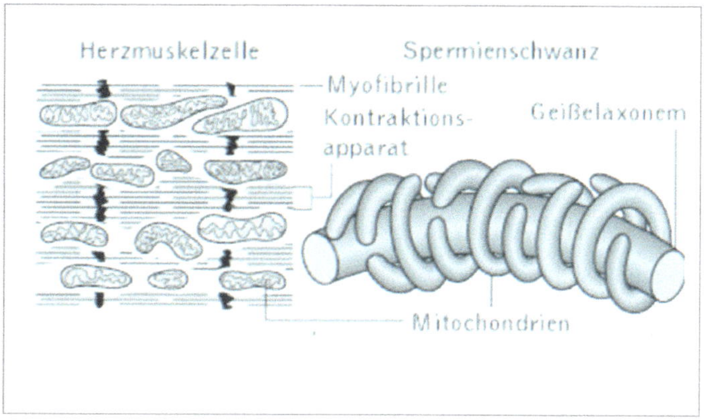

ABB. 17:
MITOCHONDRIEN-FORMEN

Quelle: https://www.spektrum.de/lexikon/biologie-kompakt/mitochondrien/7680

MITOCHONDRIALE BIOGENESE (NEUBILDUNG VON MITOCHONDRIEN)

Alle in der Zelle vorkommenden Mitochondrien können identisch (homoplastisch) sein oder sich unterscheiden (heteroplastisch). Heteroplasmie ist in der Regel die Folge einer somatischen Mutation.

Etwa 2 Milliarden Mitochondrien werden jede Sekunde im Leben eines Menschen hergestellt. Die Lebensdauer eines Mitochondriums beträgt durchschnittlich etwa 100 Tage.

Mitochondrien werden nicht de novo synthetisiert. Vielmehr vermehren sie sich in Abhängigkeit von den Wachstumsbedingungen durch Abschnürungen aus bereits existierenden Organellen.

Während der Mitose werden diese Zellorganellen dann gleichmäßig auf Mutter- und Tochterzellen verteilt. Die Vererbung der Mitochondrien erfolgt, entgegen den Mendelschen Regeln, nahezu ausschließlich maternal. In den Spermien sind die Mitochondrien an der Basis des Flagellums lokalisiert, welches bei der Befruchtung abgeworfen wird. Dadurch geht ein Großteil der männlichen Mitochondrien schon bei der Befruchtung der Eizelle verloren. Sollten dennoch einzelne männliche Mitochondrien auf die Eizelle übertragen werden, erfolgt ihr Abbau recht schnell innerhalb der ersten Zellteilungen. Die paternalen Mitochondrien werden wahrscheinlich kurz nach der Befruchtung durch Ubiquitinylierung inaktiviert, ein Prozess, der einen proteolytischen Abbau einleitet. In seltenen Einzelfällen konnte eine paternale Vererbung festgestellt werden. Es wird angenommen, dass Mitochondrien und mtDNA beim Menschen ausschließlich mütterlich vererbt werden. Es zeigte sich aber, dass auch eine biparentale mtDNA-Übertragung mit einem autosomal dominanten Vererbungsmodus möglich ist. Es sind dies Ausnahmefälle, in denen väterliche mtDNA an die Nachkommen weitergegeben wird.

Das Wachstum der Mitochondrien erfordert den Import der meisten hierfür benötigten Proteine aus dem Zytoplasma, die interne Synthese einiger Proteine, sowie die Replikation des Genoms. Die im Zytoplasma synthetisierten mitochondrialen Proteine werden mit Signal- und Zielsequenzen versehen, die sie zu ihrem Bestimmungsort dirigieren. Ähnlich wie Zellen teilen sich Mitochondrien, aber im Gegensatz zu den meisten fusionieren sie auch mit anderen Mitochondrien. Bereits vor hundert Jahren wurden die Vorgänge der Fusion (Verschmelzen) und Fission (Abspaltung) beobachtet. Inzwischen ist bekannt, dass das Gleichgewicht zwischen ständiger Fusion und Fission bestimmend für die Zahl der Mitochondrien innerhalb einer Zelle ist. Sowohl Fusion als auch Fission sind abhängig von Proteinen mit Guanintriphosphatase-(GTPase)-Domänen, die verwandt mit Dynamin sind, einem Protein, das bei der Endozytose in der Abschnürung neu gebildeter Vesikel von der Membran eines Zellkompartiments eine wichtige Rolle spielt. Funktionsverluste der Fusionsproteine führen zu Zellen mit zahlreichen kleinen Mitochondrien, einige weisen auch eine verminderte Zahl an mtDNA-Molekülen auf.

Humane Mutationen in den Genen für Fusionsproteine resultieren in Defekten der Myelinscheide mit geschädigten Axonen, sich zeigend als eine Form der Charcot-Marie-Tooth Krankheit, und in einer Atrophie des optischen Sehnervs. Mitochondriale Fusionsproteine werden auch für die Apoptose benötigt.

Die Charcot-Marie-Tooth-Krankheit (CMT), auch bekannt als hereditäre motorische und sensorische Neuropathie, ist eine der häufigsten erblichen neurologischen Erkrankungen. CMT wird durch Mutationen in Genen verursacht, die jene Proteine unterstützen oder produzieren, welche an der Struktur und Funktion des peripheren Nervenaxons oder der Myelinscheide beteiligt sind. Ohne intaktem Axon und intakter Myelinscheide sind Signale, die entlang des Nervs und des Axons verlaufen, entweder langsam oder haben ein schwaches Signal, was bedeutet, dass die peripheren Nervenzellen nicht mehr in der Lage sind, Muskeln zu aktivieren oder sensorische Informationen von den Gliedmaßen zurück an das Rückenmark und das Gehirn weiterzuleiten.

NEUROPLASTIZITÄT, SYNAPTOGENESE UND AXOGENESE UND DIE BEDEUTUNG VON MITOCHONDRIEN ALS DYNAMISCHE ORGANELLEN

Mitochondrien sind dynamische Organellen. Ihre Funktion wird durch Spaltung, Fusion und Bewegung innerhalb der Axone und Dendriten moduliert. Struktur, Funktionen und Eigenschaften unterscheiden sich in Axonen und Dendriten. Der Transport und die Positionierung von Mitochondrien sind für die neuronale Homöostase von entscheidender Bedeutung, und die Mitochondrienbewegung ist Teil der Regulation durch intrazelluläre Signale.

Mitochondriale Verteilung und Aktivität sind Schlüsselfaktoren in der neuronalen Morphogenese, der Synaptogenese, entwicklungsbedingter und synaptischer Plastizität und Axogenese.

Während der Entwicklung vermehren sich neuronale Stammzellen und differenzieren sich zu Neuronen. Anschließend bilden Axone und Dendriten Synapsen aus. Aufgrund der ATP-Produktion und der Bedeutung von Mitochondrien für die Homöostase synaptischer Ionen und Phosphorylierungsreaktionen, sammeln sich Mitochondrien an synapsennahen Orten an, an denen ATP und Ca^{2+} verbraucht werden.

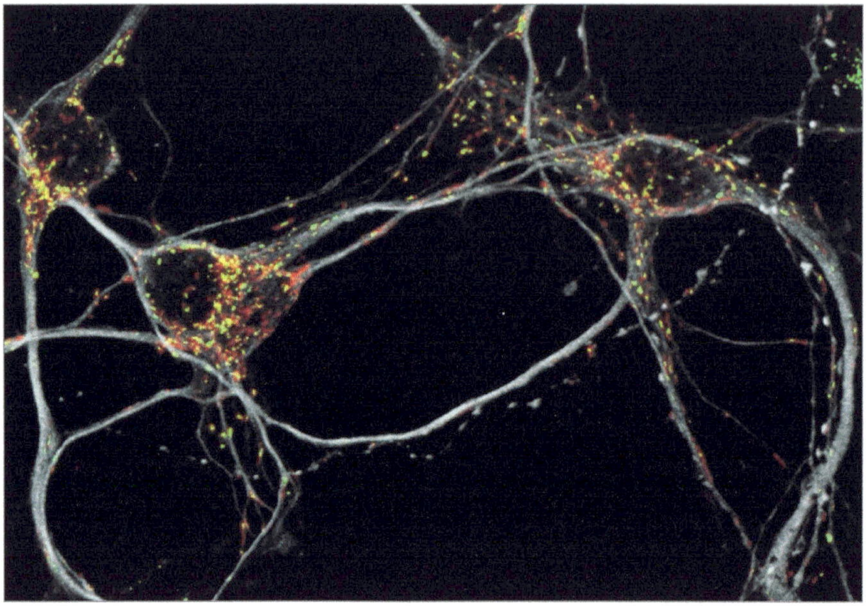

ABB. 18:
BEDEUTUNG VON MITOCHONDRIEN ALS DYNAMISCHE ORGANELLEN. NERVENZELLEN (GRAU) EINER MAUS (ROT, GRÜN: MITOCHONDRIEN). **Quelle: © MPI f. Biologie des Alterns/ E. Motori**

Da Mitochondrien keine statischen, sondern sehr dynamische Strukturen sind, bilden sie ein sich ständig wandelndes Netzwerk, das sich im Minutentakt verändert. Mitochondrien bilden eine Struktur aus verzweigten Röhren (Mikrotubuli), die sich immer wieder umbaut. Zellen, die einen hohen Energiebedarf haben (z.B. Hepatozyten), besitzen ein sehr großes mitochondriales Netzwerk.

Laufend teilen sich die Mitochondrien und fusionieren anschließend wieder miteinander. Die zufälligen Bewegungen der Mitochondrien verlaufen entlang der Fasern des Zellskeletts, den Mikrotubuli, ab. Dabei ist ihre räumliche Struktur dafür verantwortlich, wie effektiv sie Energie liefern können: Faserige, miteinander verbundene Netzstrukturen sind dazu in der Lage viel Energie zu produzieren, kleinere Fragmente sind dagegen weniger effektiv.

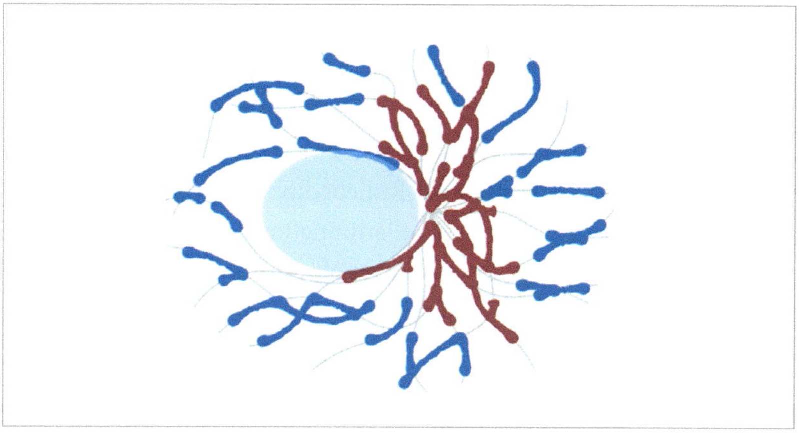

ABB. 19:
DAS ZELLSKELETT (GRAUE LINIEN) BEEINFLUSST DIE FUSION DER MITOCHONDRIEN. ES TEILT SIE IN FASERIGE NETZSTRUKTUREN (ROT) UND KLEINERE FRAGMENTE (BLAU) UND FORMT SO DEREN NETZWERK. Quelle: © HZI / Sukhorukov

Mitochondrien kommen in den Regionen wachsender Axone häufiger vor als in den nicht wachsenden Axonen. Die mitochondriale Netzwerkbewegung ist bei wachsenden Axonen anterograd und bei nicht wachsenden Axonen retrograd. Kurz vor der Axogenese sammeln sich Mitochondrien an der Basis vom Neuriten, der zum Axon werden soll. Nervenwachstumsfaktor (NGF) wurde als eines der Signale gefunden, die eine Ansammlung von Mitochondrien im aktiv wachsenden Zapfen induziert. Interessanterweise wird die Axogenese aufgehoben, wenn die ATP-Produktion beeinträchtigt ist, das Wachstum von Dendriten bleibt jedoch größtenteils unbeeinträchtigt.

Während der Entwicklung des zentralen Nervensystems (ZNS) kommt es in den Gehirnzellen zu Veränderungen des mitochondrialen Energiestoffwechsels. Während der embryonalen und frühen postnatalen Entwicklung werden hauptsächlich Fette verwendet und später wird Glukose zum Kraftstoff. Diese Tatsache unterstützt die Rolle der Mitochondrien bei den biochemischen Anforderungen hochproliferativer, neuronaler Stammzellen und postmitotischer Neuronen. Während der neuronalen Differenzierung nimmt die Anzahl der Mitochondrien pro Zelle zu, aber die Geschwindigkeit, mit der sich einzelne Mitochondrien bewegen, nimmt ab, wenn sich das Neuritenwachstum verlangsamt und eine Synaptogenese auftritt.

NERVENZELLEN, ENERGIEHAUSHALT DES GEHIRNS UND DIE BEDEUTUNG DER MITOCHONDRIEN

Das zentrale Nervensystem (ZNS) zeichnet sich durch einen außerordentlich hohen Energieumsatz aus: Unter Ruhebedingungen werden ca. 20% des inspirierten Sauerstoffs (O_2) durch Zellatmung (oxidative Phosphorylierung; oxidativer mitochondrialer Energiemetabolismus) verbraucht, wobei das Hirngewicht nur ca. 2% des Körpergewichts ausmacht.

Die Ursache für den hohen Energieumsatz des ZNS ist in den sehr komplexen Leistungen von Neuronen zu sehen, die als hoch differenzierte Zellen große Mengen an Adenosintriphosphat (ATP) zur Aufrechterhaltung von Ionengradienten an der Zellmembran und für Neurotransmission benötigen. Neuronale Aktivität führt in erster Linie zum Einstrom von Na^+- und Ca^{2+}-Ionen in das Zytosol und zum Ausstrom von K^+-Ionen in den Extrazellularraum. Um die neuronale Erregbarkeit aufrechtzuerhalten, werden Transportprozesse für Ionen an der Zellmembran (Na^+/K^+-ATPase, Ca^{2+}-ATPase) und am endoplasmatischen Retikulum (Ca^{2+}-ATPase) aktiviert. Diese Prozesse benötigen Energie in Form von ATP. Da über 90% des neuronalen ATP in Mitochondrien durch oxidative Phosphorylierung gebildet werden, sind Neurone essenziell auf intakte Mitochondrienfunktion (neurometabolische Kopplung) beziehungsweise auf hinreichende Versorgung mit Glukose und O_2 (neurovaskuläre Kopplung) angewiesen. Umgekehrt führen Beeinträchtigungen der Funktionen von Mitochondrien, beispielsweise durch mitochondriale Enzymschäden durch erhöhte Monoaminooxidasen (MAO B und MAO A) - Aktivität, oder regionale Minderdurchblutung von Hirngewebe, zu drastischen funktionellen Störungen individueller Neurone und neuronaler Netzwerke.

Funktionelle Störungen können insbesondere die hochkomplexen Leistungen des Gehirns, wie Lernen und Gedächtnisbildung oder die Bewusstseinslage, empfindlich beeinträchtigen.

SAUERSTOFFHALTIGE REAKTIVE SPEZIES (ROS)

DEFINITION VON SAUERSTOFFHALTIGER REAKTIVER SPEZIES (ROS)

ROS als Begriff kann einfach als sauerstoffhaltige reaktive Spezies definiert werden.

ROS ist ein Sammelbegriff, der Superoxid, Wasserstoffperoxid, Hydroxylradikal, Singulettsauerstoff, Peroxylradikal, Alkoxylradikal, Lipidhydroperoxid, Peroxynitrit, hypochlorige Säure und Ozon einschließt. Einige ROS, wie Superoxid- und Hydroxylradikale, sind freie Radikale, andere, wie Wasserstoffperoxid und Peroxynitrit sind nicht-radikale ROS, können jedoch bei weiteren Metabolisierungen in biologischen Systemen zu freien Radikalen führen.

Das Hydroxylradikal ($HO^{\bullet}$) ist eine kleine, hochmobile, wasserlösliche und chemisch sehr reaktive Spezies von aktiviertem Sauerstoff. Dieses kurzlebige Molekül kann im Zellstoffwechsel und unter verschiedenen Stressbedingungen aus O_2 hergestellt werden. Eine Zelle produziert pro Sekunde etwa 50 Hydroxylradikale. An einem ganzen Tag erzeugt jede Zelle 4 Millionen Hydroxylradikale, die neutralisiert werden oder Biomoleküle angreifen können. Hydroxylradikale schädigen Mitochondrien und Großmoleküle der Zellen oxidativ unmittelbar, weil sie Biomoleküle unspezifisch angreifen, die sich dabei nur wenige Nanometer, wenige Milliardstel Meter, von ihrem Entstehungsort entfernt befinden. Das $HO^{\bullet}$ ist ein viel stärkeres Oxidationsmittel als das Superoxid-Anion-Radikal $H\text{-}_2O\text{-}_2$ und kann die Kettenoxidation mehrfach ungesättigter Phospholipide initiieren, was zu einer Beeinträchtigung der Membranfunktion führt.

DEFINITION VON RNS (REAKTIVE VERBINDUNGEN DES STICKSTOFFS)

Der Begriff RNS wurde so geprägt, dass er Stickoxid, Peroxynitrit, Stickstoffdioxidradikal und andere Stickoxide oder stickstoffhaltige reaktive Spezies umfasst.

Da RNS fast ausschließlich sauerstoffhaltige, reaktive Spezies sind, können sie definitionsgemäß auch als ROS (Reaktive Sauerstoffspezies) betrachtet werden.

Die in zahlreichen Geweben vorkommende Stickstoffmonoxid-Synthase katalysiert die Reaktion der Aminosäure L-Arginin zu L-Citrullin und Stickstoffmonoxid (•NO). •NO gilt als wichtiges Signalprotein in diversen physiologischen Prozessen, wie beispielsweise der Neurotransmission, der Hämodynamik oder der Immunabwehr.

Im Rahmen entzündlicher Prozesse entsteht in Abwehrzellen aus •NO und O_2 • das radikale Peroxinitrit-Anion (ONOO-), welches als potentes Oxidationsmittel auch der Abwehr von Pathogenen dient, während es auf zellulärer Ebene, ähnlich wie das Hydroxyl-Radikal, zu Schäden an Makromolekülen (Proteinen, Lipiden und Nukleinsäuren (DNA, RNA)) führen kann.

ELEKTROPHILE

Der Begriff „elektrophil“ bezieht sich auf eine elektronenarme chemische Spezies, die kovalente Reaktionen eingeht, indem sie ein Elektronenpaar von einem elektronenreichen Biomolekül (auch bekannt als Nukleophil) aufnimmt.

ROS sind reaktive Sauerstoffspezies, die Biomoleküle, einschließlich Proteine, Lipide und Nukleinsäuren (DNA, RNA) schädigen können, was zu Zell- und Gewebeschäden führt. Reaktionen dieser reaktiven Spezies mit Biomolekülen erzeugen auch eine Vielzahl an sekundären elektrophilen Produkten (auch als Elektrophile bekannt). Dazu gehören α, β-ungesättigte Aldehyde, ω-6 und ω-3 ungesättigte Fettsäuren sowie Nitrofettsäuren.

DIE HAUPTQUELLEN DER ENDOGENEN ROS-PRODUKTION

ROS (Reaktive Sauerstoffspezies) werden aus verschiedenen endogenen und exogenen Quellen gebildet, einschließlich der mitochondrialen Elektronentransportkette und Nicotinamid-Adenin-Dinukleotid-Phosphat-(NAD(P) H) -Oxidasen. Wenn ROS die normale Zell- oder Gewebeabwehr überwältigen, sorgt offensiver oxidativer Stress für pathophysiologische Prozesse und schädigt oxidativ zelluläre Biomoleküle, einschließlich Proteine, Lipide und Nukleinsäuren (DNA, RNA).

Die Hauptquellen der endogenen ROS-Produktion sind Mitochondrien, Plasmamembran, Endoplasmatisches Retikulum und Peroxisomen:

➤ Mitochondriale ROS-Produktion aus der Atmungskette

Die Mitochondrien erzeugen den größten Teil der zellulären Energie, 95% des ATP, durch oxidative Phosphorylierung (OXPHOS) und produzieren die meisten der toxischen reaktiven Sauerstoffspezies (ROS) als Nebenprodukt.

85% aller ROS fallen als Nebenprodukt der Zellatmung in den Mitochondrien an.

Eine wesentliche H_2O_2 -Quelle im Stoffwechsel sind die Mitochondrien, die an ihrer Atmungskette bei Sauerstoff- oder Phosphatmangel anstatt H_2O und ATP (Adenosintriphosphat) im Überschuss H_2O_2 produzieren.

H_2O_2 wird natürlicherweise während der mitochondrialen Atmung gebildet. Es wird geschätzt, dass 1–3 % des verbrauchten Sauerstoffs in H_2O_2 umgewandelt werden.

Es durchlaufen nicht alle Elektronen die Zellatmungs-Transportkette vollständig. Durch ein sogenanntes „Elektronen-Leck“ an Komplex I und III können 1-3% der Elektronen entweichen und direkt mit Sauerstoff reagieren.

Obwohl verbrauchter Sauerstoff in Wasser umgewandelt wird, wird ein kleiner Teil zu Superoxid überführt.

H_2O_2 aus dem Elektronentransportketten Leck kann mitochondriale Proteine und mitochondriale DNA schädigen und ist für mitochondriale Schäden beim Altern, Reperfusionsschäden und bestimmte Krankheiten verantwortlich.

Als Reperfusionsschaden wird ein Krankheitsprozess bezeichnet, der durch die wiederhergestellte Durchblutung nach einer mehr oder weniger lang andauernden Minderdurchblutung (Ischämie) einer Extremität oder eines Organs ausgelöst wird.

➤ Mitochondriale ROS-Produktion im intermembranösen Raum

Ein wichtiger Akteur für den dopaminergen Neuronenverlust und die mitochondriale Dysfunktion ist der Dopamin-Stoffwechsel selbst, der als einer der Hauptquellen der intrazellulären ROS-Produktion gilt. Dopamin wird überwiegend (66 - 100%) durch die an der äußeren Mitochondrienmembran anhaftenden MAO B oxidativ desaminiert. Die Oxidative Desaminierung von Dopamin durch MAO B produziert Hydrogen-Peroxid und das reaktive 3,4-Dihydroxyphenylacetaldehyd (DOPAL), wodurch es zu unmittellbaren Gefährdung der Mitochondrien, zur mitochondrialen Dysfunktion und Mitochondrien-Verlust führt und neurotoxisch auf das dopaminerge System des Gehirns einwirkt.

Quelle: Babić Leko M, Nikolac Perković M, Nedić Erjavec G, et al. Association of the MAO B rs1799836 Single Nucleotide Polymorphism and APOE ε4 Allele in Alzheimer's Disease. Curr Alzheimer Res. 2021;18(7):585-594.

➤ Mitochondriale ROS-Produktion durch überschüssiges Eisen

Überschüssiges Eisen in bestimmten zellulären Bestandteilen des Gehirns, einschließlich Mitochondrien, führt zur Bildung toxischer freier Radikale, wodurch es zu Zellschäden kommtt, die schließlich neurodegenerative Erkrankungen mitverursachen.

Insbesondere reagiert Fe(II) mit Wasserstoffperoxid (H_2O_2) über die Fenton- Reaktion, um reaktive und schädliche Hydroxylradikale (•OH) zu erzeugen; Superoxid (O_2 -) reagiert mit Fe(III) in der Haber-Weiss-Reaktion, um Fe(II) zu regenerieren, was zu einem Redox- Zyklus des Eisens führt.

➤ Die Plasmamembran als Quelle der endogenen ROS-Produktion

Membranen sind aufgrund ihrer Fähigkeit Signale zu lokalisieren, zu verstärken und zu lenken, von größter Bedeutung, um eine spezifische Signalübertragung zu ermöglichen. Jedoch sind sie, aufgrund der zweischneidigen Natur von reaktiven Sauerstoffspezies (ROS), in hohen Konzentrationen zytotoxisch, aber auch ein essentielles Signalmolekül, da die subzelluläre Lokalisierung von ROS-produzierenden Systemen an der Plasmamembran traditionell als Schutzstrategie angesehen wird, um Zellen vor unerwünschten Nebenwirkungen zu schützen.

➤ Das endoplasmatische Retikulum als Quelle der endogenen ROS-Produktion

Die NADPH-Oxidasen stellen eine wichtige Quelle für reaktive Sauerstoffspezies (ROS) im Organismus dar. Hierbei dienen die NADPH-Oxidasen nicht nur der Pathogenabwehr, sondern auch als Einflussfaktor auf eine Vielzahl an oxidativen, physiologischen Prozessen. Unter den NADPH-Oxidasen ist NOX4 einzigartig, da es hauptsächlich im endoplasmatischen Retikulum lokalisiert ist, konstitutiv aktiv ist und Wasserstoffperoxid (H_2O_2) produziert.

➤ Peroxisomen als Quelle der endogenen ROS-Produktion

Die Entdeckung der Co-Lokalisation von Katalase mit H_2O_2 -erzeugenden Oxidasen in Peroxisomen war der erste Hinweis auf deren Beteiligung am Metabolismus von Sauerstoffmetaboliten. In den vergangenen Jahrzehnten wurde gezeigt, dass Peroxisomen nicht nur an der Erzeugung reaktiver Sauerstoffspezies (ROS) mit schwerwiegenden Folgen für das Zellschicksal wie bösartiger Entartung beteiligt sind, sondern auch an der Rettung der Zelle vor schädlichen Auswirkungen solcher Radikale.

OXIDATIVER BZW. NITROSATIVER ZELLSCHADEN UND OXIDATIVER MITOCHONDRIENSCHADEN

Übersteigt die Produktion der ROS und reaktive Stickstoffspezies (RNS) die Kapazität der antioxidativen Abwehr, spricht man von oxidativem bzw. nitrosativem Stress. Die übermäßige Oxidation durch reaktive Verbindungen kann nicht mehr ausreichend kompensiert werden, und es kommt zur Akkumulation oxidativer Zellschäden.

An Lipiden greifen Radikale die Methylengruppen mehrfach ungesättigter Fettsäuren der Membran an und setzen über die Bildung von Lipidperoxylradikalen und Lipidperoxiden eine Kettenreaktion in Gang, die letztendlich zum Verlust der Membranintegrität der Zelle führt.

Durch Oxidationsprozesse an Nukleinsäuren kann es zu Veränderungen der Pyrimidin- und Purin-Basen und zur Schädigung des Desoxyribose-Gerüstes kommen, wodurch Doppelstrangbrüche, Mutationen und chromosomale Veränderungen hervorgerufen werden.

Zudem verändern ROS und RNS das Methylierungsmuster der DNA als Teil des epigenetischen Codes, sodass die Regulation der Genexpression gestört wird. Kommt es zur Akkumulation dieser DNA-Modifikationen, begünstigen sie die maligne Entartung der Zelle und dadurch die Entstehung von Krebs. Auch Proteine werden durch oxidativen Stress geschädigt. Vorrangig Hydroxyl-Radikale greifen die Peptidbindungen von Proteinen oxidativ an und induzieren die Fragmentierung der Polypeptidstränge.

Die Oxidation von Aminosäureseitenketten führt unter anderem zur Bildung von Dityrosin aus zwei Tyrosin-Molekülen und zum Knüpfen von Disulfidverbindungen zwischen den Thiolgruppen zweier Cysteine. Durch diese intramolekularen Verknüpfungen wird die Tertiärstruktur und folglich die Protein- bzw. Enzymfunktion entweder im Sinne eines loss- oder eines gain-of-function (Funktionsverlust oder Funktionsgewinn) modifiziert. Zudem entstehen durch intermolekulare Quervernetzungen benachbarter Proteine hochmolekulare Aggregate, die nicht mehr durch das Proteasom abgebaut werden können, sich in der Zelle anreichern und dadurch deren Funktionalität beeinträchtigen.

Die Akkumulation dieser Zellschäden begünstigt die Entstehung zahlreicher Erkrankungen, wie beispielsweise Arteriosklerose, Diabetes mellitus, Krebs, Trübungen der Augenlinse, Rheuma, Fertilitätsstörungen, Nierenleiden und unterschiedliche Hauterkrankungen. Auch zum Alterungsprozess sollen die im Laufe des Lebens akkumulierenden oxidativen Schäden wesentlich beitragen. Daneben existiert eine enge Assoziation zwischen erhöhten ROS- und RNS-Spiegeln und dem Auftreten neurodegenerativer Erkrankungen wie Morbus Parkinson, Morbus Alzheimer und der amyotrophen Lateralsklerose. Dabei wird die besondere Vulnerabilität des Nervengewebes gegenüber oxidativem Stress zum einen durch die unzureichende Fähigkeit der Neurone zur Regeneration und zum anderen durch deren hohe Stoffwechselaktivität und die damit verbundene erhöhte endogene ROS-Produktion erklärt.

ROS KANN SICH AUCH NÜTZLICH MACHEN

ROS ALS WICHTIGE SIGNALMOLEKÜLE

Zunächst wurden ROS lediglich mit zellschädigenden Vorgängen und dem Zelltod in Verbindung gebracht. Neuere Studien zeigen jedoch, dass ROS wichtige Signalmoleküle sind, welche viele immunologische Vorgänge und den Zellstoffwechsel beeinflussen. Zelluläre ROS-Konzentrationen müssen optimal austariert sein, um die Funktionalität der Zellen zu gewährleisten.

Dies bedingt eine regulierte ROS-Produktion und deren kontrollierte Inaktivierung durch Antioxidantien, welche den zellulären Redoxstatus einer Zelle definieren.

Unter physiologischen Bedingungen befinden sich zelluläre ROS und Antioxidantien im Gleichgewicht und sorgen so für eine physiologische Homöostase.

Andererseits spielen ROS auch eine wichtige physiologische Rolle, denn die Produktion von ROS als zelluläre Signalmediatoren durch Phagozyten (Granulozyten und Makrophagen) und T- und B-Zellen, die zusammen das adaptive Immunsystem bilden, wird als wichtiger Teil der angeborenen Immunität angesehen.

Extramitochondrial werden reaktive Sauerstoffspezies aus phagozytierenden Zellen des Immunsystems, wie neutrophile Granulozyten und Makrophagen, Bakterien und Viren generiert und bilden durch das Enzym NADPH-Oxidase Superoxid-Anionen, um die aufgenommenen Keime zu zersetzen und unschädlich zu machen.

In nicht-phagozytierenden Zellen produziert die NADPH-Oxidase ebenfalls reaktive Verbindungen, die dort unter anderem an der Regulation des Blutdrucks und der Proteinbiosynthese beteiligt sind. Auch beim Purinabbau durch die Xanthinoxidase und bei der Entgiftung toxischer Substanzen durch Cytochrom P450-Enzyme verarbeiten die Enzyme Sauerstoff und es entstehen kontinuierlich reaktive Verbindungen.

ROS AKTIVIERTE UCP2 UND UCP2 VERRINGERT ROS-BELASTUNG DER MITOCHONDRIEN

Uncoupling protein 2 (UCP2) ist ein Protein der inneren Mitochondrienmembran. Als Entkopplungsprotein gehört es zur Familie der Uncoupling-Proteine, der mitochondrialen Transportproteine, und ist wichtig für die Senkung des mitochondrialen Membranpotentials (transmembranöses Potential), u.a. für die Ableitung von Stoffwechselenergie in Form von Wärme, und die Verhinderung der Akkumulation reaktiver Sauerstoffspezies (ROS).

UCP2 ist an der Steuerung der Entkopplung des Protonenflusses innerhalb der Mitochondrien beteiligt. Insbesondere Protonen, die während der Oxidation von Substraten über die innere Mitochondrienmembran erzeugt werden, treten durch UCPs, anstelle der ATP-Synthase, wieder in die Matrix ein. Daher wird der Protonengradient in Wärmeenergie und nicht in ATP umgewandelt.

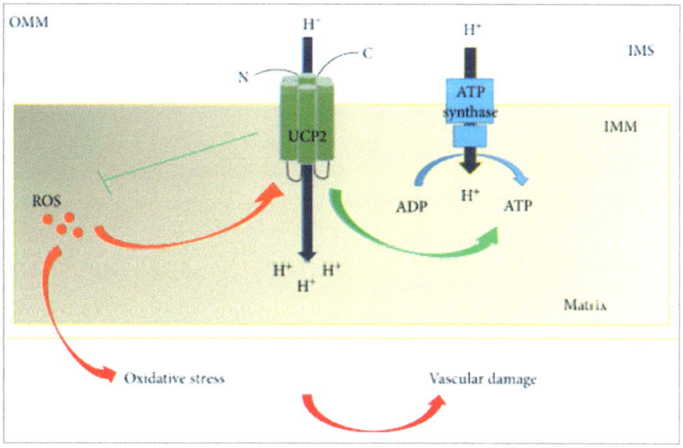

ABB. 20:
ÜBERBLICK ÜBER UCP2-LOKALISIERUNG UND -FUNKTION

Quelle: https://www.hindawi.com/journals/omcl/2017/7348372/

UCP2 gehört zu den mitochondrialen Antioxidationsmechanismen und trägt als solcher dazu bei, das Gleichgewicht zwischen Produktion und Clearance von ROS aufrechtzuerhalten.

Aufgrund der Rollen, die UCP2 innerhalb der Mitochondrien spielt, ist klar, dass eine Abnahme der UCP2-Expression stark an der Genese der mitochondrialen Dysfunktion, der ROS-Ansammlung und dem Zelltod und damit an der Pathogenese mehrerer Krankheiten (z.B. Atherosklerose, Diabetes mellitus, Hypertonie, Schlaganfall und periphere Gefäßerkrankungen) beteiligt ist.

ANTIOXIDATIVE SCHUTZSYSTEME

ROS und RNS sind zelleigene Oxidantien. Aufgrund ihres radikalen Charakters sind sie in der Lage, Strukturen wie Lipide, Proteine, Desoxyribonukleinsäuren (desoxyribonucleic acid, DNA) und Ribonukleinsäuren (ribonucleic acid, RNA) zu oxidieren und dadurch zu schädigen.

Aus diesem Grund hat die Zelle eine Reihe enzymatischer und nicht-enzymatischer Schutzmechanismen entwickelt, die einer übermäßigen ROS und RNS-Produktion entgegenwirken und als Antioxidantien bezeichnet werden.

Hauptvertreter der enzymatischen Antioxidantien sind die Superoxiddismutase, die Katalase und die Glutathion-Peroxidase

➤ Superoxid-Dismutase (SOD) und Katalase

Superoxid-Dismutase (SOD) ist der Name für alle Enzyme, die Superoxid - Anionen zu Wasserstoffperoxid umwandeln. Diese Enzyme kommen in allen Lebewesen vor.

Die Superoxid-Dismutase (SOD) katalysiert die Umwandlung des instabilen O_2 • zum stabileren und deswegen weniger aggressiven H_2O_2.

2 02 •– + 2 H + → H202 + 02

Dieses kann in einer sich anschließenden enzymatischen Reaktion durch die Katalase zu Sauerstoff und Wasser abgebaut werden. Die Beseitigung der O_2 • – durch die Superoxid-Dismutase (SOD) bedingt zudem, dass weniger O_2 • Moleküle zur Verfügung stehen, um mit Stickstoffmonoxid zum hochreaktiven Peroxinitrit-Anion zu reagieren.

Außerdem greift O_2 • bevorzugt Proteine mit einem Fe-S-Cluster an und entlässt Eisenionen, die dann wiederum für die Fenton-Reaktion zur Verfügung stehen. Die Reaktion der Superoxid-Dismutase (SOD) und der zunehmende Abbau des O_2 • verringern also die Bildung von Hydroxyl-Radikalen im Rahmen der Fenton-Reaktion.

➤ Glutathion-Peroxidase

Neben der Katalase, einem natürlich vorkommenden Enzym, welches das Zellgift Wasserstoffperoxid (H_2O_2) in Sauerstoff und Wasser spaltet, ist auch die Glutathion-Peroxidase am Abbau des H_2O_2 beteiligt. Sie katalysiert die Reduktion von H_2O_2 zu H_2O unter Verwendung des Cofaktors Glutathion (GSH) als Reduktionsmittel.

➤ Glutathion (GSH)

Glutathion (GSH) ist ein Tripeptid aus den Aminosäuren Glutaminsäure, Glycin und Cystein, wobei letztere über eine Thiolgruppe (R-SH) verfügt, die als Elektronen- bzw. Wasserstoffüberträger fungiert und reversibel oxidiert bzw. reduziert werden kann.

Wird Glutathion oxidiert, bilden die Thiolgruppen zweier Glutathion-(GSH)-Monomere eine Disulfidbrücke aus, sodass entsprechend der folgenden Gleichung ein Glutathion-Dipeptid (GSSG) entsteht.

H202 + 2 GSH → 2 H20 + GSSG

Durch die Oxidation des Glutathions wird das potenziell schädliche Oxidans, in diesem Fall das Wasserstoffperoxid, reduziert und dadurch neutralisiert. Unter Zuhilfenahme von Nicotinamid-Adenin-Dinukleotidphosphat (NADPH) als Elektronendonator reduziert die Glutathion-Reduktase das oxidierte GSSG dann wieder zu zwei reduzierten GSH-Monomeren.

Das Verhältnis von oxidiertem zu reduziertem Glutathion (GSSG/2GSH) ist nicht nur eines der wichtigsten Puffersysteme der Zelle, es dient auch als Indikator für den Redoxzustand der Zelle oder eines bestimmten Kompartiments.

Das Vorhandensein sowohl von GSH als auch von GSH-Peroxidasen in Mitochondrien ist gut belegt, Mitochondrien enthalten bis zu 26 % des gesamten Gewebeenzyms. Von Mitochondrien erzeugtes H-2 O-2 wird normalerweise durch GSH-Peroxidase entfernt, was zur Bildung von Glutathiondisulfid (GSSG) führt. Die Hemmung von MAO verhindert den Anstieg von GSSG.

Es wurde die Bildung des hochreaktiven Hydroxylradikals und eine Schädigung der mitochondrialen DNA beobachtet.

Nicht-enzymatische endogene Antioxidantien sind Moleküle, die einer übermäßigen ROS-Produktion entgegenwirken. Sie funktionieren nach dem Prinzip, dass sie selbst bevorzugt durch ROS oxidiert werden und dadurch andere biologische Makromoleküle mit vielfältigen integrativen Funktionen vor der Oxidation bewahren.

Zu den endogenen nicht-enzymatischen Antioxidantien gehört das bereits erwähnte niedermolekulare Tripeptid Glutathion, welches die Grundlage des Glutathion-Redoxsystems darstellt.

➤ **Exogene Antioxidantien**

Daneben existieren Antioxidantien, die dem Körper mit der Nahrung zugeführt werden müssen und deswegen als exogen bezeichnet werden.

α-TOCOPHEROL

α-Tocopherol (Vitamin E) wirkt beispielsweise der Oxidation von Lipiden entgegen.

ASCORBINSÄURE

Ascorbinsäure (Vitamin C) entgiftet unter anderem Superoxid-Anionen und Hydroxyl-Radikale.

Vitamin C fängt freie Radikale ab und stoppt die Ausbreitung peroxidativer Prozesse. Vitamin C reagiert mit membrangebundenem oxidiertem Vitamin E, wodurch es wieder in seine native Form zurückgeführt wird. So verhält sich Vitamin C als ROS-Fänger und wird bei der Bekämpfung von oxidativen Schäden unter Bedingungen steigender Sauerstoffkonzentrationen und Apoptose wirksam.

Vitamin C spielt auch bei vielen Enzymreaktionen, die zur Synthese von Aminosäuren und Peptidhormonen führen, eine wichtige Rolle.

VITAMIN C HAT ALS PROOXIDATIVER FAKTOR EIN „ZWEITES GESICHT“

Vitamin C und sein Zwei-Elektronen-Oxidationsprodukt Dehydroascorbat (DHA) bauen mit Hilfe von intrazellulärem Glutathion und Kupferionen einen effizienten Redoxzyklus auf und erleichtern dadurch die ROS- Bildung .

Die durch die Oxidation aus α-Tocopherol und Ascorbinsäure entstehenden Radikale gelten ihrerseits als sehr reaktionsträge, sodass sie selber nicht weiter reagieren und dadurch die radikale Kettenreaktion unterbrechen.

BETA-CAROTINE, HARNSÄURE UND MELATONIN SIND WEITERE NENNENSWERTE RADIKALFÄNGER.

FERRITIN UND TRANSFERRIN

Bisweilen werden auch das Eisenspeichermolekül Ferritin und das Transportprotein Transferrin zu den Antioxidantien gezählt. Sie binden die für die Fenton-Reaktion notwendigen Eisenionen und unterbinden dadurch die Bildung von Hydroxyl-Radikalen.

NEUROPROTEKTIVE ROLLE VON MITOCHONDRIALEM FERRITIN (FTMT) BEI NEURODEGENERATIVEN ERKRANKUNGEN DURCH SCHUTZ DER MITOCHONDRIEN

FtMt reduziert den Gehalt an reaktiven Sauerstoffspezies (ROS).

Mitochondriales Ferritin (FtMt) ist ein nuklearkodiertes Eisen-sequestrierendes Protein, das spezifisch in Mitochondrien lokalisiert ist. Es wird in Zellen mit hohem Energieverbrauch, wie in Hoden, Nieren, Herz, Thymusdrüse und Gehirnzellen, stark exprimiert.

Zu den Funktionen von FtMt gehören die Eisenspeicherung, die Regulierung der Eisenverteilung zwischen dem Zytosol und den mitochondrialen Kompartimenten und die Verhinderung der Produktion von ROS, die durch die Fenton-Reaktion erzeugt werden.

Mitochondriales Ferritin (FtMt) reduziert den Gehalt an reaktiven Sauerstoffspezies (ROS). Die Anwesenheit von FtMt verhindert den Zelltod, der durch oxidativen Stress und neurotoxische Proteine induziert wird. FtMt erhöht den Gehalt an Adenosin 5' Triphosphat und die Aktivität mitochondrialer Fe-S-Enzyme und wirkt sich positiv auf die Lebensfähigkeit der Zellen aus.

MONOAMINOOXIDASEN

ES EXISTIEREN ZWEI FUNKTIONELLE ISOFORMEN: MONOAMINOOXIDASE A (MAO A) UND MONOAMINOOXIDASE B (MAO B)

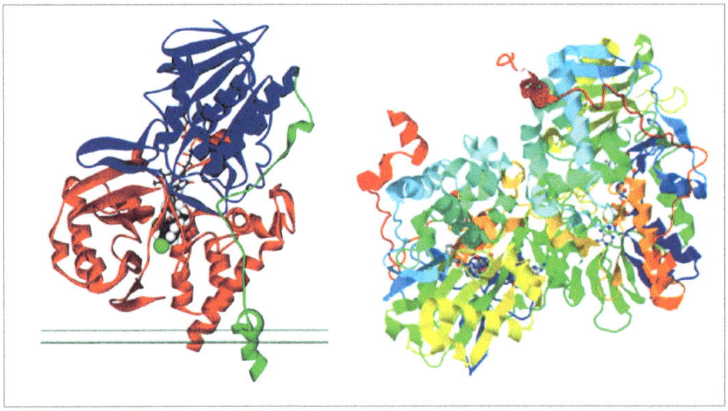

ABB. 21:
DREIDIMENSIONALE STRUKTUR VON HUMANER MAO A UND HUMANER MAO B

Quelle: https://en.wikipedia.org/wiki/Monoamine_oxidase

Monoaminooxidasen spielen eine wichtige Rolle im zentralen und peripheren Nervensystem, indem sie die Spiegel der Monoamin-Neurotransmitter modulieren.

Dazu gehören die Neurotransmitter-Amine des Gehirns wie Serotonin, Histamine (Diamin), die Katecholamine Noradrenalin, Dopamin und Adrenalin, sowie die Polyamine.

Monoaminooxidasen sind Enzyme, die Flavin-Adenin-Dinukleotid (FAD) benötigen. Sie sind im Körper weitverbreitete partikulär gebundene Enzyme, welche in den äußeren Mitochondrien-Membranen neuronaler und nicht neuronaler Zellen lokalisiert sind und sie kommen auch in geringeren Mengen im Zytosol frei vor.

Monoaminooxidasen (MAOs) wurden von MARY L.C. HARE (später MARY BERNHEIM) vor fast einem Jahrhundert, im Jahr 1928 erforscht.

Mit der Klonierung der Monoaminooxidase A und B wurde die Existenz zweier verschiedener MAO-Enzyme definitiv bestätigt. MAO A und MAO B, die von unterschiedlichen Genen kodiert werden, befinden sich benachbart auf dem kurzen Arm des X- Chromosoms in entgegengesetzten Richtungen lokalisiert (Genlocus Chr. X p11.4-p11.3). Es wurde ebenso gezeigt, dass beide MAO-Enzyme eine ähnliche Primärstruktur besitzen und in der Nähe des aktiven Zentrums 20 Aminosäuren in gleicher Reihenfolge aufweisen.

Obwohl die Proteinsequenzen zu ca. 73% identisch sind, sind beide MAOs für die Inaktivierung verschiedener Neurotransmitter wichtig, weisen zudem regionale Unterschiede in der Enzymaktivität, Substratspezifität und Verteilung im menschlichen Gehirn und in der Peripherie auf.

MAO A und MA -B finden sich im Gehirn in Neuronen und Neuroglia, außerhalb vorwiegend in den Nervenenden des Sympathikus. Zur Neuroglia zählen: Astroglia (Astrozyten), Oligodendroglia (Oligodendrozyten), Ependym¬zellen und Plexusepithelzellen.

MONOAMINOOXIDASE B

MAO B ist ein Enzym aus 520 Aminosäuren und kommt in den meisten Geweben des Körpers vor, einschließlich des Gehirns.

Beim Menschen liegt MAO B in Dimeren vor.

Im Gehirn ist der vorherrschende Ort für dieses Enzym auf den äußeren Mitochondrienmembranen von protoplasmatischen und fibrillären Astrozyten, in der grauen und weißen Substanz und innerhalb des Mittelhirns in serotoninergen und dopaminergen Neuronen. Die MAO B-Dichte ist in den Raphe-Kernen im Hirnstamm am höchsten. Die serotonergen Neuronen der Raphe sind für die meisten der efferenten serotonergen Projektionen zum Gehirn verantwortlich. Darüber hinaus ist die MAO B-Dichte im Striatum und Thalamus sehr hoch, im Kortex und Hippocampus hoch und im Gewebe der Kleinhirnrinde und der weißen Substanz relativ niedrig. Auch befinden sich MAO B innerhalb der Substantia nigra in dopaminhaltigen Zellen.

Im menschlichen Gehirn sind etwa 75% der MAO vom B-Subtyp. Der Gehalt an MAO B ist im Gehirn zwei- bis dreifach höher als MAO A. Auch in den Gliazellen ist MAO B die am häufigsten- verteilte Isoform.

Monoaminooxidase B (MAO B) ist ein Enzym, das am oxidativen Metabolismus wichtiger Monoamine einschließlich Dopamin, Noradrenalin, Benzylamin und Phenylethylamin beteiligt ist.

ABBAU DURCH MONOAMINOOXIDASEN (MAOS)

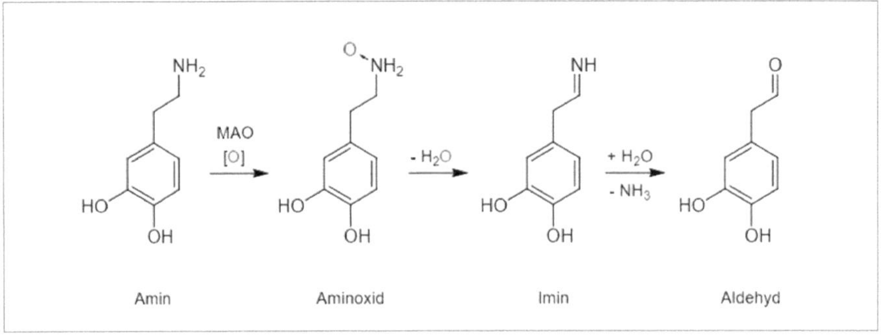

ABB. 22:
ABBAU DURCH MONOAMINOOXIDASEN **Quelle: http://www.chemgapedia.de/**

Der Metabolismus von Monoaminen und die Produktion von Wasserstoffperoxid, sowie Aldehyden sind von besonderem Interesse für das Verständnis der Beziehung der MAO B-Funktion zur Gehirngesundheit.

Eine erhöhte MAO B-Dichte kann mit Astrogliose assoziiert sein und die Hemmung von MAO B kann Astrogliose* reduzieren. Eine MAO B-Überexpression ist über Astrozyten global im gesamten Gehirn anzutreffen.

Die MAO B-Dichte ist bei vielen neuropsychiatrischen Erkrankungen erhöht, einschließlich der Alzheimer-Krankheit, der Parkinson-Krankheit, der Huntington-Krankheit, der amyotrophen Lateralsklerose (ALS) und der Alkoholkonsumstörung. Es kommt außerdem zu einer wesentlichen Erhöhung

**Astrogliose beschreibt einen bestimmten reaktiven Zustand der Astrozyten im Zentralnervensystem, bei dem diese hypertroph und in einigen Fällen auch hyperplastisch werden. Astrogliose tritt in Verbindung mit pathologischen Veränderungen wie Neurotoxizität, viralen Infektionen, neurodegenerativen Krankheiten usw. auf.*

der MAO B im präfrontalen Cortex (PFC) bei Major Depression (unipolare schwere Depression). Zudem belegen Studien einen 40-prozentigen Verlust der MAO B bei Zigarettenkonsum.

Die Erhöhung des MAO B-Spiegels im präfrontalen Cortex bei Major Depression erzeugt oxidativen Stress in den Mitochondrien (mitochondriale Dysfunktion) und zeigt eine Prädisposition für Astrogliose.

DIE VERTEILUNG VON MAO A UND MAO B IM MENSCHLICHEN GEHIRN

Regionale Lokalisationen von MAO A- und MAO B-positiven Fasern, Endigungen und Glia wurden in vielen Gehirnbereichen gefunden, einschließlich Großhirnrinde, Corpus striatum und Hippocampus.

Im menschlichen Gehirn sind MAO A und MAO B sehr unterschiedlich verteilt. Die höchste Konzentration an MAO A weisen das Ganglion cervicale superius, der Locus coerulus und der ventromediale Hypothalamuskern auf, während MAO B in großen Mengen in den Ependymozyten*, in der Stria terminalis, im Gyrus dentatus, in Raphe Kernen und in gewissen hypothalamischen Neuronen vorkommt.

Von Interesse ist auch der Vergleich der Verteilung von MAO mit der Verteilung ihrer Monoamin- Neurotransmitter

Hohe Konzentrationen an MAO A-mRNA finden sich beim Menschen in den noradrenergen Neuronen des Ganglion cervicale superius und des Locus coerulus, während der Gehalt an MAO B-mRNA in den serotoninergen Neuronen der Raphe Kerne, den histaminergen Neuronen des posterioren Hypothalamus und den nicht-monoaminergen Neuronen des Gyrus dentatus am größten ist. In den dopaminergen Neuronen der Substantia nigra wurde keine MAO A-mRNA gefunden. Zu den Gehirnregionen in der Reihenfolge steigender MAO B-Proteinkonzentrationen gehören Kleinhirnrinde, präfrontaler Kortex, temporaler Kortex, Putamen, anteriorer cingulärer Kortex, Thalamus und Nucleus caudatus.

**Ependymzellen sind Neurogliazellen, welche die Ventrikel mit einer einlagigen Zellschicht, dem Ependym, auskleiden und so den Liquor vom Hirngewebe trennen.*

MONOAMINOOXIDASE A

MAO A ist ein FAD-abhängiges mitochondriales Enzym, das sich überwiegend in katecholaminergen Neuronen mit den Botenstoffen: Dopamin, Adrenalin und Noradrenalin findet und wie MAO B die oxidative Desaminierung von strukturell unterschiedlichen Aminen katalysiert.

Mutationen im MAO A-Gen oder seinem Promoter können die Aktivität der MAO A bis zu 10-fach verändern und sogar zum völligen Ausfall führen (Brunner-Syndrom), während relevante Mutationen des MAO B-Gens bisher nicht bekannt sind.

MAO-SPEZIFITÄTEN BEI DER OXIDATIVEN DESAMINIERUNG VON MONOAMIN-NEUROTRANSMITTERN

Monoaminooxidase A (MAO A) kodiert durch das MAO A-Gen ist ein FAD-abhängiges mitochondriales Enzym, das zusammen mit seinem Isoenzym MAO B die oxidative Desaminierung von strukturell unterschiedlichen Aminen katalysiert. Norepinephrin und 5-Hydroxytryptamin sind die hauptsächlichen Substrate für MAO A. MAO A ist wesentlich an der Desaminierung von Monoamin-Neurotransmittern Norepinephrin (Noradrenalin), Epinephrin (Adrenalin), Serotonin (5-Hydroxytryptamin) und Dopamin beteiligt.

Katecholamine wie Dopamin, Adrenalin, Noradrenalin, Tryptamin und Tyramin sind Substrate für beide MAO-Isoformen.

Es bedeutet aber nicht, dass in vivo ein Substrat nur von einer MAO-Isoform verstoffwechselt wird, hierfür sind folgende drei Faktoren entscheidend:

1) Der K_m - Wert (Substratkonzentration bei der die Halbsättigung des Enzyms erreicht ist) der Isoform. Die im menschlichen Kortex ermittelten Km-Werte für endogene Substrate (Adrenalin, Dopamin, Serotonin, Noradrenalin, Beta-Phenethylamin, Tyramin) liegen zwischen 10^{-4} und 10^{-6} M. Diese hohen Werte lassen auf eine nur schwache Bindungsstärke zwischen Enzym und Substrat schließen. Aufgrund der geringen Unterschiede der Km-Werte für die beiden MAO-Isoformen kann man annehmen, dass auch bei selektiver Hemmung der MAO B die MAO A-Form

spezifische MAO B-Substrate- zumindest partiell-metabolisiert.

2) Die Wechselzahl (Kcat) ist für die jeweilige Enzymform und das jeweilige Substrat charakteristisch und gibt die Anzahl an Substratmolekül an, die von einem Enzym pro Zeiteinheit umgesetzt werden können.

3) Die relative Verteilung beider Enzymformen in dem jeweiligen Gewebe.

Amine Substrate	MAO A		MAO B	
	k_{cat} (min^{-1})	K_m (µM)	k_{cat} (min^{-1})	K_m (µM)
Serotonin	198 (183)	295 ± 46	61 (33)	2,270 ± 310
Dopamine	75 (71)	240 ± 43	277 (65)	128 ± 16
Histamine	K_i = 2.1 mM [b]		3.5 (2.0) [c]	~ 4,000
N-Methylhistamine	K_i > 15 mM [b]		35 (17)	166 ± 8.1

ABB. 23:
UMSATZZAHLEN FÜR DIE OXIDATION VON NATÜRLICH VORKOMMENDEN AMIN-NEUROTRANSMITTERN DURCH GEREINIGTES MENSCHLICHES MAO A UND MAO B

Quelle: R. Riederer, G. Laux, Walter Poldinger. Neuro-Psychopharmaka, Band 3

POLYMORPHISMEN IM MAO A-GEN

Polymorphismen im MAO A-Gen können die MAO A-Aktivität verändern und somit die katecholaminerge und serotonerge Funktion modulieren. Eine geringere MAO A-Aktivität durch einen Polymorphismus MAO A 941T>G wurde mit verhaltensbedingten Risikofaktoren in Zusammenhang mit Sucht und mit erhöhtem Alkoholkonsum in Verbindung gebracht.

Eine hohe MAO A-Aktivität bei Polymorphismus MAO A 941G ist mit einem erhöhten Risiko für die Entwicklung einer Psychose verbunden.

Personen mit geringer MAO A-Aktivität und einer Vorgeschichte von Misshandlungen in jungen Jahren sind besonders anfällig für gewalttätiges Verhalten.

EINE VERÄNDERTE MAO B- UND/ODER MAO A-EXPRESSION (-AKTIVITÄT) FINDET SICH BEI:

- hohem Alter, hier ist die MAO B auf das 4 bis 5-fache erhöht
- akutem und chronisch-toxischem Stress
- langfristiger systemischer Cortison-Therapie
- Posttraumatischer Belastungsstörung
- Angsterkrankung
- Zwangserkrankung
- Panikstörung
- Burn-Out
- Depression

  Dr. Jeffrey Meyer MD, Campbell Family Mental Health Research Institute, CAMH, Kanada, wies erstmals auf erhöhte Monoaminooxidase A-Spiegel bei schweren depressiven Episoden hin und führte ebenso den ersten Nachweis, dass der Monoaminooxidase B-Spiegel in der präfrontalen Hirnregion bei Major Depression erhöht ist.

- Alzheimer-Krankheit mit spätem Beginn (80% der Demenzen)
- Borderline-Persönlichkeitsstörung
- Schizophrenie
- Autismus
- Parkinson-Krankheit und Parkinson-Demenz (PDD)
- Demenz mit LEWY-Körperchen (DLB)

Neurochemisch gemeinsam sind bei Parkinson-Demenz PDD und DLB:

Ein größerer kortikaler Mangel an Acetylcholin als bei der Demenz vom Alzheimer-Typ, durch einen meist kombinierten Befall des Ncl. basalis Meynert mit Lewy-Körperchen- und Alzheimer-Pathologie.

Ein dopaminerges Defizit durch Nervenzellverlust in der Substantia nigra.

Ein zentraler Mangel an Serotonin und Noradrenalin durch Befall der Raphe-Kerne und des Locus coeruleus mit Lewy-Körperchen-Pathologie, was die hohe Prävalenz von Depression und Angst bei DLB- und Parkinson-Patienten erklärt.

Der Befall des Ncl. dorsalis n. vagi und der peripheren vegetativen Ganglien mit Lewy-Körperchen-Pathologie und daraus resultierenden peripheren Imbalancen der vegetativen Neurotransmitter Acetylcholin und Noradrenalin.

- Multisystematrophie
- Multipler Sklerose
- Epilepsie
- Herzinsuffizienz: Der MAO A-Spiegel steigt im alternden Herz um das 6-fache an. MAO A und MOA B sind die Hauptquellen von H 2 O 2 im Herz, die für den Beginn und das Fortschreiten einer Herzschädigung mitverantwortlich sind.
- Diabetische Myocardiopathie
- Rauchen
- Alkoholabusus
- Drogenabusus: Cannabis, LSD, Kokain, Riss (Straßenname für Kokain), Ecstasys, Heroin und Opioide, Crystal-Meth (Methamphetamin)
- PPI-Langzeiteinnahme (Protonenpumpenhemmer - ein Medikament zur Reduktion der Säureproduktion (HCl) der Magenschleimhaut)

MONOAMIN - NEUROTRANSMITTER

Monoamin-Neurotransmitter sind Neurotransmitter und Neuromodulatoren, die eine Aminogruppe enthalten, die durch eine Zwei-Kohlenstoff-Kette mit einem aromatischen Ring verbunden ist. Beispiele sind Dopamin, Noradrenalin und Serotonin.

Monoaminooxidasen oxidieren zahlreiche Monoamine mit primärer oder sekundärer Aminogruppe zu Aldehyden. Diese werden dann durch andere Enzyme größtenteils zu Carbonsäuren oxidiert, unter Umständen zu Alkoholen reduziert oder für weitere Reaktionen, zum Beispiel für Pigmentbildung benutzt.

Stoffwechsel-aktive Monoamine liegen in freier Form vor, die inaktive Form ist durch Speicherung in Zellorganellen dem Stoffwechsel temporär entzogen.

Die Funktion von Monoaminooxidasen besteht darin, Monoamine zu inaktivieren, sobald sie nicht mehr in gebundener Form vorliegen. Die rasche Inaktivierung freiwerdender Monoamine dürfte auch die physiologische Bedeutung der Monoaminooxidasen sein.

MAO-SUBSTRATE MIT PHYSIOLOGISCHER BEDEUTUNG LASSEN SICH BEZÜGLICH RELATIVER MAO- UMSATZRATE FOLGENDERMASSEN EINTEILEN:

Hohe Umsatz (66 - 100 %): Dopamin, Tyramin.

Mittlerer Umsatz (34 – 65%): Serotonin, Tryptamin

Geringer Umsatz (1 – 33%): Phenyläthylamin, Adrenalin, Noradrenalin, N-Methylhistamin

ABBAUWEGE DER BIOGENEN AMIN-NEUROTRANSMITTER

Die biogenen Amin-Neurotransmitter werden vor allem über die Monoaminooxidasen MAO A und MAO B, sowie die Catechol-O-Methyltransferase (COMT) metabolisiert.

MAO A baut vorwiegend Serotonin und die neuronalen Katecholamine Noradrenalin, Adrenalin (und Melatonin) ab, die MAO B vorwiegend Dopamin (und PEA/ Phenylethylamin), was allerdings weniger an ihrer Substratspezifität als an ihrer Gewebelokalisation liegt.

Die Catechol-O-Methyltransferase (COMT) metabolisiert durch Übertragung einer Methylgruppe von (-)-S-Adenosyl-L-Methionin (Ademetionin) die Katecholamine des ZNS und der peripheren Gewebe. Nicht nur Dopamin, Noradrenalin und Adrenalin werden durch COMT methyliert, sondern auch L-Dopa, die direkte Vorstufe von Dopamin. Dopamin wird zu 3-Methoxytyramin (DOPAC) und dieses zur HVM/Homovanillinsäure, Noradrenalin zu Normetanephrin und Adrenalin zu Metanephrin methyliert.

DOPAMIN (DA), HYDROXYTYRAMIN, 3,4-DIHYDROXY-β-PHENYLETHYLAMIN

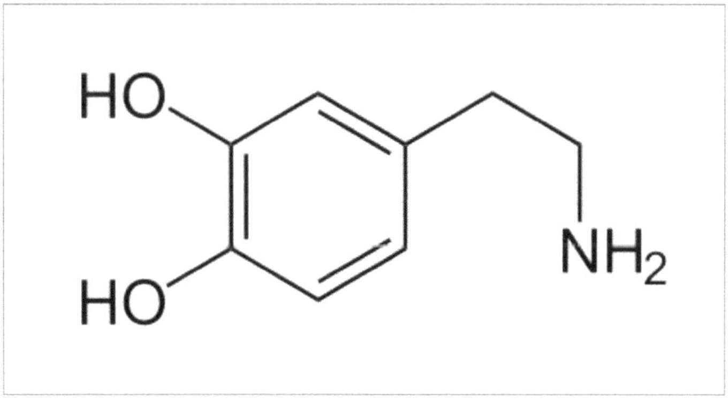

ABB. 24:
CHEMISCHE STRUKTUR VON DOPAMIN

Quelle: https://de.wikipedia.org/wiki/Dopamin

Dopamin bildet zusammen mit Adrenalin und Noradrenalin die Gruppe der Katecholamine. Es ist die unmittelbare Vorstufe von Noradrenalin und Adrenalin sowie der Melanine.

Ein erheblicher Anteil der Dopaminsynthese entfällt auf den Intestinaltrakt (45 %), nur etwa 15 % sind dem ZNS zuzurechnen.

Dopamin stellt im Gehirn mengenmäßig 80% aller Katecholamine.

Da Dopamin nicht in der Lage ist die Blut-Hirn-Schranke zu passieren, wird es in dopaminergen Neuronen aus Tyrosin mit Hilfe der Tyrosinhydroxylase gebildet.

DOPAMINERGE SYSTEME

Dopaminerge Neuronen kommen im Gehirn in vier dopaminergen Systemen vor: dem nigrostriatalen (mesostriatalen), dem mesolimbischen, dem mesocorticalen, sowie dem tuberoinfundibularen System.

Dopaminerge Neurone (Dopamin-produzierende Nervenzellen) sind in sehr geringer Anzahl 400 000 – 600 000 im menschlichen Gehirn anzutreffen, im Vergleich zur Gesamtzahl von 60 bis 100 Milliarden Nervenzellen, die im ZNS und Rückenmark vorhanden sind.

Dopamin ist wie Noradrenalin, Serotonin und Acetylcholin im eigentlichen Sinn ein Neuromodulator, denn als „langsamer“ Transmitter, mit einer Erregungsübertragung an den Synapsen im Bereich von Sekunden, wird die Arbeit der „schnellen“ Transmitter Glutamat, Gamma-Amino-Buttersäure und Glycin, mit einer Erregungsübertragung an den Synapsen im Bereich von Millisekunden, beeinflusst.

Das im Zytoplasma entstehende Dopamin wird anschließend in synaptischen Vesikeln gespeichert.

Dopamin stimuliert prä- und postsynaptische Dopaminrezeptoren der Typen D_1-D_5.

Dopamin (DA) moduliert die glutamaterge und GABAerge Neurotransmission über D1-ähnliche und D2-ähnliche Rezeptorsubklassen, um gegensätzliche physiologische Effekte zu erzielen.

Im präfrontalen Kortex (PFC) moduliert Dopamin die Erregbarkeit von Pyramidenzellen direkt und indirekt durch seine Wirkung auf lokale GABAerge Interneurone.

Das Dopamin-Signal wird durch Wiederaufnahme des Dopamins in das präsynaptische Neuron und Wiederauffüllung der synaptischen Vesikel oder nach oxidativer Desaminierung des Moleküls durch Monoaminooxidasen (MAO A und MAO B) und anschließender Oxidation zu Dihydroxyphenylessigsäure und Homovanillinsäure zeitlich begrenzt.

MAO A UND MAO B BESITZEN EIN ERHEBLICHES TOXISCHES POTENTIAL AUF DAS MESOSTRIATALE DOPAMIN-SYSTEM

Dopaminerge Neurone befinden sich überwiegend im Mesencephalon und im Hypothalamus, von wo aus sie u.a. in das limbische System, das Striatum und in den Cortex projizieren.

Eine erhöhte Oxidation von Dopamin durch Monoaminooxidasen im Striatum, einem Teil der Basalganglien, welche zum Großhirn gehören, ist mit oxidativem Stress verbunden, der sich als Anstieg des Gehalts an oxidiertem Glutathion (GSSG) ausdrückt, wobei sich zwei Glutathionmoleküle (GSH) unter Ausbildung einer Disulfidbrücke zu einem Glutathiondisulfid (GSSG-oxidiertes Glutathion) verbinden.

Das Striatum und seine dichte dopaminerge Innervation, die ihren Ursprung im Mittelhirn hat, das hauptsächlich mit der Pars compacta der Substantia nigra und dem ventralen tegmentalen Bereich neuronal verbunden ist, bilden das mesostriatale Dopamin-System. Diese dopaminergen Projektionen vom ventralen Tegmentum zum Striatum sind stärker an jenen Prozessen beteiligt, die das Verhalten formen, welches zur Belohnung führt. Auch Suchtmittel wirken auf dieses mesolimbische System ein.

DOPAMIN WIRKT IM ÜBERSCHUSS PROOXIDATIV UND NEUROTOXISCH

Die ventral gerichteten dopaminergen Projektionen (mesostriatales Dopamin-System) sind entwicklungsgeschichtlich wahrscheinlich jünger als das nigrostriatale Dopamin-System, da dieses kaum MAO B enthält. Bei verstärkter MAO B-Aktivität, nach vermehrter Expression in den dopaminergen Neuronen, welche in den Mitochondrien des Striatums liegen, wirken die zytotoxischen Dopaminabbauprodukte (ROS) aus der oxidativen Desaminierung direkt zerstörend auf das mesostriatale Dopamin-System.

Unspezifische Neurotransmitter-Substrate wie zum Beispiel Dopamin, Adrenalin, Noradrenalin, Tryptamin und Tyramin werden überwiegend von der jeweils vorherrschenden Monoaminooxidase desaminiert.

Der ROS-bedingte Mitochondrienverlust hat eine verringerte Zellatmung zur Folge: z.B. synaptisch gelegene Mitochondrien zeigen eine verringerte Zellatmung nach einem Verlust von nur 25 % der Komplex-I-Aktivität und die verringerte ATP-Produktion kann wiederum die neuronale Funktion beeinträchtigen.

Neuronales Dopamin wird primär durch MAO B und MAO A über die toxische Substanz 3,4-Dihydroxy-phenyl-acetaldehyd (DOPAL) zu 3,4-Dihydroxyphenylessigsäure (DOPAC) abgebaut und schließlich durch die COMT (Catechol-0-Methyltransferase) zum Endmetaboliten Homovanillinsäure (HVA). Je nach Hirnregion kann Dopamin allerdings auch analog Noradrenalin und Adrenalin primär durch COMT methyliert (3-Methoxytyramin) und anschließend durch MAO zur Homovanillinsäure abgebaut werden. Der wesentliche neuronale Metabolit ist DOPAC (Dihydroxyphenylessigsäure).

Die Metaboliten der Monoaminooxidase (MAO) von Norepinephrin (Noradrenalin) oder Epinephrin (Adrenalin) und von Dopamin (DA) sind 3,4-Dihydroxyphenylglykolaldehyd (DOPEGAL) bzw. 3,4-Dihydroxyphenylacetaldehyd (DOPAL).

Die Toxizität dieser Katecholamin-MAO-Metaboliten wurde vor über 50 Jahren vorhergesagt.

DOPAMIN ALS ENDOGENES HEDONIKUM

Wegen seiner ausgeprägten Wirkung auf Emotionen, Affekt und Libido wird Dopamin oft auch als „Glückshormon“ bezeichnet, da es auch als endogenes Hedonikum wirkt und so seine Bedeutung in der Pathophysiologie der Manie hat. Das nigrostriatale Dopaminsystem ist vor allem in der Steuerung der Motorik involviert, das mesolimbische und mesocorticale System an Motivation, Emotion und Affekt. Zusammen mit dopaminergen Strukturen des Hypothalamus ist Dopamin in der Sekretion von Prolaktin, Melanozyten-stimulierendem Hormon, (MSH), ß-Endorphin, Oxytocin und Vasopressin involviert.

Prolaktin ist ein bekanntes Stresshormon, das unter körperlicher oder auch seelischer Belastung ansteigt. Der resultierende Dopamin-Mangel aus der oxidativen Desaminierung erhöht die Prolaktin-Produktion (Hyperprolaktinämie), da die hemmende Wirkung von Dopamin auf die Prolaktin-Produktion wegfällt. Zyklusstörungen bei Frauen sind die Folge.

Funktionsstörungen des dopaminergen Systems wurden mit Erkrankungen wie Schizophrenie, Drogenabhängigkeit (z.B. durch Amphetamine, Cocain, Ethanol, Nicotin, Opiaten, sowie bei durch Stress verstärktem Suchtverhalten) und Parkinson in Verbindung gebracht.

SEROTONIN (5-HYDROXYTRYPTAMIN, 5HT)

Serotonin wird aus Tryptophan über 5-Hydroxytryptophan (5HTP) durch das Enzym Tryptophanhydroxylase gebildet. 5HTP wird über die gleiche Decarboxylase, die DOPA in Dopamin umwandelt, zu Serotonin (5HT, 5-Hydroxytryptamin) decarboxyliert.

Die bei weitem größte Menge an Serotonin wird in den enterochromaffinen Zellen* des Darmtrakts gebildet (> 90%), wo es parakrin auf Motilität, Motorik und Resorptionsfunktion wirkt, unterstützt von serotoninergen,

* *FRIEDRICH FEYRTER (1895 - 1973) war ein österreichischer Pathologe. Er verfasste bedeutende Arbeiten zur gastroenterologischen Endokrinologie, beschrieb die Enterochromaffinzellen, die Zellen des APUD-Systems und erkannte die geschwulstige Entartung der hellen Zellen im Darm (Karzinoid). Er gilt als der Begründer der medizinischen Neuroendokrinologie.*

efferenten Nervenfasern. Überschüssiges Serotonin wird aus dem Magen-Darmtrakt über den Serotonin-Transporter (SERT) resorbiert und gelangt über die Blutbahn zu den Thrombozyten und Mastozyten (Mastozytomzellen), wo es über das SERT-System aufgenommen und gespeichert wird.

Im zentralen Nervensystem wird 5-HT vor allem im Bulbus olfactorius, im Diencephalon (Zwischenhirn: Epithalamus, Thalamus, Subthalamus und Hypothalamus), einem Teil des Vorderhirns, und im Mesencephalon (Mittelhirn) Es besteht aus zwei seitlichen Hälften, die als Hirnstiele bezeichnet werden und die wiederum in einen vorderen Teil, das Crus cerebri, und einen hinteren Teil, das Tegmentum, unterteilt sind), gefunden und auch hergestellt.

Sowohl extra- als auch intraneuronal wird Serotonin (5-HT) durch die Monoaminooxidase A (MAO A) metabolisiert, zunächst zu 5-Hydroxyindolacetaldehyd und schließlich über Aldehyd-Dehydrogenase zum Endmetaboliten 5-Hydroxyindolessigsäure (5-HIES).

SEROTONINERGE NEURONE

Die serotoninergen Neurone sind entwicklungsgeschichtlich sehr alt und auf allen Stufen der Zerebralisation als verhaltens-modulierende Neurone präsent. Im embryonalen Alter von fünf Wochen entstehen die ersten serotonergen Neurone und beginnen mit der Serotoninsynthese.

Sie vermitteln so wichtige Funktionen wie die schnelle Anpassung des Verhaltens an neue Situationen und dämpfen dabei gleichzeitig Einflüsse von Störgrößen. Darüber hinaus ist das Serotoninsystem an der Regulation bedeutender physiologischer Funktionen wie Schlaf, Sexualität und der Nahrungsaufnahme wesentlich beteiligt. Serotonin erhöht die Schmerzschwelle und reguliert Aggression, Ängstlichkeit und die Stimmung, wobei ein Serotonin-Mangel eine depressive Verstimmung zur Folge haben kann.

Die Zahl serotonerger Neurone im menschlichen Gehirn ist mit 500 000 eher gering. Die Neurone haben jedoch extrem viele axonale Verbindungen und projizieren in nahezu alle Gehirnareale.

Der Ursprungsort der serotonergen Neurone sind die ventralen und dorsalen Raphe Kerne, die Teil der Formatio reticularis des Hirnstammes sind.

Beide Kerne projizieren in das Kleinhirn, der Nucleus dorsalis raphe (NDR) auch in das Rückenmark. Der Nucleus ventralis raphe (NVR) innerviert Kortex, Thalamus und den Hippocampus. Der Hippocampus und der Kortex entorhinalis sind weitere Ziele serotonerger Bahnen aus dem Nucleus ventralis raphe (NVR). Der Kortex entorhinalis ist ein am medialen Rand der Großhirnlappen gelegenes Rindenfeld, welches in enger Beziehung zum Hippocampus steht. Er ist Teil des limbischen Systems und wird mit dem Hippocampus zur Hippocampusformation zusammengefasst. Die enge Verschaltung mit dem limbischen System ist daraus gut erkennbar. Durch Verbindungen des Nucleus ventralis raphe (NVR) mit der Substantia nigra und dem Striatum entsteht eine direkte Verknüpfung mit dem extrapyramidalen System.

Nur 10- % des Serotonins befinden sich im ZNS, wo es mehrere Funktionen hat, wie die Regulierung von Stimmung, Schlaf, Appetit und Kognition.

Ein intrasynaptischer Mangel an Serotonin im ZNS ist verantwortlich für Angstzustände, Zwangsstörungen und Depressionen.

Monoaminooxidase A und Serotonin sind koordiniert an depressiven Störungen beteiligt: Von einem Neurotransmitter-Ungleichgewicht bis zu einer gestörten Neurogenese.

Zwei der überzeugendsten biologischen Korrelate von Stimmungsstörungen (Depressionen) sind eine niedrigere Serotonin-Funktion und eine veränderte Aktivität der Hypothalamus-Hypophysen-Nebennieren-Stress-Achse, als überaktive Stress-Achse.

Die Erhöhung des Serotoninspiegels ist eine wichtige Strategie bei der pharmakologischen Behandlung von Depressionen, und typischerweise werden die Serotonin-Spiegel durch Hemmung des Serotonintransporters oder durch Hemmung der Monoaminooxidasen (MAO A und B), erhöht.

NORADRENALIN UND ADRENALIN

Noradrenalin und Adrenalin finden sich im enterochromaffinen Gewebe des Gastrointestinaltrakts, im Nebennierenmark und Noradrenalin zudem auch in sympathischen Nervenzellen der Darmmucosa und der Leber.

Nordrenalin (NA) entsteht aus Dopamin (DA) durch Beta-Oxidation. Abbauprodukte sind 3, 4 Di-hydroxymandelsäure und 3-Methoxy-4-hydroxyphenylglykol.

Die neuronale Metabolisierung von Noradrenalin und Adrenalin erfolgt in erster Linie über die mitochondriale MAO A (Monoaminooxidase A) mit Desaminierung zu Dihydroxy-Phenylglycol (DHPG), das nach Abgabe in die Blutbahn in der Leber über die Catechol-O-Methyltransferase (COMT) methyliert und weiter bis zur Endstufe Vanillinmandelsäure (VMS) abgebaut wird.

Extraneuronales Noradrenalin und Adrenalin wird dagegen primär über Catechol-O-Methyltransferase (COMT) zu Nor/Metanephrin methyliert, anschließend über MAO A zu 3-Methoxy-4-hydroxy-Phenylglykol (MHPG) umgewandelt und schließlich über die Alkoholdehydrogenase (ADH) zur gemeinsamen Endstufe Vanillinmandelsäure (VMS) abgebaut.

DAS NORADRENERGE SYSTEM

Die postganglionären Fasern des sympathischen Nervensystems sind noradrenerg, weiters gibt es noradrenerge Neuronen im kaudalen Mittelhirn, Pons und in der Medulla oblongata. Die wichtigsten der noradrenergen Kerne sind der Locus coeruleus und das laterale Tegmentum.

Das noradrenerge System wirkt vorwiegend stimulierend auf die motorischen und psychischen Aktivitäten. Es regelt gemeinsam mit dem serotonergen System möglicherweise den Schlaf-/ Wach Rhythmus. Durch tonische Entladung von Noradrenalin wird die Vigilanz erhöht. Ein Zuwenig an Noradrenalin führt zu depressiven Zustandsbildern, während ein Überschuss manische Symptome hervorruft. Auch akute Angst scheint Folge verstärkter Aktivität des Locus coeruleus zu sein, wie sie unter anderem beim Entzug von Opiaten vorkommt. Gamma-Aminobuttersäure (GABA) und Adenosin hemmen den Locus coeruleus.

VERKNÜPFUNG DES NORADRENERGEN MIT DEM SEROTONINERGEN SYSTEM

Noradrenerge Neurone können die Impulsrate von serotonergen Neuronen modulieren. Stimulation der Alpha-2- Heterorezeptoren durch den Botenstoff Noradrenalin führt zu einem Anstieg der Impulsrate von serotoninergen Neuronen, wodurch eine gesteigerte Serotoninfreisetzung induziert wird. Im Gegensatz dazu führt die Simulation von präsynaptischen Alpha-2-Heterorezeptoren zur Hemmung der Serotoninfreisetzung.

CATECHOL-O-METHYLTRANSFERASE (COMT)

heißt dasjenige Enzym, das verschiedene Catecholamine, darunter natürliche Botenstoffe und neuroaktive Arzneistoffe, O-methyliert und damit inaktiviert und dem Abbau zuführt. COMT deaktiviert insbesondere in den sympathischen Nervenenden das Noradrenalin, das Adrenalin und das Dopamin. Die Inaktivierung dieser Neurotransmitter erfolgt durch Übertragung einer Methylgruppe vom (-)-S-Adenosyl-L-Methionin (Ademetionin) auf eine phenolische Hydroxygruppe durch die Catechol-O-Methyltransferase, an die sich die oxidative Desaminierung durch die Monoaminooxidase (MAO) anschließt und ROS freigesetzt werden.

Das COMT-Gen kommt mit verschiedenen Allelvarianten vor. Die homozygote Val-Variante metabolisiert Dopamin 4-fach schneller als die homozygote Met-Variante. Im ZNS dominiert allerdings die Met158Met-Variante, sodass z. B. Dopamin wegen längerer Verweildauer höhere postsynaptische Wirkung erreicht. Allelische Varianten der COMT mit höherem Met-Anteil verbessern Kognition und Emotionalität durch die Steigerung der Dopaminwirkung.

COMT-Polymorphismen, also das Auftreten von Genvarianten, werden mit einer Reihe von psychischen Veränderungen wie Angststörungen und Schizophrenie, aber auch Essstörungen und Übergewicht in Verbindung gebracht.

OXIDATIVE DESAMINIERUNG VON MONOAMINEN LÖST DEGENERATIVE PROZESSE AUS

Desaminierung ist die Entfernung einer Aminogruppe von einem Molekül.

Enzyme, die diese Reaktion katalysieren, werden Desaminasen genannt.

Im menschlichen Körper findet die Desaminierung hauptsächlich in der Leber statt, kann aber auch in der Niere auftreten.

ABBAU DURCH MONOAMINOOXIDASEN (MAO)

Die Oxidative Desaminierung von Monoaminen wird durch Monoaminooxidasen (MAO A und MAO B) katalysiert.

Die Monoaminooxidasen MAO A und MAO B sind Enzyme in den Mitochondrien, die Monoamine durch oxidative Desaminierung, durch Abspaltung der Aminogruppe nach vorheriger Oxidation der Aminosäure, mit Hilfe von H_2O und O_2 zu entsprechenden Aldehyden, Ammoniak und Wasserstoffperoxid abbauen.

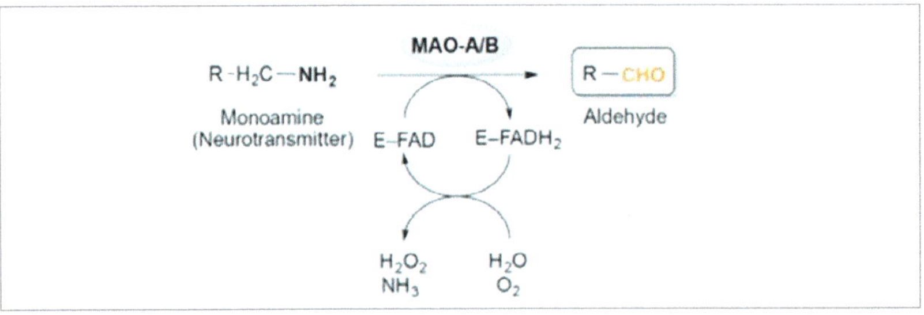

ABB. 25:

OXIDATIVE DESAMINIERUNG VON MONOAMINEN, KATALYSIERT DURCH MONOAMINOOXIDASEN (MAO A UND MAO B).

ALLGEMEINES REAKTIONSSCHEMA, DAS DIE BINDUNG EINES MONOAMINS (MONOAMINERGER NEUROTRANSMITTERS) AN DAS FLAVOENZYM (E-FAD) ZUM JEWEILIGEN ALDEHYD UND AMMONIAK DURCH REDUKTION DES FLAVINS-ADENINDINUKLEOTID (FAD) -COFAKTOR ZU FADH2 ZEIGT. Quelle:epigenetik.at

Die bei der oxidativen Desaminierung entstehenden Hydroxylradikale zerfallen innerhalb von Nanosekunden und können Kettenreaktionen mit Bildung freier Radikale in Gang setzen. Das führt in Membran- oder Lipoproteinnähe zum Angriff auf die Fettsäureseitenkette der Phospholipide. Hier werden, indem die freien Radikale mit Lipiden, DNA, RNA und Aminosäuren in den Proteinen reagieren, degenerative Prozesse ausgelöst. Dabei bildet sich Wasser und ein Radikal mit dem zentralem Kohlenstoffatom. Dieses Radikal reagiert mit Sauerstoff zum Peroxyradikal weiter.

LIPIDPEROXIDATION

Peroxyradikale sind reaktionsfreudig genug, um die Fettsäureseitenketten anzugreifen, so dass es zur eben genannten Kettenreaktion kommt, die auch als Lipidperoxidation bekannt ist.

Lipidperoxidation kann allgemein als ein Prozess beschrieben werden, bei dem Oxidationsmittel wie freie Radikale, Lipide mit Kohlenstoff-Kohlenstoff-Doppelbindung(en) und mehrfach ungesättigte Fettsäuren (PUFAs) angreifen.

Polare Lipide sind strukturelle Bestandteile von Zellmembranen, an welchen sie in Form einer Lipiddoppelschicht an der Bildung der Permeabilitätsbarriere von Zellen und subzellulären Organellen beteiligt sind. Der wichtigste Lipidtyp, der diese Doppelschicht in fast allen Membranen definiert, ist ein Phospholipid auf Glycerinbasis, ein Glykolipid. Phospholipide und Cholesterin sind ebenfalls bekannte Ziele von schädlichen und potenziell zytotoxischen, peroxidativen Modifikationen.

Große Mengen an freien Radikalen oder reaktiven Sauerstoffspezies (ROS) können Lipide direkt schädigen, wie durch Autooxidation von Katecholaminen und Hydrochinon.

Die beiden häufigsten ROS, die die Lipide tiefgreifend beeinflussen können, sind hauptsächlich Hydroxylradikal (HO •) und Hydroperoxyl (HO $•_2$).

WAS VERSTEHT MAN UNTER EINER MITOCHONDRIENERKRANKUNG (MITOCHONDRIOPATHIE)?

Unter mitochondrialen Erkrankungen werden allgemein Störungen der oxidativen Phosphorylierung verstanden: Streng genommen umfasst der Begriff aber auch Störungen von Pyruvat-Oxidation, Fettstoffwechsel, Citratzyklus sowie der mitochondrialen Motilität und mitochondrialen Integrität.

Eine Mitochodriopathie kann:

A: epigenetisch erworben oder

B: genetisch verursacht sein.

Die einmalige Bedeutung eines Mitochondrien-Schadens für den Organismus liegt darin, dass das Mitochondrium der Ort der lebenserhaltenden Energieproduktion (ATP) für unseren Körper ist, aber zugleich durch die selbst in Gang gebrachte ROS-Produktion das toxische Ziel und die primäre Ursache für Mitochondrien-, Zell- und Organschäden ist.

EPIGENETISCH ERWORBENE MITOCHONDRIEN - ERKRANKUNGEN

MITOCHONDRIALE DYSFUNKTION UND DIE DOPPELTE ROLLE DER MITOCHONDRIEN

Neben der grundlegenden Rolle der Mitochondrien bei der Energieerzeugung (ATP) sind die Mitochondrien auch die Hauptproduzenten von freien Sauerstoffradikalen (ROS). Wenn die Abwehrmechanismen der Antioxidantien geschwächt sind, lösen diese reaktiven oxidativen Spezies (ROS) eine Kaskade schädlicher Ereignisse im Mitochondrium aus.

Mitochondrien tragen an der äußeren Mitochondrienmembran auf der Seite zum Intermembranspalt Monoaminooxidase B (MAO B) und Monoaminooxidase A (MAO A), die über oxidative Desaminierung von monoaminergen Neurotransmittern, z.B. Dopamin, Serotonin, Noradrenalin, Adrenalin, das hochreaktive und aggressive Hydroxyl-Radikal •OH produzieren. Das Hydroxyl-Radikal •OH reagiert mit nahezu allen umgebenden Makromolekülen, wie Lipiden, Proteinen, Desoxyribonukleinsäuren (DNA) und Ribonukleinsäuren (RNA), oxidiert diese Zellstrukturen und führt so zu vielfältigen Zellschäden, einschließlich an den Mitochondrienkomponenten aus Lipiden, Proteinen und DNA, was unverzüglich einen qualitativen und auch quantitativen Schaden der Mitochondrien zur Folge hat.

Eine mitochondriale Dysfunktion findet sich bei vielen neurodegenerativen Erkrankungen, wie Chorea Huntington (HD = Huntington's disease), Morbus Parkinson (PD = Parkinson's disease), Alzheimer-Demenz (AD = Alzheimer's disease), Amyotrophe Lateralsklerose (ALS = amyotrophic lateral sclerosis), Schlaganfall und Epilepsie. Zudem liefern Untersuchungen in den letzten Jahren auch Hinweise für eine Fehlfunktion der Mitochondrien bei psychiatrischen Erkrankungen, wie z.B. Bipolarer Depression (BD) und Major-Depression, sowie bei metabolischen Erkrankungen, wie Diabetes mellitus und Organerkrankungen, wie Herzschwäche im Alter.

EXKURS:

GENETISCH VERURSACHTE MITOCHONDRIEN-ERKRANKUNGEN (GENETISCH ERWORBENE MITOCHONDRIOPATHIEN) SIND ERKRANKUNGEN ZWEIER GENOME.

WERDEN MUTATIONEN VON EPIGENETISCHEN MARKERN BEEINFLUSST?

Eine Besonderheit der Mitochondrien ist ihre duale genetische Kontrolle durch mitochondriale DNA (mtDNA) und nukleare DNA (nDNA).

99% aller strukturellen und funktionellen Proteine des Mitochondriums sowie die meisten für Transkription, Translation und Replikation des mitochondrialen Genoms erforderlichen Proteine werden durch die nukleare DNA (nDNA) kodiert. Nur 1% der Proteine sind in der mitochondrialen DNA (mtDNA), also außerhalb des Zellkerns, im Mitochondrium selbst verschlüsselt.

Die mitochondriale DNA (mtDNA) ist als doppelsträngige und zumeist als zirkuläre DNA in der Matrix der Mitochondrien zu finden. Sie wurde 1964 von ELLEN HASLBRUNNER, HANS TUPPY und GOTTFRIED SCHATZ, - am Institut für Biochemie der medizinischen Fakultät der Universität Wien, aufgrund biochemischer Messungen entdeckt.

Ausgehend von der dualen genetischen Kontrolle der Mitochondrien, klassifiziert man Mitochondriopathien nach Defekten der mitochondrialen (mt) DNA und der nuklearen (n)DNA.

MUTATIONEN - "SINGLE NUCLEOTIDE POLYMORPHISMS"- GENETISCHER ZUFALLSDRIFT

Als Mutation bezeichnet man jede Veränderung des genetischen Materials. Sie kann spontan ohne erkennbare äußere Ursache oder aber durch verschiedene Einflüsse von außen (zum Beispiel Röntgen-Strahlen oder bestimmte chemische Substanzen) entstehen. Dies kann entweder vor der Geburt bei der Entwicklung des Fetus passieren oder nach der Geburt im Laufe des Lebens. So tragen Neugeborene bereits um die 75 neue Mutationen in ihrem Erbgut.

ZUFÄLLIGE MUTATIONEN

Zufällige Mutationen an nDNA und mtDNA führen zu Variationen in der nuklearen und mitochondrialen Genexpression und haben den genetischen Code im Laufe der Jahrtausende verändert.

Genetisch definierte Krankheiten haben eine genetische Ursache, darunter mehr als 10.000 monogene Krankheiten, die durch Mutationen in einzelnen Genen verursacht werden.

In der letzten Dekade sind mehr als 200 verschiedene Mutationen der mitochondrialen DNA, sowie Defekte zahlreicher nuklear Gene beschrieben worden, die primär Atmungskettendefekte bedingen.

Mitochondriale Mutationen können Funktionen der Mitochondrien verändern. Apoptose, Calciumpufferung und Signalübertragung, sowie OXPHOS werden beeinflusst.

Im Rahmen des Alterns kommt es zur Akkumulation von mtDNA-Mutationen und von mtDNA-Deletionen.

Neue Erkenntnisse aus der Epigenetik rütteln an den Grundfesten der Evolutionsbiologie, denn sie legen nahe, dass sich Mutationen nicht zufällig über das Erbgut verteilt ereignen. Epigenetische Marker beeinflussen, dass manche Abschnitte der DNA leichter mutieren als andere.

PUNKTMUTATIONEN (EINZELBASENAUSTAUSCHE) UND PHÄNOTYPISCHE DIVERSITÄT

Einzelnukleotid-Polymorphismus-Mutationen (SNPs - Single Nucleotide Polymorphism, Einzelbasenaustausche) oder Punktmutationen sind die häufigste Art genetischer Variationen und bestimmen den Großteil der phänotypischen Diversität zwischen Individuen.

Kausale Punktmutationen verändern die Aminosäuresequenz in Proteinen, weshalb SNPs an der Eigenschaftsausbildung eines jeden Individuums, wie zum Beispiel der Resistenz und Empfänglichkeit gegenüber einer bestimmten Erkrankung, Körpergröße oder der Augenfarbe, involviert sind.

Es gibt mindestens 10 Millionen SNPs innerhalb des Genoms und Veränderungen der DNA-Sequenz führen zu Polymorphismen, sofern sie mit einer Häufigkeit von mindestens 1% auftreten. Dabei unterscheidet man zwischen Einzelbasenaustauschen (sogenannte „Single Nucleotide Polymorphisms“ (SNPs), Insertionen, Hinzufügung eines oder mehrerer Nukleotidbasenpaare in eine DNA-Sequenz und Deletionen, Verlust von genetischem Material, sowie VNTRs (sogenannte „Variable Number Tandem Repeats“).

GENETISCHE DRIFT

Gendrift ist die Änderung der Häufigkeit einer vorhandenen Genvariante in einer Population, die nicht durch Selektion, sondern rein zufällig in der Generationenfolge auftritt. Gendrift kann dazu führen, dass Genvarianten vollständig verschwinden und dadurch die genetische Variation reduziert wird. Es kann auch dazu führen, dass anfänglich seltene Allele viel häufiger und sogar fixiert werden. Zu nennen ist insbesondere der Verlust von Allelen in Zeiten geringer Bevölkerungsstärke.

Wie wir gesehen haben, ist unser Genom, was die Gene - die codierende DNA - angeht, relativ starr und unveränderlich. Seine Sequenz muss bewahrt bleiben um sicherzustellen, dass die Gene funktionstüchtig sind. Es kann jedoch durch Mutationen spontan modifiziert oder beschädigt werden. Der größte Teil dieser Beschädigungen wird glücklicherweise wieder korrigiert, durch Reparaturmechanismen der DNA, die im Allgemeinen wirksam sind, mit zunehmendem Alter aber an Effizienz einbüßen.

GENOMISCHES IMPRINTING

Genomisches Imprinting zeigt ein epigenetischer Prozess, bei dem die männliche und die weibliche Keimbahn bestimmte Genregionen durch Histonmodifikationen und DNA-Methylierung so prägen, dass nur das väterliche oder nur das mütterliche Allel eines Gens aktiv ist.

Genomische Prägung zeigt eine unterschiedliche Wirkung identischer elterlicher Allele von autosomalen Genen, die davon abhängt, ob die Allele über das Spermium (väterliches Genom) oder über die Eizelle (mütterliches Genom) in die Zygote gelangt sind.

Zudem können Erbinformationen auch eine Generation überspringen, so dass das Kind beispielsweise Merkmale der Großeltern erben kann. Ein geeignetes Beispiel sind rote Haare, die ein Kind erben kann, ohne dass die Eltern selbst rothaarig sind.

Imprintingfehler können spontan, ohne jegliche Änderungen in der DNA-Sequenz, auftreten (primäre Imprintingfehler), oder als Folge einer Mutation in einem cis-regulatorischen Element oder einem trans-aktiven Faktor (sekundäre Imprintingfehler). Die Unterscheidung zwischen primären und sekundären Imprintingfehlern ist für die Abschätzung des Wiederholungsrisikos in betroffenen Familien wesentlich.

HYPOMETHYLIERUNG ALS ERBKRANKHEIT

Das Gehirn ist ein gendosisempfindliches Organ, bei dem entweder eine Überexpression aufgrund einer Mutation oder Deletion eines Gens, oder eine Überexpression aufgrund einer Duplikation desselben Gens zu neurologischen Anomalien führt.

Einige Beispiele:

ADCADN - autosomal dominant cerebellar ataxia, deafness, and narcolepsy und hereditäre sensorische Neuropathie

Dies ist eine Mutation des DNMT1-Gens. Der Defekt dieses Enzyms namens DNA-Methyltransferase 1 führt zu ADCADN - autosomal dominant cerebellar ataxia deafness, and narcolepsy - und zu hereditärer sensorischer Neuropathie.

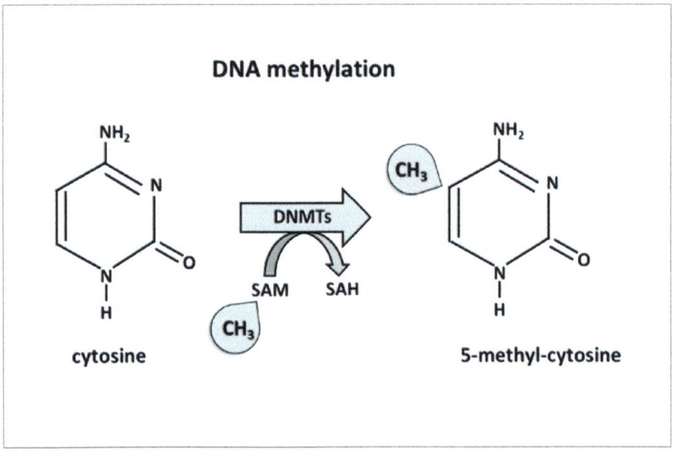

ABB. 26:
DNMTS ZUR DNA-METHYLIERUNG

Quelle: https://www.mdpi.com/

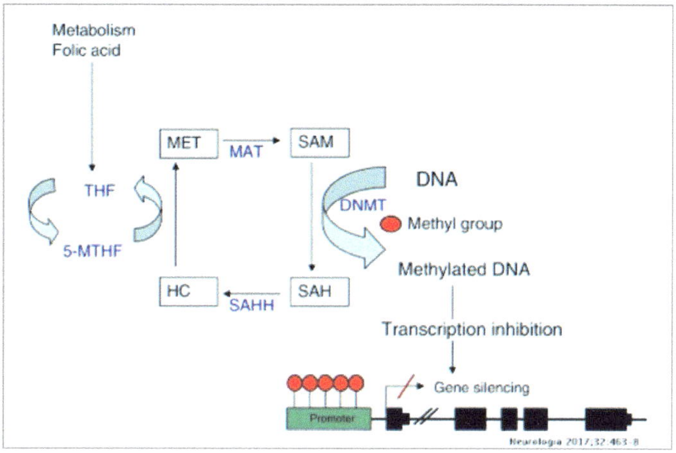

ABB. 27:
DEFEKT DES ENZYMS DNA-METHYLTRANSFERASE 1

Quelle: epigenetik.at

Autosomal-rezessiver Methionin-Adenosyltransferase-MAT-Mangel hat eine Demyelinisierung des Gehirns zur Folge.

RETT* SYNDROM

Das Rett-Syndrom hat einen stadienhaften Krankheitsverlauf und gilt als eine neuronale Entwicklungsstörung, bei der krankheitsauslösend dysfunktionale Mitochondrien und vermehrter oxidativer Stress vermutet werden.

Das Rett-Syndrom wird X-chromosomal dominant vererbt (Häufigkeit: 10000- 15000 ♀). Männliche Embryos mit betroffenem X-Chromosom sind nicht überlebensfähig. Die Ursache für die Erkrankung ist eine Mutation von MeCP2, eines Methyl-CG-bindenden Proteins. Das Syndrom stellt eine progressive neurologische Erkrankung dar. Die betroffenen Kinder entwickeln sich bis zum 6.-18. Lebensmonat normal. Die typischen Symptome der Krankheit sind zunehmender Sprachverlust, Entwicklung von Mikrozephalie, Ataxie, Krampfanfällen, Autismus und stereotypische Handbewegungen.

ANDREAS RETT (2. Jänner 1924 in Fürth, Bayern; † 25. April 1997 in Wien) war ein österreichischer Neuropädiater an der Abteilung für entwicklungsgestörte Kinder am Neurologischen Krankenhaus Rosenhügel in Wien. Er ist Autor und Erstbeschreiber des Rett-Syndroms.

Nach anfänglicher Regression stabilisiert sich der Zustand und die Patientinnen leben bis ins Erwachsenenalter.

Beim Rett-Syndrom wurden Vakuolen und Schrumpfungen der Mitochondrien an Hirnpräparaten von Rett-Patientinnen beschrieben.

Sir Adrian Peter Bird gelang es, die Symptome des Rett-Syndroms bei Mäusen rückgängig zu machen. Bird gilt als einer der führenden Experten in der Erforschung des MECP2-Gens, dessen Mutation für die Mehrzahl der Fälle des Rett-Syndroms verantwortlich ist.

MITOCHONDRIALE DEFEKTE, DIE MIT DEN KOMPLEXEN I–IV DER ATMUNGSKETTE ASSOZIIERT SIND

Mitochondriale Defekte, die mit den Komplexen I–IV der Atmungskette assoziiert sind, treten bei einer Reihe von neurodegenerativen Erkrankungen auf, einschließlich der Parkinson-Krankheit, der Huntington-Krankheit, der Friedreich-Ataxie und der hereditären spastischen Paraplegie.

Spermidin verbessert die ATP-Produktion am Komplex I der Atmungskette und erhöht so die muskuläre Ausdauer.

MITOCHONDRIALE DEFEKTE BEI NEURODEGENERATIVEN ERKRANKUNGEN

MPTP (1-Methyl-4-phenyl-1,2,3,6-tetrahydropyridin) ist ein Prodrug des Neurotoxins MPP $^{+}$ (1-Methyl-4-phenylpyridinium), das dauerhafte Symptome der Parkinson-Krankheit verursacht, indem es dopaminerge Neuronen in der Substantia nigra des Gehirns zerstört. Es wurde experimentell verwendet, um Krankheitsmodelle in verschiedenen Tierversuchen zu untersuchen.

MPTP ist ein mitochondriales Toxin, welches den Komplex I der Elektronentransportkette hemmt. 3-Nitropropionsäure und Malonat hemmen den Komplex II der Atmungskette und sind Modelle für die Huntington-Krankheit.

Daher scheinen mitochondriale Defekte eine primäre Rolle bei der Krankheitsausprägung und -progression zu spielen.

Defekte in der Zellatmung führen zu einer verringerten ATP-Produktion, einer erhöhten Empfindlichkeit gegenüber oxidativem Stress und führen schließlich zu einem apoptotischen oder nekrotischen, neuronalen Zelltod.

NORRIE-SYNDROM

Mutationen im Gen oder seinem Promoter können die Aktivität von Enzymen bis zu 10-fach verändern.

Der Verlust beider MAO-Gene kann an der schweren geistigen Behinderung einiger Patienten mit Norrie-Krankheit beteiligt sein und das MAO A-Gen wird als Kandidatengen bei verschiedenen Erkrankungen des zentralen Nervensystems angesehen, einschließlich abnormal übersteigerter Aggression und Aufmerksamkeitsdefizit-Hyperaktivitätsstörung.

Die Monoaminooxidasen sind auch beim Norrie-Syndrom (NEP), einem genetischen Syndrom, betroffen. Häufig wird bei diesem Syndrom keine MAO A gebildet und weniger MAO B.

Beim Norrie-Syndrom liegt eine rezessive Genmutation des X-Chromosoms vor, weshalb es nur bei Männern vorkommt.

Außerdem wird eine Beteilung der beiden Enzyme an der Pathophysiologie der Migräne diskutiert, wobei die Monoaminooxidase A vorwiegend beteiligt ist.

DNA-REPARATUR-MASCHINERIE

Zellen unseres Körpers sind ständig in Kontakt mit Einflüssen, die DNA-schädigend wirken. Einwirkung mutagener Umweltgifte, extreme Wärme, ionisierender Strahlung, Entzündungsprozesse, Krankheitserreger und chronisch-toxischer Stress im weitesten Sinne rufen DNA-Schäden hervor. Zellen haben hierfür ein enormes Register an Enzymen hervorgebracht, diese Schäden zu beheben und somit einer dauerhaften Mutation entgegenzuwirken.

So wie das Immunsystem den Organismus vor schädlichen Einflüssen schützt, können die DNA-Reparatur-Maschinerien viele Arten von Schäden aufspüren und haben sehr unterschiedliche Möglichkeiten zur Wiederstellung der normalen Funktion.

Zu den DNA-Reparatur-Mechanismen gehören DNA -Polymerasen und Polynucleotid-Ligasen. Die geschädigten Strangteile werden herausgetrennt und durch die „korrekten" Molekülteile ersetzt.

Ein Reparaturmechanismus, der bei der DNA -Replikation zum Tragen kommen kann, ist das sogenannte Korrekturlesen. Beim Menschen korrigieren nur die Polymerasen δ und ε (und γ in den Mitochondrien) in 3'-5'-Richtung direkt Fehler, die sie selbst verursacht haben.

ZELLULÄRE STRESSFORMEN

OXIDATIVER STRESS MIT/ODER OHNE ÜBERAKTIVER HPA-ACHSE

Das folgende, JÁNOS SELYE zugeschriebene, Zitat, könnte durchaus auf das Konzept des oxidativen Stresses mit/oder ohne überaktiver HPA-Achse zutreffen:

> *„Wenn Stress nur gesehen, isoliert und gemessen werden könnte, bin ich sicher, dass wir die durchschnittliche menschliche Lebensspanne enorm verlängern könnten“.*

Für das Gehirn begann 1970 das Gebiet der Neuroendokrinologie mit der grundlegenden Entdeckung der Kommunikation zwischen Hypothalamus und Hypophyse durch GEOFFREY WINGFIELD HARRIS (1913–1971) und bildet seither die Grundlage für das Verständnis der Gehirn-Körper-Kommunikation über das neuroendokrine System.

Bereits als Student in Cambridge interessierte sich Harris für die Beziehung zwischen Umwelt und endokrinen Funktionen. Harris wandte viel Zeit auf, um eine Methode zur elektrischen Stimulation des Hypothalamus zu entwickeln. Damit konnte er zeigen, dass die Stimulation des Infundibuli eine Ausschüttung von Vasopressin und Oxytocin und die stressinduzierte Freigabe von ACTH mit deren Folgewirkungen hervorruft.

1985 begründete der deutsche Arzt DR. HELMUT SIES das Konzept des oxidativen Stresses. Oxidativer Stress mit/oder ohne überaktiver HPA-Achse bezieht sich auf einen Zustand, bei dem der ROS-Spiegel die Kapazität der antioxidativen Abwehr durch antioxidative Schutzsysteme in einem biologischen System erheblich überfordert. ROS steht für Reaktive Sauerstoffspezies (Englisch: reactive oxygen species, ROS) – auch vereinfacht als „Sauerstoffradikale“ bezeichnet.

Redoxbiologie als Forschungsgebiet präsentiert das Wissen über Prooxidantien und Antioxidantien und ihre endogenen und exogenen Quellen und metabolischen Auswirkungen. Mit der Zeit hat sich eine inflationäre Entwicklung für die Interpretation „oxidativer Stress“ vollzogen, mit einer „Über- Betonung“ des Begriffs. Dies führte zu einer Verwässerung der Bedeutung, zu marktschreierischer Überbeanspruchung und sogar zu Missbrauch.

Vor allem lenkt es vom Ernst ab, dass „Oxidativer Stress“ der Treiber vieler Organ-Erkrankungen und psychischer Krankheiten ist und das Gesundsein verhindert.

Das Gesamtredoxpotential einer Zelle wird hauptsächlich durch oxidierbare und reduzierbare chemische Paare bestimmt, einschließlich Glutathion-Glutathiondisulfid, reduziertes Thioredoxin-oxidiertes Thioredoxin und NAD+-NADH (und NADP-NADPH).

ROS-Verbindungen zeichnen sich insbesondere durch ihre hohe chemische Reaktionsfähigkeit aus und können zur oxidativen Schädigung von DNA, RNA, Proteinen und Lipiden führen. Die Sauerstoffradikale OH• und O_2•– sind sehr reaktiv, aber von sehr kurzer Halbwertszeit, und daher in geringerem Ausmaß an einer Zellschädigung beteiligt als das stabilere H_2O_2. Allerdings kann O_2•– durch die Aktivität der Superoxid-Dismutase (SOD) in H_2O_2 umgewandelt werden.

Mäßiger oxidativer Stress mit aktiver HPA-Achse kann zu Zelldysfunktion und verändertem Zellverhalten führen (z. B. beschleunigte Seneszenz (Zellalterung), Neurodegeneration, abnormale Proliferation, fehlregulierte Entzündungsreaktionen (Autoimmunität) und Zelltumorgenese), während chronisch-oxidativer Stress mit hyperaktiver HPA-Achse normalerweise Zelltod verursacht (z.B. Onkose, Apoptose und Autophagie).

HOMÖOSTASE

In der Biologie ist Homöostase der Zustand stabiler innerer, physikalischer und chemischer Bedingungen, die von lebenden Systemen aufrechterhalten werden. Dies ist die Bedingung für ein optimales Funktionieren des Organismus und beinhaltet, dass viele Variablen wie Körpertemperatur und Flüssigkeitshaushalt innerhalb bestimmter voreingestellter Grenzen gehalten werden.

REDOXBALANCE UND OXIDATIVER STRESS

Besteht ein ausgeglichenes Verhältnis zwischen pro- und antioxidativen Einflüssen auf die Zelle, spricht man von Redoxbalance. Alle produzierten ROS und RNS können durch die antioxidativen Schutzmechanismen in ihren physiologischen Grenzen gehalten werden. Die Aufrechterhaltung dieses ausgeglichenen Redoxstatus ist essenziell für die Physiologie der Zelle (Zellgesundheit), da zahlreiche Stoffwechselwege und Zellfunktionen auf dem fein regulierten Zusammenspiel von Oxidation und Reduktion basieren.

ROS UND RNS AKTIVIEREN DAS ANTIOXIDATIVE SCHUTZSYSTEM

Lange wurden ROS und RNS auf ihre schädliche Wirkung als zelluläre Oxidantien reduziert. Zunehmend verfestigt sich jedoch die Annahme, dass sie im Zustand der Redoxbalance durchaus einen wesentlichen Nutzen für den Organismus aufweisen. Neben der Abwehrfunktion durch die Superoxid-Anionen in den Makrophagen und neutrophilen Granulozyten oder der Regulation des Gefäßtonus und des Blutdrucks durch Stickstoffmonoxid, werden den reaktiven Verbindungen immer mehr wichtige Signal- und Botenstofffunktionen zugesprochen.

Der positive Effekt der reaktiven Spezies beschränkt sich allerdings nicht auf das in Schach halten ihrer eigenen Konzentrationen. Vielmehr wird angenommen, dass mehrere hundert verschiedene Proteine über redoxsensitive Cysteinreste verfügen und in ihrer Enzymaktivität einer ROS und RNS-vermittelten Modulation zugänglich sind sowie über die MAP (mitogen-activated protein) – Kinas -Kaskade zur Phosphorylierung und Aktivierung spezifischer Transkriptionsfaktoren führen.

NITRATIVER STRESS (NITRATSTRESS)

Analoge Begriffe wurden geprägt, um die Zustände zu beschreiben, die mit einem erhöhten Reaktive Stickstoffspezies- (RNS)-Spiegel verbunden sind. Beispielsweise wird der Begriff nitrativer Stress als ein Zustand definiert, bei dem der Reaktive Stickstoffspezies -Spiegel die Kapazität der RNS-Entgiftungsmechanismen in einem biologischen System deutlich überfordert. Der nitrative Stresszustand ist mit der Nitrierung von Biomolekülen verbunden, woraus Zell- und Gewebeschäden resultieren. Nitrieren bezieht sich auf die Addition einer Nitrogruppe (•NO $_2$) an eine Verbindung. Das Reaktive Stickstoffspezies-Peroxynitrit verursacht leicht nitrativen Stress in biologischen Systemen.

NITROSATIVER STRESS

Nitrosativer Stress ist definiert als ein durch Stickstoffmonoxid (NO- $^{\bullet}$) oder verwandter Spezies induzierter Zustand, der zur Bildung einer Nitrosylierung kritischer Protein-Cystein-Thiole (S-Nitrosylierung) und Metallo-Cofaktoren von Proteinen führt.

Nitrosylierung bezieht sich auf die Addition einer Nitroso-(•NO)-Gruppe an eine Thiolgruppe oder ein redoxaktives Metallionenzentrum eines Proteins. Während eine Fehlregulation der Nitrosylierung mit einer Reihe von pathophysiologischen Zuständen verbunden ist, spielt eine gut kontrollierte Nitrosylierung eine wichtige Rolle bei der Zellsignaltransduktion und bietet einen Mechanismus der redoxbasierten, physiologischen Regulation sowohl bei Tieren, Menschen als auch Pflanzen.

ENDOPLASMATISCHER RETIKULUM-(ER)-STRESS

Die meisten sekretorischen Proteine, aber auch Membranproteine und Lysosomen werden im rauen ER gebildet. Ein Teil der neu synthetisierten Proteine wird schlussendlich im Lumen des Endoplasmatischen Retikulums durch Faltungen und posttranslationale Modifizierungen fertiggestellt.

Die Funktion der Proteine wird ausschlaggebend durch ihre dreidimensionale Faltung (Tertiärstruktur) bedingt. Aufgrund krankheitsbedingter mutierter Proteine, viraler Infektionen, einer erhöhten Sekretion in endokrinen und exokrinen Zellen, ROS, Veränderungen der Ca^{2+}-Homöostase oder Hypoxie kommt es vermehrt zu fehlgefalteten Proteinen. Im gesunden Organismus werden normalerweise bis zu 30% der neusynthetisierten Proteine zumeist aufgrund einer inkorrekten Faltung innerhalb von etwa zehn Minuten im Proteasom der Zelle abgebaut.

Eine Anstauung von fehlgefalteten oder ungefalteten Proteinen behindert im Endoplasmatischen Retikulum dessen Funktionen und führt zu Endoplasmatischem Retikulum -Stress und zu Proteinfehlfaltungserkrankungen.

IN FOLGE WIRD EINE REIHE AN COPINGMECHANISMEN AKTIVIERT: UNFOLDED PROTEIN RESPONSE (UPR) UND GLYKOSYLIERUNG

Einen essentiellen Teil dieser Copingmechanismen bildet die Unfolded Protein Response (UPR, dt. ungefaltete Protein Reaktion), die mit einer Unterdrückung der Translation und einer verstärkten Synthese von Chaperonen verbunden ist. Die UPR wird durch drei Proteine gebildet, die eine Signalkaskade zur Beseitigung des Endoplasmatisches Retikulum -Stresses aktivieren.

Glykosylierung, bei der Kohlenhydrate an Proteine, Lipide oder andere Aglykone gebunden werden, ist ein weiter Copingmechanismus.

Zum einen erhöht die Glykosylierung die Stabilität mancher Proteine als Glykoproteine und schützt vor proteolytischem Abbau. Viele Proteine falten sich nicht korrekt, wenn sie nicht zuvor glykosyliert wurden. Glykosylierung kann also die physiologisch funktionale Proteinkonformation fördern.

ENDOPLASMATISCHER RETIKULUM -STRESS ALS GESTEIGERTES PROTEINAUFKOMMEN

Endoplasmatischer Retikulum -Stress (ER)-Stress ist definiert als ein Ungleichgewicht zwischen der Proteinfaltungskapazität und dem Proteinaufkommen im Endoplasmatischen Retikulum, wodurch es zu einer Ansammlung ungefalteter oder fehlgefalteter Proteine kommt. Als Reaktion auf diesen Zustand versucht die Zelle mit der sogenannten Unfolded Protein Response (UPR) wieder ein Gleichgewicht herzustellen. Dabei soll das Proteinaufkommen im Endoplasmatischen Retikulum gemindert und die Proteinfaltungskapazität des Endoplasmatischen Retikulums erhöht werden. Durch Verminderung der Proteinsynthese und vermehrte Ausschleusung un- und fehlgefalteter Proteine ins Zytosol, gelingt es der Zelle, das Proteinaufkommen im Endoplasmatischen Retikulum zu mindern. Eine Steigerung der Endoplasmatischen Retikulum -Proteinfaltungskapazität erfolgt durch den Anstieg der Synthese molekularer Chaperone und Foldasen. Um einen Verdünnungseffekt zu erzielen, nimmt außerdem das Endoplasmatische Retikulum an Volumen zu.

EIN ANHALTENDER ENDOPLASMATISCHER RETIKULUM -STRESS FÜHRT ZUR APOPTOSE

Auch unter natürlichen Bedingungen kann es zu Endoplasmatischem Retikulum -Stress kommen.

Endoplasmatischer Retikulum -Stress wurde in Zusammenhang mit verschiedenen Erkrankungen gebracht, darunter metabolische Erkrankungen wie Diabetes Mellitus Typ 2 und Insulinresistenz, kardiovaskuläre Erkrankungen wie kardiale Ischämie und kardiale Dekompensation, sowie neurodegenerative Erkrankungen wie Morbus Alzheimer. Viele Tumorarten wie Gliome, die durch eine schnelle Wachstumsrate, eine erhöhte Proteinsynthese und Hypoxie hohe Spiegel an ER-Stress aufweisen, nutzen die überlebensfördernden Signale der UPR. Virale Infektionen wurden ebenfalls in Zusammenhang mit Endoplasmatischem Retikulum -Stress gebracht.

Da un- und fehlgefaltete Proteine ein großes oxidatives Stress- Potential für die Zelle haben, leitet das Mitochondrium bei überaktiver HPA-Stress-Achse die Apoptose ein, wenn die Zelle nicht in der Lage ist, rechtzeitig eine Homöostase wiederherzustellen.

PROTEINFEHLFALTUNGS-ERKRANKUNGEN

(protein misfolding diseases oder protein misfoldingdisorders oder conformational diseases oder proteopathies)

Als Proteinfehlfaltungserkrankungen werden jene Erkrankungen bezeichnet, die durch falsch gefaltete Proteine innerhalb und außerhalb der Zellen verursacht werden. Entweder werden die fehlgefalteten Proteine in den Zellen eingelagert oder im Proteasom abgebaut. Im ersten Fall bilden sich dabei toxische Ablagerungen (Plaques), im zweiten tritt ein Funktionsverlust, bedingt durch einen Mangel des entsprechenden Proteins in der Zelle beziehungsweise im gesamten Organismus, auf.

PROTEINQUALITÄTSKONTROLLE

Das über ein Transportprotein in das Endoplasmatische Retikulum eingeschleuste lineare, ungefaltete Protein beginnt sich mit der Hilfe von Chaperonen zu falten. Wird es von der Proteinqualitätskontrolle als korrekt gefaltet erkannt, wird es per Vesikel aus dem Endoplasmatischen Retikulum ausgeschleust. Fehlgefaltete Proteine werden über ein Transportprotein in das Zytosol geschleust und dort in einem Proteasom durch Proteolyse in Fragmente zerlegt. Amorphe Aggregate können auch über Autophagozytose abgebaut werden.

Werden zu viele Moleküle wegen Fehlfaltung abgebaut, kann dies zu einem Funktionsverlust in der Zelle oder dem ganzen Organismus führen. Bilden sich zu viele unlösliche, nicht mehr abbaubare Aggregate, so entstehen für die Zelle und den gesamten Organismus toxische Ablagerungen.

ENTZÜNDUNG UND IMMUNSYSTEM

EPIGENETIK BEI ENTZÜNDUNGEN UND IMMUNSTOFFWECHSEL

Die Auswirkungen einer chronischen Entzündung auf Enzymaktivitäten haben Bezug auf den Polyaminstoffwechsel und die Genmethylierung durch (-)-S-Adenosyl-L-Methionin.

Spermidin/Spermin N1 -Acetyltransferase-1 (SSAT-1) ist ein Enzym, welches eine entscheidende Rolle beim Zellwachstum spielt. Amantadin, ein zugelassenes antivirales Medikament, ist ein Substrat für SSAT-1. Hohe Niveaus der SSAT-1-Expression wurden in humanen Tumorzelllinien und in Brust-, Prostata- und Lungentumorgewebe gemessen.

Altersbedingte chronische Entzündungen aktivieren SSAT. Die SSAT-Aktivierung verstärkt den Sperminabbau und führt zu einer verringerten Sperminkonzentration. Das gilt auch für Spermidin, als Vorstufe von Spermin.

Die Polyaminsynthese wird als Kompensation für den Polyaminabbau aktiviert, was zu einer Aktivierung von AdoMetDC führt. AdoMetDC verbraucht (-)-S-Adenosyl-L-Methionin (Ademetionin) für die Polyaminsynthese und führt zu einer Abnahme der Bereitstellung von Methylgruppen für die DNA-Methylierung.

Das Fehlen einer Methylgruppenversorgung führt zu Abweichungen der Methylierung des gesamten Genoms und verstärkter Demethylierung von ITGAL, einem Oberflächenprotein, das der verantwortliche Genpromotorbereich für die LFA-1-Expression ist.

LFA-1 ist ein Mitglied der Integrin-Familie von Adhäsionsmolekülen und wird konstitutiv auf naiven T-Zellen, jene T-Zellen, die noch nicht durch Antigenbindung aktiviert wurden, sowie auf aktivierten T-Zellen und den meisten anderen Leukozyten exprimiert. LFA-1 ist ein Integrin, und fungiert demnach hauptsächlich als Adhäsionsmolekül, welches entweder den Kontakt zwischen zwei Zellen oder zwischen einer Zelle und der extrazellulären Matrix fördert.

Fazit: Chronische Entzündungen im Alter verlangen nach (-)-S-Adenosyl-L-Methionin- Supplementierung und Spermidin-Supplementierung.

ROLLE DER METHYLIERUNG IN DER IMMUNOZYTENBIOLOGIE

Die epigenetische Kontrolle der Immunantwort beginnt zum Zeitpunkt der Abstammungsbildung hämatopoetischer Stammzellen, wenn naive Immunzellen durch die präzise Regulierung der abstammungsspezifischen Genrepression oder -aktivierung dazu gebracht werden, sich über spezifische Wege zu differenzieren.

DNA-Methylierung, kovalente Modifikation von Histonen und die Expression von nicht-kodierender RNA, insbesondere miRNA, sind die am häufigsten beobachteten epigenetischen Phänomene, die an Entzündungsprozessen beteiligt sind.

Die Aktivierung von Immunzellen wird durch ein Netzwerk von Signalproteinen vermittelt, die posttranslationale Modifikationen erfahren können, die für ihre Aktivität entscheidend sind. Die Methylierung von Nukleinsäuren oder Proteinen kann große Auswirkungen auf die Genexpression sowie die Diversität und Funktion des Proteinrepertoires haben.

Viele immunologische Funktionen, insbesondere die von T-Zellen, einschließlich Thymusbildung, Differenzierung und Effektorfunktion, sind stark von Methylierungsereignissen abhängig.

WIE ALT UND WIE GESUND SIND WIR WIRKLICH?

Wir altern unterschiedlich schnell, sogar wenn wir eineiige Zwillinge sind!

Woran liegt das?

DER METHYLIERUNGSSTATUS DER DNA BESTIMMT DAS „BIOLOGISCHE ALTER"

Es ist die Epigenetik, die unser wahres Alter bestimmt und so die eigentliche Ursache für unser gesundheitliches Wohlbefinden und unsere Lebensspanne ist.

Der "Methylierungsstatus" unserer Erbinformation (DNA + Histonproteine) nimmt bereits im frühen Erwachsenenalter ab. Dieser von uns nicht wahrnehmbarer Mangel an körpereigener (-)-S-Adenosyl-L-Methionin (Ademetionin)-Biosynthese führt zur „Hypomethylierung der Erbsubstanz" der DNA und der Histonproteine. (-)-S-Adenosyl-L-Methionin (Ademetionin) ist der dominante Methylgruppenlieferant an die Erbsubstanz, dessen Mangel zu einer Unterversorgung des Genoms mit Methylgruppen führt, wodurch unser gesundheitliches Wohlbefinden und unsere Lebenserwartung beeinflusst werden.

Alle Menschen altern, aber wie und wie schnell wir altern ist von Person zu Person sehr unterschiedlich. Eine Abweichung von scheinbarem und chronologischem Alter beschreibt das „biologische Alter". Der Methylierungsstatus der DNA bestimmt unser „biologische Alter", welches vom „chronologischen Alter" erheblich unterschiedlich sein kann. So ist es möglich, dass Einige sich älter als ihr chronologisches Alter „sehen" und „fühlen", während andere wiederum biologisch deutlich jünger als ihr chronologisches Alter es vorsieht sind.

EPIGENETISCHE UHR

Epigenetische Uhren, die als leistungsstarke Werkzeuge zur Untersuchung von Gesundheit, Entwicklung und Alterung über die gesamte Lebensspanne dienen, nutzen vorhersagbare Veränderungen im Epigenom, normalerweise DNA-Methylierung, um das chronologische Alter mit beispielloser Genauigkeit zu schätzen. Noch wichtiger ist, dass Abweichungen zwischen dem epigenetischen Alter und dem chronologischen Alter eine breite Palette von Gesundheitsfolgen und Mortalitätsrisiken besser vorhersagen als das chronologische Alter allein.

Ein Paradigmenwechsel bei der Suche nach biologischen Altersmarkern erfolgte mit der Entdeckung der „epigenetischen Uhr" durch Steve Horvath, einem Anti-Aging-Forscher an der University of California, Los Angeles, welche auf Messung des DNA-Methylierungsstatus an 500 strategischen Positionen in der DNA basiert.

Die DNA-Methylierung, die epigenetischen Uhren zugrunde liegt, ist ein reversibler Prozess, der durch Enzyme katalysiert wird. Dabei wird an Teile des Genoms, in denen Cytosinbasen über eine Phosphatgruppe (CpG) an Guaninbasen gebunden sind, eine als Methylgruppe bekannte Markierung hinzugefügt. Wenn sie methyliert sind, können CpGs (in Summe sind es ungefähr 28 Millionen CpGs des menschlichen Genoms) als Bindungsstellen für Proteine fungieren, die die 3D-Struktur der DNA verändern. Bei zahlreichen CpGs hat sich gezeigt, dass die Methylierung die Genexpression stark verringert, was einen klaren Mechanismus bietet, durch den man die biologische Funktion beeinflussen kann.

In den späten 2000er Jahren entstanden Arrays, die DNA aus vielen Zellen entnehmen und Tausende von CpGs analysieren, um festzustellen, welcher Anteil von ihnen eine Methylgruppe trägt. In Kombination mit maschinellem Lernen wurden diese Arrays verwendet, um nach epigenetischen Signaturen für zahlreiche Merkmale zu suchen.

Aber während sich frühe Methylierungsstudien auf Gene konzentrierten, die aufgrund ihrer bekannten Relevanz für das Altern ausgewählt wurden, sind epigenetische Uhren das Ergebnis der „Big Data"-Wissenschaft.

UNGLAUBLICHE TREFFERQUOTEN

Ein sehr guter Biomarker erreicht eine Korrelation von etwa 0,6 oder 0,7. So liegt beispielsweise die Korrelation der Telomerlänge mit dem Alter bei 0,5. Mit dem Uhrenalgorithmus liegt sie jedoch bei unglaublichen 0,96.

Studien deuten darauf hin, dass eine beschleunigte „epigenetische Uhr" beim Erwachsenen mit einem erhöhten Risiko für mehrere altersbedingte chronische Krankheiten, wie neurodegenerative und psychische Erkrankungen, Herz-Kreislauf-Erkrankungen und Krebs verbunden sind.

Unterstützend ist auch, dass alle Einflüsse durch epigenetisch wirksame Milieus, die krankmachende DNA- und Histon-Methylierungs-Defizite zur Folge haben, vermieden werden. Eine diätetische Intervention, durch eine direkte (-)-S-Adenosyl-L-Methionin (Ademetionin) -Supplementation, hebt den altersabhängigen Mangel an (-)-S-Adenosyl-L-Methionin (Ademetionin) auf. Aber auch Maßnahmen der Verhaltensänderung und Lebensstiloptimierung wie Sport, der Verzicht auf Alkohol, Drogen und Rauchen, das Vermeiden von chronischem Stress, Burn-out u.a., verhindern Methylierungsdefizite an der DNA und führen zu einer Verlangsamung der epigenetischen Uhr.

So können wir unsere Zellgesundheit und Lebenserwartung selbst mitbestimmen.

ALTERN

Obwohl die Erhöhung der Lebenserwartung per se einen Fortschritt darstellt, kann diese zu einem belastenden sozialen, wirtschaftlichen und medizinischen Problem werden, wenn sie nicht mit der Erhaltung der Lebensqualität und der Prävention von Beeinträchtigungen verbunden ist. Mehrere altersbedingte Erkrankungen, die den Prozess der Behinderung möglicherweise fördern, werden heute oft als „Frailty-Syndrom" bezeichnet.

Es zeigte sich, dass die biologische Alterung oder Seneszenz mit einem Rückgang der physiologischen Funktion, einer veränderten Immunfunktion, einem erhöhten proinflammatorischen Status, einer erhöhten Anfälligkeit für Pathologien wie Herz-Kreislauf-Erkrankungen, Krebs, Gebrechlichkeit (Frailty), Sarkopenie, Immobilität, Diabetes und neurodegenerative Erkrankungen mit kognitiver Beeinträchtigung, verbunden ist.

Die Alterung ist gegenwärtig eines der aktivsten Forschungsgebiete und es wird immer deutlicher, dass das Verständnis der zellulären Signalwege des Alterns für die Vorbeugung und Therapie altersbedingter Krankheiten unverzichtbar ist.

Eine einfache Definition von Alterung ist der Verlust von Stabilität und Erneuerungsfähigkeit von Geweben. Gealterte Zellen bezeichnet man als seneszent. Merkmale seneszenter Zellen sind unter anderem eine verringerte Proliferationsfähigkeit, eine veränderte Interaktion mit der direkten Umgebung durch Modulation sekretierter Proteine, sowie eine Abnahme der Proteinqualität.

Alterungstheorien beschäftigen sich seit langem mit Möglichkeiten, wie die genomische Integrität fortschreitend verloren gehen kann, beispielsweise durch die Akkumulation von Mutationen oder die Verkürzung der Telomerkappen von Chromosomen. Die Beobachtung der Verschiebung der DNA-Methylierung stärkte die aufkommende Idee, dass epigenetische Störungen das Alter durch zunehmende Dysregulierung der Genexpression vorantreiben könnten.

Die Charakterisierung der verschiedenen Kennzeichen der Alterung zeigt, dass diese oft miteinander wechselwirken und zusammenhängend betrachtet werden müssen. Zum einen gibt es Beobachtungen, die darauf hindeuten, dass die fehlende Aktivität des Telomerase-Proteins telomerase reverse transcriptase (TERT) zuerst die mitochondriale Dysfunktion auslöst, und erst darauffolgend Effekte wie DNA-Schäden und Induktion von Alterungsphänotypen auftreten. Als weiteres Beispiel induziert der Zellzyklusregulator p21 durch seine Wirkung als Inhibitor der cyclin-dependent-kinase 2 (CDK2) zelluläre Seneszenz. Parallel dazu nimmt die Produktion von Reaktiven Sauerstoffspezies (reactive oxygen species, ROS) in Mitochondrien stark zu. Die erhöhte ROS-Produktion führt unter anderem zur akkumulativen Schädigung des Genoms und fördert so eine stärkere Seneszenz der Zelle. Die Annahme, dass eine Reduktion der Mitochondrienmasse die Ausprägung der Seneszenz mindert und so die Alterung verzögern könnte, führt im Gegenzug zu einer unzureichenden ATP-Versorgung des Organismus, wodurch der Alterungsprozess erst gefördert wird. Neben der Mitochondrienmasse ist auch die Stabilität des mitochondrialen Genoms von entscheidender Bedeutung. Die fehlende Qualitätssicherung des mitochondrialen Genoms führt zu einer stärkeren Akkumulation von seneszenten Zellen. Es wäre daher eine plausible Annahme, dass die Modulation eines Kennzeichens der Alterung auf weitere Kennzeichen wirkt und so die Vitalität des gesamten Organismus positiv oder negativ verstärkt werden kann. Dabei spielen Mechanismen der Qualitätskontrolle in der Zelle eine besondere Rolle.

STRESS UND HYPOTHALAMUS-HYPOPHYSEN-NEBENNIEREN-ACHSEN (HPA)-AKTIVITÄT IM ALTER

Beim Menschen ist das Altern mit erhöhten Cortisolspiegeln, einer erhöhten Cortisolproduktion und erhöhten Cortisolreaktionen auf „stressende" kognitive Herausforderungen verbunden. Das Altern erhöht die Gesamt-Cortisol-Exposition durch Beeinträchtigung der HPA-Feedback-Hemmung durch MAO-induzierte Cortisol-Erhöhung. Diese höheren Cortisolspiegel sind auch mit einem erhöhten kognitiven Verfall bei älteren Menschen verbunden.

Wie man mit zunehmendem Alter erwarten kann, gibt es deutliche, individuelle Unterschiede in den Alterseffekten auf der HPA-Achse: Bei einigen Personen wird eine ausgeprägte HPA-Achsen- Hyperaktivität beobachtet, während andere die normale Aktivität der HPA-Achse während des gesamten Lebens beibehalten. Wichtig ist, dass die HPA-Achsen-Hyperaktivität mit negativen Ergebnissen auf Gesundheit und Langlebigkeit korreliert und die MAO-Expression an der DNA durch (-)-S-Adenosyl-L-Methionin (Ademetionin) -Supplementation bei altersabhängigen (-)-S-Adenosyl-L-Methionin (Ademetionin) - Mangel stillgelegt werden kann, das zu einer gesunden Lebensspanne führt.

Das Altern neigt dazu, die Variabilität der HPA-Achsen-Reaktivität zu erhöhen. Genetik und Lebensgeschichte (z. B. Mutterschaft, kumulative Stressexposition) können eine Dysregulation der HPA-Achse prädisponieren oder davor schützen, abhängig von den Herausforderungen, denen sich die ältere Person gegenübersieht.

Es gibt zunehmend Hinweise darauf, dass epigenetische Mechanismen der Entwicklung altersassoziierter chronischer Krankheiten zugrunde liegen und es wurde gezeigt, dass chronische Entzündungen eng mit altersbedingten Pathologien assoziiert sind, und interessanterweise korreliert jede dieser Pathologien stark mit epigenetischen Veränderungen.

Es zeigte sich, dass Entzündungen und der daraus resultierende Anstieg des oxidativen Stresses zu den meisten, wenn nicht zu allen altersbedingten chronischen Erkrankungen beiträgt. Darüber hinaus ist das Altern selbst mit einem proinflammatorischen Status verbunden, z. B. einer Dysregulation des Immunsystems, die zu chronischen leichten Entzündungen und anhaltendem oxidativem Stress führt und mit altersbedingten Funktionseinbußen, sowie mit erhohten Morbiditäts- und Mortalitätsrisiken verbunden ist.

Die Prävalenz altersassoziierter Krankheiten und die Lebenserwartung sind sehr unterschiedlich, selbst in Ländern und Gebieten mit ähnlichen sozialen und wirtschaftlichen Bedingungen. Unterschiede in den Ernährungspräferenzen machen ihren Beitrag. Es ist schon lange bekannt, dass Ernährungsgewohnheiten zu den vielen Faktoren des Lebensstils gehören, die eine Rolle bei der Hemmung von altersassoziierten Krankheiten und Seneszenz spielen.

Vor diesem Hintergrund haben in Lebensmitteln enthaltene Substanzen, die den altersbedingten proinflammatorischen Status hemmen oder diesem entgegenwirken und die daraus resultierende Erhöhung des oxidativen Stresses verringern, sogenannte Antioxidantien, das Interesse der Wissenschaftler geweckt.

VERLÄNGERUNG DER GESUNDEN LEBENSSPANNE DURCH POLYPHENOLE

Unter diesen Substanzen gelten die antioxidativen Polyphenole als wichtige Kandidaten für die Verlängerung der gesunden Lebensspanne. Beispiele hierfür sind das Isoflavon Genistein, das in hohen Konzentrationen in Sojabohnen vorkommt und das Stilben Resveratrol (3,5,4-Trihydroxystilben), das überwiegend in Trauben und Rotwein konzentriert ist.

Resveratrol ist der am besten untersuchte Sirtuin*-Aktivator und wird als Nahrungsergänzungsmittel verwendet. Dieser weist eine starke antioxidative Aktivität auf, reduziert freie Radikale, verringert die Chinon-Reduktase-2-Aktivität und übt eine positive Regulierung mehrerer endogener Enzyme aus. Resveratrol ist auch in der Lage, entzündungsfördernde Faktoren zu hemmen, wodurch die Stimulation des Nuklearfaktors kB (NF-kB) und die Freisetzung körpereigener Zytokine reduziert werden. Die Behandlung mit Resveratrol kann mehrere Effektoren der Signalwege modulieren, die mit dem programmierten Zelltod, dem Zellüberleben und der synaptischen Plastizität zusammenhängen.

**Sirtuine sind im gesamten Tierreich konservierte Histon/Protein-Deacetylasen (HDACs), die lebensverlängernd und stressabwehrend wirken. Von den sieben Säuger-Sirtuinen besitzen Sirt1, Sirt2, Sirt3 und Sirt5 diese typische Deacetylierungsaktivität. Sie werden immer dann besonders aktiv, wenn der Organismus seine Überlebenskräfte mobilisieren muss, so wie bei der bereits erwähnten Nahrungsknappheit, aber auch bei vielen anderen Arten von Stress wie Kälte, Hitze, Infektionen, Belastung etc. Die enge Verknüpfung der Sirtuinfunktion mit dem zellulären Metabolismus spielt eine zentrale Rolle bei der Regulierung der Lebensdauer. Sirtuine sind zum Beispiel für den lebensverlängernden Effekt der Kalorienrestriktion notwendig. Eine verminderte Kalorienzufuhr bewirkt bei allen bislang untersuchten Tieren, inklusive Säugetiere, eine Steigerung der allgemeinen Fitness und Verlängerung der Lebensspanne.*

BIOLOGISCHES RAUSCHEN ALS VERMUTETE URSACHE DES ALTERNS

Die Schwierigkeit bei den epigenetischen Mechanismen besteht darin, dass wichtige Gene, wie beispielsweise Transkriptionsfaktoren, die vermitteln, welche Gene ein- oder ausgeschaltet werden sollen, bei der Zelldifferenzierung häufig nur schwach exprimiert werden, teilweise mit hoher Variabilität in Zellen des gleichen Typs. Die Forschung spricht hierbei vom sogenannten „biologischen Rauschen".

So könnte eine vermutete Ursache des Alterns die Akkumulation von biologischem Rauschen sein, welches das Genexpressionsmuster stört und zu einer Abnahme der Organfunktion und Regenerationsfähigkeit führt.

EINE ERHÖHTE MAO B- EXPRESSION FINDET SICH IM ALTER

Die MAO B-Expression beim Menschen steigt beim Altern um das 4- bis 5-fache an und führt zu deutlich erhöhter MAO B- Aktivität.

Schon 1997 vermutete JS Fowler: „Die Monoaminooxidase B- (MAO B-)-Aktivität ist im Gehirn alter Menschen deutlich erhöht und es besteht die Vermutung, dass die Monoaminooxidase B (MAO B) eine Rolle im Alterungsprozess spielt".

Die im Alter erhöhte zerebrale MAO B-Aktivität, wie auch der verminderte Gehalt an reduziertem Glutathion erhöhen den Wasserstoffsuperoxydgehalt und tragen somit zu vermehrtem oxidativen Stress (ROS) bei.

RISIKOFAKTOREN FÜR DAS ALTER SIND DIE HYPOMETHYLIERUNG UND DIE DNA-DEMETHYLIERUNG

Es ist klar, dass das Altern das Epigenom des Menschen beeinflusst, einschließlich die Hypomethylierung der DNA.

Die DNA-Methylierung ist ein entscheidender biologischer Prozess, der die Aufrechterhaltung der genomischen Integrität und die genaue Expression genetischer Informationen kontrolliert.

Der genaue Status der DNA-Methylierung ist in reifen Zellen ausgeglichen, aber mit zunehmendem Alter verschiebt sich dieses Gleichgewicht stark zugunsten der DNA-Demethylierung. Daher wird die DNA-Hypomethylierung, die während des normalen Alterns auftritt, ein kritischer Risikofaktor.

(-)-S-Adenosyl-L-Methionin (Ademetionin) ist der dominante Methylgruppen-Donor für die nukleare DNA (nDNA) und mitochondriale DNA (mtDNA).

Beim altersabhängigen (-)-S-Adenosyl-L-Methionin-Mangel kommt es zu vermehrter MAO A- und MAO B-Expression und MAO A- und MAO B-Aktivitätsanstieg mit vermehrter ROS-Belastung des Mitochondriums.

ZUNEHMENDE HÄUFIGKEIT DER AUTOIMMUNITÄT BEI ÄLTEREN MENSCHEN

Auch die altersbedingten Veränderungen der DNA-Methylierung, insbesondere der DNA-Hypomethylierung haben sich als mechanistischer Zusammenhang zwischen Alterung und Autoimmunität herausgestellt. Die DNA-Methylierung spielt eine wichtige Rolle bei der epigenetischen Regulation adaptiver Reaktionen des Immunsystems und es ist bekannt, dass Gene, die für die T-Zell-Differenzierung wichtig sind, durch epigenetische Prozesse während des Alterns unterschiedlich exprimiert werden.

Außerdem scheint die altersbedingte Demethylierung auf die Immunkompetenz und die Häufigkeit der Autoimmunität bei älteren Menschen Einfluss zu nehmen und kann zu Krankheiten wie rheumatoider Arthritis beitragen. Zudem kann sich im Alter von über 90 Jahren noch einen Typ-1-Diabetes mellitus entwickeln.

Zudem zeigt sich eine zunehmende Häufigkeit im Alter für das Risiko einer Assoziation von Alzheimer-Krankheit und schwerem COVID-19-Verlauf.

Das OAS1-Gen ist mit dem Alter, Alzheimer-Krankheit mit spätem Beginn (LOAD) und schwerer COVID-19-Erkrankung signifikant hochreguliert.

Neuroinflammatorische Veränderungen können die Amyloid-Pathologie bei Alzheimer-Erkrankung dazu bringen, Tau-Knäuel zu bilden.

Zeigt die Mikroglia eine verringerte OAS1-Expression, kommt es zu einer übertriebenen Produktion von TNF-α mit IFN-γ-Stimulation, was darauf hindeutet, dass OAS1 erforderlich ist, um die entzündungsfördernde Reaktion myeloider Zellen im Gehirn zu begrenzen.

Die Einzelnukleotidpolymorphismen rs1131454(A) und rs4766676(T) sind mit der Alzheimer-Krankheit assoziiert, und rs10735079(A) und rs6489867(T) sind mit schwerem COVID-19 assoziiert, wobei die Risikoallele mit einer verminderten OAS1-Expression verbunden sind.

Eine spezielle Form der aktivierten Mikroglia, die sogenannte „Interferon-Response-Mikroglia" (IRM), nimmt während des normalen Alterns zu und nimmt als Reaktion auf eine amyloide Pathologie sogar noch weiter zu.

Interferone (IFN) sind Zytokine, welche eine Schlüsselreaktion auf hauptsächlich virale Pathogene auslösen und hochreguliert zu einer Einschränkung der Virusausbreitung führen.

Die Interferonreaktion der Mikroglia wurde mit Neuroinflammation und Synapsenverlusten bei der Alzheimer-Krankheit in Verbindung gebracht. Es wurde auch gezeigt, dass OAS1 an der Regulation der Zytokinexpression beteiligt ist.

Somit ist OAS1 als mutmaßliches neues Risikogen für die Alzheimer-Krankheit identifiziert.

Quelle: Naciye Magusali et al, A genetic link between risk for Alzheimer's disease and severe COVID-19 outcomes via the OAS1 gene, Brain, 2021 Dec 31;144(12):3727-3741.

MITOCHONDRIALE DYSFUNKTION IM ALTER UND MITOCHONDRIALES ALTERN

Mitochondrien stehen unter dem Generalverdacht, Verursacher von Alterungsprozessen zu sein.

Eine Verringerung der mitochondrialen Atmung um etwa 10% pro Jahrzehnt und eine Abnahme der ATP-Produktion mit zunehmendem Alter unterstützt die Theorie des mitochondrialen Alterns. Dieser Alterungs-Phänotyp ist verbunden mit einer kontinuierlichen Abnahme der Atmungskettenfunktion und es kommt daher zu einer verminderten ATP-Produktion.

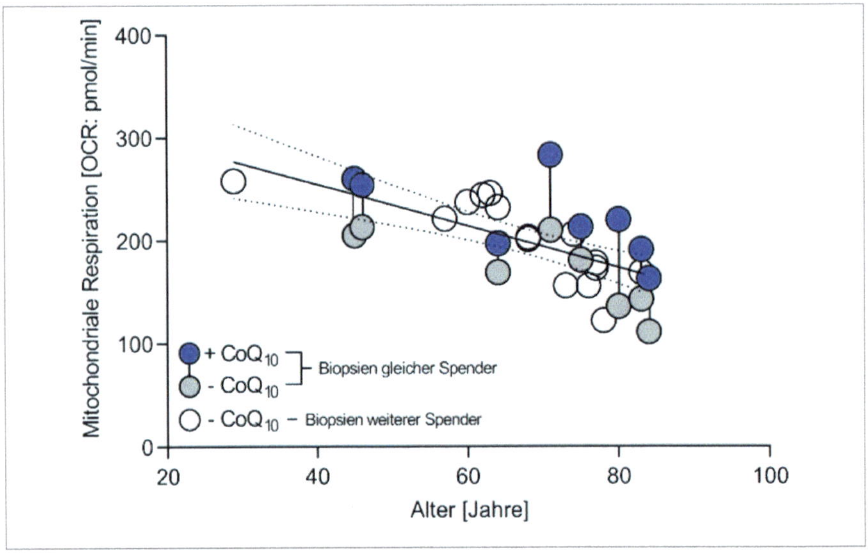

ABB. 28:
BIOPSIEN AUS MENSCHLICHEM EPITHELGEWEBE. ES KOMMT PRO LEBENSJAHRZEHNT ZU EINER 10% ABNAHME DER ATP-PRODUKTION (WEISSE UND GRAUE KREISE, MIT Q10 BEHANDELTE PROBEN SIND BLAU DARGESTELLT). **Quelle:** SCHNIERTSHAUER **et al.,2018.**

Die wissenschaftliche Evidenz, dass Altern mit Schädigung und Funktionsstörung der Mitochondrien einhergeht, ist überwältigend. Schon 1992 konnten in mehreren humanen postmitotischen Geweben (u. a. Gehirn und Muskel) gezeigt werden, dass es im Rahmen des Alterns zur Akkumulation von mitochondrialen DNA-(mtDNA)- Mutationen und -Deletionen kommt, was schon damals zur Frage führte: „Growing old: the most common mitochondrial disease of all?“.

Diese mtDNA-Schädigung führt zu vorzeitig einsetzendem Altern unterschiedlicher Organsysteme, sowie zu einer reduzierten Lebensspanne.

MITOCHONDRIALE THEORIE VON ALTERN UND NEURODEGENERATION (HARMAN 1972)

Die mitochondriale Theorie von Altern und Neurodegeneration von Denham Harman postuliert einen molekularen Teufelskreis, in dem sich oxidativer Stress und Schäden an mitochondrialen Proteinen und mitochondrialer DNA (mtDNA) gegenseitig verstärken.

Die Folge ist eine mitochondriale Funktionsstörung und eine verminderte Expression von mitochondrial kodierten Atmungskettenuntereinheiten. Dies bewirkt eine Störung des Elektronenflusses in der Atmungskette und führt aus diesem Grund zu einer vermehrten reaktive Sauerstoffspezies (ROS)-Produktion.

Bei Überschreiten eines bestimmten Schädigungsschwellenwertes (ca. 60-85% aller mtDNA-Moleküle einer Zelle) kommt es zu einer Funktionsstörung der Mitochondrien und letztendlich zum Untergang der betroffenen Zellen, was sich nach außen als „normales Altern“, (auf Zellebene als „physiologischer“ Alterungsprozess, aber auch als noch asymptomatische Neurodegeneration) oder aber als „neurodegenerative Erkrankung“ mit manifesten Symptomen äußert. Postmitotische Gewebe mit hohem Energiebedarf wie Gehirn, Leber, Retina und Skelettmuskel/Herzmuskel, Nieren und Hoden sind besonders von diesem Teufelskreis betroffen, da sie einen hohen Sauerstoff-Umsatz haben und geschädigte Zellen nicht in relevantem Umfang erneuert werden können.

HERZALTERUNG

Eine Reihe von Studien weist darauf hin, dass ein Überschuss an reaktiven Sauerstoffspezies (ROS) dazu beiträgt, kardiale Seneszenzprozesse auszulösen und zu beschleunigen, und dass sich in diesem Zusammenhang eine neue Rolle der Monoaminooxidasen, MAO A und MAO B, abzeichnet. Diese mitochondrialen Enzyme regulieren den Gehalt an Katecholaminen (Noradrenalin, Adrenalin, Dopamin) und Serotonin, indem sie deren oxidative Desaminierung im Herzen katalysieren und zu einer ROS-Überladung führen.

Die Expression von MAOs nimmt mit zunehmendem Alter erheblich zu (6-faches MAO A im Herzen und 4-faches MAO B in neuronalem Gewebe), und ihre Beteiligung an Herzerkrankungen hängt vermutlich mit der Bildung von ROS über das während dieser Zeit produzierte Wasserstoffperoxid zusammen.

MONOAMINOOXIDASEN, OXIDATIVER STRESS UND VERÄNDERTE MITOCHONDRIALE DYNAMIK BEI DER HERZALTERUNG

MAO A SIPS (STRESS-INDUCED PREMATURE SENESCENCE)

Mitochondrien sind in dem Seneszenz-Prozess verwickelt, hauptsächlich, weil sie sowohl Quellen als auch Ziele von reaktiven Sauerstoffspezies (ROS) sind.

Stressbedingte vorzeitige Seneszenz in Herzzellen durch erhöhte MAO A führt zu mitochondrialen Schäden, Kardiomyozytentod und Herzinsuffizienz und steuert in Herzzellen zur ROS-Produktion, mitochondrialer Dysfunktion und Mitophagie-Hemmung bei. Zusätzlich beeinträchtigt MAO A-erzeugter oxidativer Stress die Lysosomenfunktion, was zu einer Blockade des autophagischen Flusses führt.

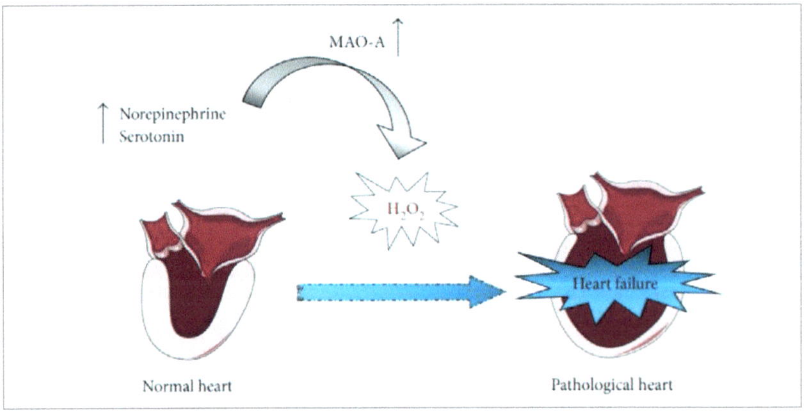

ABB. 29:
ROLLE VON MAO A BEI HERZINSUFFIZIENZ

Quelle: https://www.ncbi.nlm.nih.gov/pmc/articles/PMC5435992/figure/fig2/

Als Beispiel ist das mitochondriale Enzym Monoaminooxidase-A (MAO A) zu erwähnen, welches im Herzen durch die Bildung von Wasserstoffperoxid (H_2O_2), das aus dem Abbau (oxidativer Desaminierung) seiner Hauptsubstrate Noradrenalin und Serotonin stammt, eine relevante Quelle für reaktive Sauerstoffspezies (ROS) darstellt und zur zellulären Seneszenz am Herzen führt.

ALTERSBEDINGTE MAKULADEGENERATION (AMD)

An der Pathogenese der altersbedingten Makuladegeneration ist die DNA-Hypomethylierung beteiligt.

Die altersbedingte Makuladegeneration (AMD) ist die häufigste Ursache für eine irreversible Blindheit bei Menschen ab 50 Jahren und kann nicht wirksam geheilt werden. Die Krankheit ist gekennzeichnet durch die fokale Ablagerung von azellulären und polymorphen Trümmern, Drusen genannt, zwischen retinalem Pigmentepithel (RPE) und Bruch-Membran.

Eines der in Drusen akkumulierten Hauptproteine ist Clusterin, dessen Expression durch Promotor-Methylierung reguliert wird. Auch gibt es zahlreiche Hinweise, dass die durch oxidativen Stress aus der Atmungskette der Mitochondrien verursachten Störungen eine weitaus größere Bedeutung bei der Entstehung der AMD haben als bislang angenommen. Gerade der oxidative Stress (ROS) führt bei AMD-Patienten zu gravierenden DNA-Schäden der mitochondrialen DNA. Sowohl Alter als auch Rauchen sind bestätigte Risikofaktoren für AMD.

APOPTOSE UND TOD

„Die Konstitution eines organischen Lebewesens schließt den Tod mit ein. Dieser ist ‘eingeschrieben’ in die Intimität der Zellen des Lebewesens. Sie sind einander unzertrennliche Begleiter. Der natürliche Tod besteht im Aufgehen des Alterungsprozesses, in der inneren organischen Abnützung, d. h. er tritt ein, wenn das Leben nicht mehr imstande ist, die für ihr Fortbestehen notwendige Energie zu produzieren.

Unser biologischer Tod ist unausweichlich: - Ohne den Tod wäre Veränderung nicht möglich. Denn wir bestehen aus Billionen von Zellen, die altern, bis unser gesamter Körper daran stirbt“.

WERNER FUCHS-HEINRITZ, SOZIOLOGE

Unsere Organe kommen nach der Diagnose „tot“ noch eine gewisse Zeit ohne Sauerstoff und Nährstoffe aus. Am Ende der organspezifischen Überlebenszeit geht jedoch keine einzige Zelle mehr ihrer Funktion nach. Das letzte Organsystem, das nach ein bis zwei Tagen kapituliert, ist der Magen-Darm-Trakt. Nur die Spermien des Mannes haben eine längere Überlebenszeit: bis zu drei Tage.

ZELLTOD DURCH APOPTOSE

Synonyme: suizidale (nekrotische) Apoptose, „PROGRAMMIERTER ZELLTOD“, „zellulärer Suizid“

Unser Körper besteht aus Hunderten von Zelltypen, die alle von der befruchteten Eizelle stammen. Im Laufe der embryonalen Entwicklung erfolgt ein sehr umfassender Zuwachs der Zellen, die reifen und sich spezialisieren, um die verschiedenen Gewebe und Organe des Körpers zu bilden. Auch bei Erwachsenen entstehen täglich eine Vielzahl von neuen Zellen. Parallel mit dieser Zellvermehrung erfolgt, sowohl bei dem Embryo als auch bei Erwachsenen, ein Zellsterben als normaler Prozess, um die Zahl der Zellen in den Geweben zu balancieren. Dieses fein abgestimmte, koordinierte Absterben der Zellen nennt man programmiertes Zellsterben.

Die hauptsächlichen Mechanismen, die zu zellulärer Beeinträchtigung und Zelltod führen, bestehen aus einer verminderten Adenosin-5'-triphosphat (ATP)-Produktion, einer erhöhten Produktion reaktiver Sauerstoff- und Stickstoffspezies (ROS und RNS), der Einleitung apoptotischer Prozesse und einer beeinträchtigten Calciumhomöostase.

Mitochondrien spielen in der Entscheidung über Leben oder Tod der Zelle eine herausragende Rolle. Damit befinden sie sich an einer strategischen Position in der Hierarchie der Zellorganellen, um das gesunde Leben der Zelle fortzusetzen, indem sie zur Zellgesundheit entscheidend beitragen oder wenn es strategisch erforderlich ist, jenes zu beenden: Dann leiten die Mitochondrien den programmierten Zelltod ein.

Guido Kroemer, der am häufigsten zitierte Zellbiologe, ist vor allem für seine Entdeckung bekannt, dass Mitochondrien ein Selbstzerstörungssystem, die mitochondriale Permeabilitätsübergangspore (mtPTP) haben und das Durchlässigwerden (permeabilization) der Mitochondrien-Membran ein entscheidender Schritt beim programmierten Zelltod (Apoptose) ist.

Zahlreiche Untersuchungen ergaben, dass das Schicksal der Zelle nach einer Beleidigung vom Ausmaß der mitochondrialen Permeabilitätstransitionsporen-Aktivierung abhängt:

Wenn die mitochondriale Permeabilitätstransitionsporen-Aktivierung durch ROS nur in geringem Maße auftritt, kann sich die Zelle erholen, während die Zelle bei gehäufter ROS-Belastung Apoptose erleidet. Wenn die ROS-Belastung in einem noch größeren Ausmaß auftritt, ist es wahrscheinlich, dass die Zelle einen nekrotischen Zelltod erleidet.

Im Gegensatz zu typischen nekrotischen Zellen erkennt man apoptotische Zellen im Mikroskop an distinkten morphologischen Veränderungen: Blasenbildung an der Plasmamembran, Volumenverlust der Zelle, Vakuolisierung des Zytoplasmas sowie Verdichtung des Chromatins und Zerfall des Zellkerns in basophile Körper, die von der Zellmembran umgeben werden. Zytoplasmatische Bestandteile werden nicht ins umgebende Gewebe entlassen, sodass keine Entzündungsreaktionen resultieren. Die gebildeten Apoptosekörper werden schnell von Makrophagen erkannt und phagozytiert. Benachbarte Zellen können ebenfalls Apoptosekörper aufnehmen. Der gesamte Apoptose-Prozess ist in einem Zeitraum von Minuten bis einigen Stunden abgeschlossen.

Externe Apoptose auslösende Faktoren sind u.a. Ultraviolette (UV-) Strahlen, Röntgenstrahlen, Gammastrahlen, Oxidation, Hitzeschock (heat-shock-response), zytotoxische Substanzen (Zytotoxine) oder Schwermetalle.

Viele Faktoren, externer oder interner Natur, die zu oxidativem Stress (ROS-Belastung) durch die Überexpression der Monoaminooxidasen führen, sind gleichzeitig Apoptose-Signale, woduch Sauerstoffradikalen aus der oxidativen Desaminierung der Monamine eine entscheidende Bedeutung bei der Apoptose-Induktion zukommt.

ZELLTOD DURCH NEKROSE

Synonyme: akzidentelle Nekrose (Nekrose im klassischen Sinn), Nekroptose

Nekrose ist ein pathologischer Vorgang im Gefolge von Gewebsverletzungen, Gifteinwirkung, Nährstoffmangel u a. Nekrotische Zellen verlieren ihre Kontrolle über Ionenflüsse, wodurch es zum Zusammenbruch von Konzentrationsgradienten und in deren Folge zum Wassereinstrom in die Zelle kommt. Zunächst werden Mitochondrien-Strukturen zerstört, später platzen die Zellmembranen, wobei das Freisetzen von intrazellulärem Inhalt das Immunsystem aktiviert und Entzündungsreaktionen und nachfolgend Zelluntergänge induziert.

ZELLTOD PER SE

Bestimmte Zelltode sind sowohl von Apoptose als auch Nekrose zu trennen. Unterwirft man z. B. Leberzellen einem totalen Sauerstoffentzug, so sind sie bereits nach 150 Minuten abgestorben, ohne dass irgendein histologisches Anzeichen sichtbar wäre, das auf apoptotische oder nekrotische Prozesse hindeutet. Derartige Prozesse finden demnach erst am „Zellkadaver" statt.

DAS ZENTRALE DOGMA DER GESUNDHEIT

Eine oxidative Schädigung und Schwächung des Mitochondriums, als epigenetisch erworbene Mitochondriopathie, geht zeitlich dem „programmierten Zelltod" (Apoptose) voran, dann wird erst die Schädigung und Schwächung von Zelle, Organ und Organismus merkbar.

Wenn die Evolution ein Programm für den Weg zum Tod vorgesehen hat, das immer auf der Stufe der Zellorganelle Mitochondrium startet, zeigt es uns, dass die Mitochondrien-Gesundheit ausschlaggebend für Gesundheit, Krankheit und Tod ist.

„Sind unsere Mitochondrien gesund, so sind auch wir gesund" wäre somit das zentrale Dogma für eine gesunde Lebensspanne.

EPIGENETISCHE ORGANSCHÄDEN UND HYPOMETHYLIERUNG

HYPOMETHYLIERUNG DER PROMOTOREN FÜR MAO B UND MAO A FÜHRT ZU ERHÖHTER MAO B- UND MAO A-EXPRESSION (-AKTIVITÄT)

Es ist allgemein anerkannt, dass epigenetische Chromatin-Modifikationen eine Schlüsselrolle bei der Regulation der Genexpression spielen, sowohl bei der Aktivierung als auch bei der Stummschaltung von Genen. Die DNA-Methylierung hat wichtige regulatorische Auswirkungen auf die Genexpression, insbesondere wenn CpG-reiche Bereiche, die als CpG-Inseln bekannt sind und sich in den Promotorregionen vieler Gene befinden, beteiligt sind. Eine umfassende Methylierung von CpG-Inseln führt zu einer transkriptionellen Inaktivierung der Gene.

Es findet sich eine robuste Assoziation der regionalen und CpG-ortsspezifischen Methylierung des Kern-MAO A-Promotors mit den MAO A-Spiegeln im Gehirn.

Jene DNA-Sequenzen wurden identifiziert, die für die Transkriptionsaktivierung der MAO A- und MAO B-Gene verantwortlich sind.

Die Ursache für die Untermethylierung der MAO B- und MAO A-Genorte ist eine unzureichende Methylierung der DNA, dabei ist die Ursache ein Mangel an (-)-S-Adenosyl-L-Methionin (Ademetionin), dem dominanten Methylgruppen-Donor.

Die Genexpression ändert sich ständig, wird aber lifestyle- und altersabhängig durch die Abnahme der (-)-S-Adenosyl-L-Methionin-Produktion in der Leberzelle und von Quantität und Qualität der Mitochondrien und der ATP-Produktion beeinflusst.

Die körpereigene Produktion von (-)-S-Adenosyl-L-Methionin in der Leberzelle nimmt bereits im frühen Erwachsenenalter, d.h. ab dem 30. Lebensjahr, deutlich ab und die Folge ist eine Untermethylierung der Erbsubstanz (DNA und Histonproteine), die mit dem Vorkommen von „latenzbehafteten Alterskrankheiten" im Zusammenhang steht.

Die typischen Alterskrankheiten beginnen Jahrzehnte zuvor und es gibt keinen diagnostischen Hinweis im Frühstadium der Erkrankung. Erst nach einem diagnostisch, bis Jahrzehnte stummen Intervall, kommt es zur Diagnose des Organschadens, wobei zu diesem Zeitpunkt nur mehr kurative Therapiemöglichkeiten und pflegerische Maßnahmen möglich sind. Beispiele dafür sind die „Volkskrankheiten im Alter", wie Alzheimer-Demenz, Parkinson-Krankheit, Altersdepression, Herzschwäche oder Muskelschwund, welcher Stürze mit Knochenbrüchen zur Folge haben kann.

Die Generierung von toxisch-oxidativem Zellstress mit plötzlicher Freisetzung von ROS aus der oxidativen Desaminierung der Monoamine nach erhöhter MAO B- und MAO A-Expression und der durch mitochondriale Dysfunktion verursachte ATP-Mangel führen unmittelbar zu Mitochondrien-Schaden und Zell-Verlust.

DAS STRESS-SYSTEM

STRESS

Der Begriff Stress, welcher Härte oder Widrigkeiten bedeutet, ist bereits seit dem 14. Jahrhundert allgemein bekannt und erlangte in seiner technischen Bedeutung im 17. Jahrhundert durch die Arbeiten des prominenten Physiker-Biologen ROBERT HOOKE für den lastenabhängigen Brückenbau seine Anwendung. Er beschreibt damit erstmals das Zusammenspiel von Belastung und Stress.

Hookes Analyse hat im frühen 20. Jahrhundert die Stressmodelle in Physiologie, Psychologie und Soziologie stark beeinflusst. Das Konzept der Aktivierung bei Stress repräsentierte eine Abweichung von einem normalen oder stationären Zustand. Das Prinzip der Homöostase wurde ursprünglich von CLAUDE BERNARD initiiert und seine beschriebenen Mechanismen wurden später von WALTER CANNON (1939) weiter ausgearbeitet. 1950 weckte eine Ansprache von JANÓS SELYE vor der American Psychological Association großes Interesse an den Überschneidungen zwischen Physiologie und Psyche.

JANÓS SELYE war der erste Wissenschaftler, der „Stress" als Grundlage für die unspezifischen Anzeichen und Symptome von Krankheiten identifizierte.

Als allgemeines Anpassungssyndrom bezeichnet er ein allgemeines Reaktionsmuster des Körpers auf länger anhaltende Stressreize.

Das Gehirn ist das Schlüsselorgan der Reaktion auf Stress, weil es bestimmt, was bedrohlich und daher potenziell stressig ist, sowie die physiologischen und Verhaltensreaktionen beeinflusst, die entweder adaptiv oder schädlich sein können. Stress beinhaltet eine wechselseitige Kommunikation zwischen dem Gehirn und dem kardiovaskulären System, dem Immunsystem und anderen Systemen über neurale und endokrine Mechanismen. Jenseits der „Flucht-oder-Kampf"-Reaktion auf akuten Stress gibt es Ereignisse im täglichen Leben, die eine Art chronischen Stress erzeugen und mit der Zeit zu einer Abnutzung des Körpers durch „allostatische Belastung" (MCEWEN 2007) führen.

Stressbedingte Hormone schützen den Körper kurzfristig und fördern die Anpassung („Allostase"). Das Gehirn ist ein Ziel von Stress und der Hippocampus war neben dem Hypothalamus die erste Gehirnregion, die als Ziel von Glukokortikoiden erkannt wurde.

Stress und Stresshormone haben während des gesamten Lebensverlaufs sowohl adaptive als auch maladaptive Wirkungen auf diese Gehirnregion.

Frühe Lebensereignisse beeinflussen lebenslange Muster der Emotionalität und Stressreaktion und verändern die Alterungsrate von Gehirn und Körper. Der Hippocampus, die Amygdala und der präfrontale Kortex unterliegen einem stressinduzierten, strukturellen Umbau, der das Verhalten und die physiologischen Reaktionen verändert. Soziale und verhaltensbezogene Interventionen, wie regelmäßige körperliche Aktivität und soziale Unterstützung, reduzieren die chronische Stressbelastung und fördern die Gesundheit und Belastbarkeit von Gehirn und Körper.

EUSTRESS - MIT PHYSIOLOGISCH AKTIVER HPA-ACHSE - WIRD ALS ALS POSITIVER STRESS EMPFUNDEN.

Eustress ist eine Stressform der schnellen Anpassung an Leistungen und Belastungen, die mit Erfolg gelöst werden, wie wir es im Alltag durch Kultur und Sport erfahren und nach Lösung des Problems durch Momente einer unmittelbar folgenden Entspannungs- (Relax)- Phase belohnt wird, in der die, über eine physiologisch aktive HPA-Achse stressinduzierten, erhöhten Adrenalin- und Cortisolwerte wieder ihre Ausgangswerte erreichen können und ein Wohlgefühl spürbar wird, das uns gesund erhält. Wir sind dann auch bereit und freuen uns auf die nächstfolgende Aufgabe.

Eustress als akute physiologische, endokrine und verhaltensbedingte Stressreaktion ist adaptiv und notwendig, damit der Mensch verfügbare Energieressourcen über Adrenalin- und Cortisol-Bereitstellung aufbauen kann, um eine unmittelbare Anforderung besser zu bewältigen, um nach Ende der Belastung die Homöostase des Körpers wiederherzustellen.

So ist auch bei Eustress die MAO A- Bildung kurzfristig und deshalb vorteilhaft erhöht und das stressinduzierte erhöhte Serotonin im Gehirn wird insbesondere als adaptiv angesehen, da es der Schlüssel zur Initiierung einer normalen HPA-Stress-Achsen-Aktivierung und mit schneller Wachsamkeit und adaptiven Verhaltens-Stressreaktionen beim Menschen verbunden ist. MAO A spielt eine entscheidende Rolle bei der Metabolisierung von Serotonin.

DISSTRESS - DISSTRESS IST NEGATIVER STRESS, DER KRANK MACHT. FÜR SEINE TOXIZITÄT IST DIE URSACHE EINE CHRONISCH ÜBERAKTIVE HPA-ACHSE.

Die Hypothalamus-Hypophysen-Nebennierenrinden-Achse (HPA-Achse (hypothalamic-pituitary-adrenal-axis) wird für die Stressanpassung benötigt. Die Überaktivierung der HPA-Achse verursacht die Sekretion von Cortisol aus der Nebennierenrinde, das auf mehrere Organsysteme einwirkt, um Energieressourcen umzuleiten und den tatsächlichen oder erwarteten erhöhten Bedarf zu decken.

Eine überaktive HPA-Achse fördert jedoch durch die vermehrte Glukokortikoid-Bereitstellung die Monoaminooxidasen- Expression und damit die Generierung der mitochondrialen Dysfunktion (epigenetisch erworbene Mitochondriopathie), denn das aus der Nebennierenrinde freigesetzte Cortisol fördert die MAO B-Expression und verursacht neuerlich chronisch-toxischen Stress mit überaktiver HPA-Stress-Achse durch ROS-Überlastung.

Eine überaktive HPA-Achse liefert den Organismus den eindeutig katabolen Wirkungen von Glukokortikoiden aus und es kommt zum Schaden an wichtigen physiologischen Systemen.

Beispielsweise üben Glukokortikoide ausgeprägte katabole Wirkungen auf hippocampale Neuronen aus und folglich korreliert die Glukokortikoidkonzentration mit der Abnahme der neuronalen Dichte im Hippocampus über die gesamte Lebensdauer.

Die physiologische Bedeutung der Glukokortikoid-Reaktion zeigt eine unzureichende Glukokortikoid-Reaktion unter Bedingungen von ausgeprägtem Stress. Dies führt dazu, dass der Einzelne schlecht auf eine lebensbedrohliche Herausforderung vorbereitet ist. So kann beispielsweise eine niedrige

Cortisol-Reaktion auf Stress eine erhöhte Anfälligkeit für die Entwicklung einer Posttraumatische Belastungsstörung (PTBS) voraussagen.

PERINATALER STRESS UND EPIGENETISCHE REPROGRAMMIERUNG IM HIPPOCAMPUS

Auswirkungen von Stress im frühen Leben auf lebenslange Phänotypen werden durch DNA-Methylierung und andere epigenetische Merkmale vermittelt.

Epigenetische Markierungen sind im Gegensatz zu genetischen Mutationen entweder durch epigenetisch wirksame Substanzen oder Verhaltensstrategien reversibel und bieten daher das Potential, Krankheiten, einschließlich Verhaltens- und psychische Gesundheitsstörungen, umzukehren oder zu verhindern.

Der Hypothalamus ist eine Knotenstelle bei der Programmierung, Steuerung und Regulierung von Stressreaktionen im gesamten Lebensverlauf.

Die epigenetische Reprogrammierung im Hippocampus und im Hypothalamus spielt dann eine wichtige Rolle bei der Anpassung der Genomfunktion an Erfahrungen und Expositionen während der perinatalen und frühen Lebensperioden und beim Aufbau stabiler phänotypischer Ergebnisse.

Die epigenetische Programmierung während der Entwicklung ermöglicht es einem Genom, mehrere Zelltypidentitäten zu exprimieren. Die nächste epigenetische Markierung zur DNA ist eine kovalente Modifikation der DNA durch enzymatische Addition von Methyleinheiten (Transmethylierung).

Es wird postuliert, dass die Auswirkungen von Stress im frühen Leben auf lebenslange Phänotypen durch DNA-Methylierung und andere epigenetische Merkmale vermittelt werden.

Zelltypspezifische DNA- Methylierungsprofile werden während der Schwangerschaft erstellt und definieren zell- und gewebespezifische Phänotypen. Die Programmierung von neuronalen Phänotypen und geschlechtsspezifischen Unterschieden im Hypothalamus wird durch entwicklungsgesteuerte Umordnung von DNA-Methylierungsprofilen erreicht. In ähnlicher Weise beinhalten andere Stationen in der Lebensbahn, wie Pubertät und Alterung, eine vorhersagbare und geplante Reorganisation von DNA-Methylierungsprofilen.

DNA-Methylierung und andere epigenetische Markierungen sind entscheidend für die Aufrechterhaltung der Zelltypidentität im Gehirn, im ganzen Körper und während des gesamten Lebens. Daten, die in den letzten 15 Jahren aufgetaucht sind, deuten darauf hin, dass die DNA-Methylierung, ebenso wie ihre Rolle bei der Definition des zellspezifischen Phänotyps während der Entwicklung an der Definition von Erfahrungsidentitäten beteiligt ist.

DIE DYNAMIK VON STRESSREAKTIONEN IST GESCHLECHTSSPEZIFISCH

Die vielleicht ausgeprägtesten physiologischen Modulatoren der HPA-Achse (hypothalamic-pituitary-adrenal-axis) sind Gonadensteroide. Sowohl in der Stärke als auch in der Dauer der Stressreaktionen gibt es erhebliche geschlechtsspezifische Unterschiede, die durch männliche (Testosteron) und weibliche (Östradiol (E2), Progesteron) Sexualhormone geprägt sind. Im Allgemeinen hemmt Testosteron die Stressreaktivität. Andererseits scheint Östradiol die Reaktionen der HPA-Achse zu verstärken.

Der sexuelle Dimorphismus in der Aktivität der HPA-Achse wird beim Menschen konsequent beobachtet. Frauen zeigen eine größere Variabilität in der stressinduzierten Aktivität der HPA-Achse als Männer und zeigen während des hohen Östrogenzustands im Menstruationszyklus eine erhöhte Aktivierung der limbischen Regionen, die mit Stressaktivierung verbunden sind, denn Östradiol fördert die Aktivierung der neuroendokrinen Stressreaktion. Da Frauen im gebärfähigen Alter doppelt so häufig wie Männer stressbedingte Psychopathologien wie Depressionen und Posttraumatische Belastungsstörung (PTBS) entwickeln, können hier zyklische Östradiolschwankungen zu einer erhöhten Anfälligkeit der Frauen beitragen.

EXKURS: TUPAJAS ALS MODELL FÜR EUSTRESS UND DISSTRESS IM PSYCHOSOZIALEN STRESS-KONTEXT

Den drastischen Unterschied zwischen physiologischer und chronisch-toxischer Stressreaktion zeigt das Schicksal der Tupaja-Männchen, die als entfernte Verwandte der Primaten gelten.

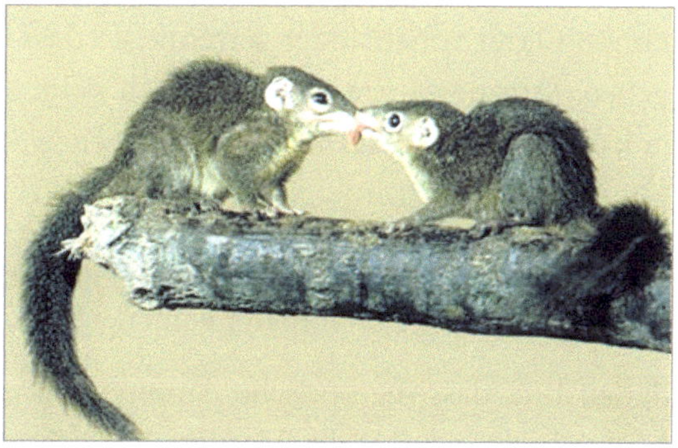

ABB. 30:
LIEBENDE TUPAJAS. DIE WEIBCHENWAHL GESCHIEHT BEI TUPAJAS ANHAND CHEMISCHER SIGNALE, DIE INFORMATIONEN ÜBER GENETISCHE UNTERSCHIEDE ZWISCHEN DEN BEIDEN PARTNERN VERMITTELN. Quelle: Foto: von Holst

Tupaja gehören zur zoologischen Familie der Tupaiidae. Anfang des letzten Jahrhunderts zog der englische Forscher Wilfred Le Gros-Clark aus seinen anatomischen Studien die Schlussfolgerung, dass Tupaja als primitive Urahnen der Primaten zu betrachten sind. Später mehrten sich jedoch Befunde, die dazu führten, dass man heute nur noch von einer entfernten Verwandtschaft mit den Primaten spricht. Taxonomisch werden Tupaja nun als „ursprüngliche, plazentale Säugetiere" in einer eigenen Ordnung Scandentia zusammengefasst.

Die tagaktiven Tiere sind in den tropischen Regen- und Bergwäldern, aber auch in der Nähe menschlicher Siedlungen in Süd- und Südostasien weit verbreitet. Wie Freilandstudien zeigen, bewohnen männliche und weibliche Tiere ineinander übergehende Territorien, in denen sie in lockerer Paarbeziehung leben. Die Männchen verteidigen diese Reviere heftig gegen eindringende männliche Artgenossen.

Für wissenschaftliche Untersuchungen wird dieses ausgeprägte Territorialverhalten zunutze gemacht, wobei unter kontrollierten Laborbedingungen soziale Konfliktsituationen ausgelöst werden, die von einer starken psychologischen Komponente begleitet sind.

Setzt man ein Männchen in den Käfig eines Artgenossen, wird der Eindringling innerhalb kurzer Zeit angegriffen und unterworfen. Werden dann beide Tiere durch ein Gitter voneinander getrennt, so dass das unterlegene Tier den überlegenen Artgenossen zwar immer noch sieht, aber nicht mehr attackiert werden kann, sind beim Verlierer typische Stress-Symptome zu beobachten.

Trennt man die Tiere jedoch nach der Auseinandersetzung mit einer undurchsichtigen Wand, so treten beim Verlierer keinerlei Stressreaktionen auf.

Dies deutet darauf hin, dass die optische Anwesenheit des dominanten Tieres als entscheidender Stressor wirkt. Man kann die Tiere über mehrere Tage bis zu Wochen in der Versuchssituation halten und das Trenngitter täglich für eine kurze Zeit öffnen. Dadurch entsteht für das unterlegene Tier eine Situation der Unvorhersehbarkeit und Unkontrollierbarkeit - beides Faktoren, die auch beim Menschen als starke psychische Belastung empfunden werden, daher auch der Terminus chronischer psychosozialer Stress.

Als Folge der psychosozialen Belastung entwickelt sich bei Tupajas ein depressives Syndrom mit Gewichtsverlust, Schlafstörungen, verminderter Motorik und Apathie.

Nach dem heutigen Wissensstand ist Cortisol mitverantwortlich für erfolgreiche oder nichterfolgreiche Anpassungsprozesse im Gehirn als Reaktion auf Stress. Damit spielt dieses Hormon eine scheinbar paradoxe Rolle, da es für den Stoffwechsel der Zellen des Organismus unerlässlich ist, andererseits bei chronisch erhöhten Konzentrationen im Blut negative Auswirkung auf Neurone im Gehirn hat und unter anderem eine Schwächung des Immunsystems bewirkt.

Die fettlöslichen (lipophilen) Glukokortikoide können leicht die Blut-Hirn-Schranke passieren und beeinflussen die Expression zahlreicher Gene, indem sie als so genannte Transkriptionsfaktoren fungieren.

Darüber hinaus verursachen sie „Membraneffekte", das heißt sie beeinflussen (modulieren) die elektrische Aktivität von Neuronen. Von allen Regionen des Gehirns hat die Hippocampus-Formation die höchste Dichte von Rezeptoren für Cortisol. Dieser Teil des Gehirns spielt eine wichtige Rolle bei Lern- und Gedächtnisvorgängen und bei räumlicher Orientierung. Er wird entwicklungsbiologisch dem limbischen System zugerechnet und ist damit auch wichtig für die Integration emotionaler Prozesse.

Cortisol moduliert nicht nur die elektrische Aktivität von Neuronen, sondern ist auch mitverantwortlich für morphologische Veränderungen in Neuronenverbänden. Schon Anfang der 1950er Jahre gab es Befunde, wonach ein chronischer Überschuss von Cortisol die Gestalt von Neuronen modifiziert. Diese Ergebnisse gerieten für einige Jahre in Vergessenheit und erlangten erst Anfang der 1980er Jahre durch die Arbeiten amerikanischer Forschergruppen neue Aktualität.

Chronische psychosoziale Belastung führt bei sozial unterlegenen Tupaja zu einer deutlichen Abnahme der Neubildung von Nervenzellen im Gyrus dentatus einem Bestandteil der Hippocampusformation.

Damit war, neben der Abnahme der dendritischen Verzweigungen von Pyramidenneuronen, mit einem zweiten Parameter nachgewiesen, dass psychosozialer Stress morphologische Veränderungen von Neuronen in einem Hirngebiet hervorruft, welches unter anderem eine wichtige Rolle bei Lern- und Gedächtnisvorgängen spielt.

POSTTRAUMATISCHE BELASTUNGSSTÖRUNG

Ein Trauma ist ein äußeres Ereignis, das bei den Betroffenen das Gefühl einer überwältigenden Bedrohung und Katastrophe vermittelt und Todesangst, Panik, Ohnmacht und Hilflosigkeit auslöst.

Eine akute Trauma-Exposition (Akute Belastungsreaktion) geht mit einer psychischen und psychosomatischen Erschütterung einher, von der sich aber in der Regel die meisten Menschen innerhalb absehbarer Zeit wieder gut erholen. Bei manchen traumatisierten Personen können in der Folge jedoch zahlreiche psychische Störungen auftreten.

EIN TRAUMA KANN RISIKOGENE AKTIVIEREN UND SO PSYCHISCHE ERKRANKUNGEN BEFÖRDERN

Neben genetischen Faktoren nimmt auch der DNA- Methylierungsstatus eine wichtige Rolle als Mediator von Umwelteinflüssen und Merkmalsausprägungen ein.

Eine Hypo- Methylierung innerhalb des ersten Exons des Oxytocin-Rezeptor-(OXTR)-Gens in Kombination mit der Intensität der Kindheitstraumata bestimmte etwa die Ausprägung von Angstsymptomen bei Erwachsenen. Bei Patientinnen und Patienten mit Panikstörungen waren negative Lebensereignisse mit einer niedrigeren Methylierung des MAO A - Promotors assoziiert, während positive Ereignisse zu einer Hyper- Methylierung führten.

Die Aktivierung des adrenergen Systems hat auf den Ebenen des zentralen und peripheren Nervensystems erhebliche Auswirkungen. Es werden Orientierungs- und Schreckreaktionen, und auch selektive Aufmerksamkeitsprozesse ausgelöst. Es kommt zur Aktivierung des Locus coeruleus mit Ausschüttung von Noradrenalin über verschiedene Hirnregionen. Die Aktivierung der Mandelkernregion (Amydgala) wird verstärkt. Die Entstehung von Angstgefühlen ist im Mandelkern verankert.

Das adrenerge System steht über die Stria terminalis mit Kerngebieten im Hirnstamm in Verbindung, die eine Aktivierung des Nebennierenmarkes zur Folge hat und Adrenalin und Noradrenalin freisetzt. Die Freisetzung von Katecholaminen führt u. a. zu einer Erhöhung von Herzschlag sowie Blutdruck und fördert die Glukoseaufnahme in die Zelle.

Die erhöhte Freisetzung von Katecholaminen führt ebenfalls zur erhöhten Freisetzung von ACTH, sodass CRH und Katecholamine während der Stressreaktion in der Freisetzung von Cortisol synergistisch wirken. Dem Vorläuferprotein von ACTH ist die Aminosäuresequenz von Beta-Endorphin angehängt. Beta-Endorphin ist ein Opiat und bewirkt Schmerzreduktion (Analgesie). Bildet sich also ACTH, entsteht parallel Beta-Endorphin. Dies trägt möglicherweise dazu bei, dass der Opiatspiegel in Extremsituationen ansteigt.

Diese Bereitstellungsreaktion führt nach dem Stresskonzept bei überaktiver HPA-Stress-Achse zur vermehrten Freisetzung von Cortico-Releasing-Factor (CRF) aus dem Hypothalamus. Dies wiederum bewirkt die Freisetzung von Corticotropin (ACTH) aus der Hypophyse.

ACTH fördert die Ausschüttung von Cortisol aus der Nebennierenrinde mit einem vielfältigen Wirkprofil. Die Cortisol-Bereitstellung aus der Nebennierenrinde erhöht die Transkription von MAO B und die MAO B-Aktivität, die wiederum eine langfristige Glukokortikoid-Erhöhung macht, eine vermehrte ROS-Belastung auslöst, die eine toxische Gefährdung der Mitochondrien, Neuronen und Gliazellen zur Folge hat.

Chronisch-toxischer Stress mit überaktiver HPA-Stress-Achse führt zu einer Abnahme der Neuroneogenese im Gyrus dentatus des Hippocampus, was eine verringerte Proliferation, Überlebensrate und Differenzierung neuronaler Stammzellen zur Folge hat und zur Schädigung des Hippocampus als Lernzentrum im Gehirn führt.

CORTISOL-ASSOZIIERTE HYPOMETHYLIERUNG

Hohes Cortisol ist mit DNA-Hypomethylierung verbunden. Stress bei Kindern ist im Allgemeinen mit Hypomethylierung assoziiert.

Umfangreiche Ergebnisse aus Kohortenstudien zeigen, dass bei Personen, die ein frühes Trauma sowie Einflüsse in utero während der Schwangerschaft, in der Kindheit häusliche Gewalt, Vernachlässigung und Kindesmissbrauch erlebt haben, im Erwachsenenalter häufiger neuropsychiatrische Probleme, Diabetes Mellitus Typ I und Herz-Kreislauf-Erkrankungen aufweisen. Die weitreichenden negativen Auswirkungen frühkindlicher Widrigkeiten können sogar zu beschleunigtem Altern und vorzeitigem Tod führen.

Personen, die Missbrauch in der Kindheit erlebt haben, zeigen als Erwachsene eine Dysfunktion der HPA-Achse als hyperaktive Hypothalamus-Hypophysen-Nebennieren-Achse (HPA), die bei neuropsychiatrischen Erkrankungen wie Major Depression besonders stark ausgebildet ist.

ERHÖHTE MONOAMINOOXIDASEN (MAO A UND MAO B) - EXPRESSION ERHÖHT DIE PROLAKTIN-PRODUKTION

Monoaminooxidasen (MAO A und MAO B) sind als Enzyme für den Abbau der Gehirnbotenstoffe u.a. Dopamin, Serotonin, Adrenalin und Noradrenalin zuständig. Der resultierende Dopamin-Mangel aus der oxidativen Desaminierung erhöht die Prolaktin-Produktion (Hyperprolaktinämie), da die hemmende Wirkung von Dopamin auf die Prolaktin-Produktion wegfällt.

Prolaktin ist ein bekanntes Stresshormon, das unter körperlicher oder auch seelischer Belastung ansteigt. Zyklusstörungen bei Frauen sind die Folge. In 70% der Fälle wird eine Milchproduktion in der Brust beobachtet, die jedoch nicht immer spontan, sondern oft nur auf Ausstreichen der Brust hin erkennbar wird. Auch erhöhte männliche Hormone können mit erhöhten Prolaktin-Spiegeln einhergehen. Das wird zum einen mit den niedrigen Blutspiegeln weiblicher Hormone durch den ausbleibenden Eisprung begründet. Zum anderen kann eine Stimulation der Produktion männlicher Hormone in den Nebennieren durch die erhöhten Werte des Prolaktins im Blut Ursache sein und zu Hirsuitismus, männlichem Behaarungstyp bei Frauen, führen. Die Wirkung von Prolaktin beim Mann ist bisher noch nicht vollständig geklärt. Es wird vermutet, dass das Hormon synergistisch mit Testosteron wirkt.

OXIDATIVER STRESS - (ROS)-BELASTUNG - IM ZUSAMMENHANG MIT VERSCHIEDENEN KRANKHEITSBILDERN

Wo toxischer neuronaler Stress aktiv ist, geht es immer auch um depressive Symptome. Burn-out und Schädigung des Lernzentrums im Gehirn, des Hippocampus sind dabei besonders nennenswert. Chronischer -toxischer Stress mit überaktiver HPA-Achse gilt entsprechend auch als ein wesentlicher Risikofaktor für die Entwicklung der Alzheimer-Krankheit und ist ebenso Folge dieser Erkrankung.

ANGST, FURCHT UND PANIK

„Die Grundbefindlichkeit des Menschen ist die Angst!“

MARTIN HEIDEGGER

Angst ist eine unangenehme Emotion, die zum Vermeiden potenziell schädlicher Situationen motiviert, dabei nützt oder krank macht.

Angsterkrankungen zählen gemeinsam mit Depressionen zu den häufigsten Erkrankungen auf dem Gebiet der Psychiatrie. Die Komorbiditäten bei Angststörungen sind meist mit Depression, aber auch mit bipolarer Störung (BD) verbunden, und ihre Häufigkeiten werden mit bis zu 60% in der Literatur angegeben.

Während vor etwa 30 Jahren lediglich zwischen Angstneurosen und Phobien unterschieden wurde, finden sich nun in der Fachliteratur Unterscheidungen wie z.B. spezifische Phobie, soziale Phobie, Panikstörung mit und ohne Agoraphobie, generalisierte Angsterkrankung, Mutismus, Angst mit depressiver Störung gemischt und posttraumatische Belastungsstörung.

Angst und Furcht (Angst angesichts einer Bedrohung oder Gefahr) sind – auch im Sinne der evolutionären Neurobiologie – ein sinnvolles und notwendiges affektives Erregungsmuster. In der vom Physiologen Walter Cannon erstbeschriebenen „Kampf- oder Flucht-Reaktion“ erscheint diese affektive Erregung als physiologische Stressreaktion, die eine schnelle Anpassung eines Individuums an Gefahrensituationen ermöglicht.

Welche Folgen eine Fehlinterpretation körperlicher Signale haben kann, wird beispielsweise bei der Panikstörung sichtbar. Die Betroffenen nehmen eine körperliche Veränderung wahr, den Anstieg der Herzrate oder ein Kribbeln in den Gliedmaßen und finden keine plausible Erklärung dafür. Sie deuten das dann als Hinweis auf ein bedrohliches körperliches Problem. Das ist der Einstieg in einen Teufelskreis: Sie bekommen Angst, ihr Herz schlägt noch schneller, der Magen verkrampft, sie beginnen zu schwitzen. All das befördert ihre ursprüngliche Einschätzung, dass „etwas nicht stimmt“. Die Reaktion steigert sich in kurzer Zeit zu einer Panikattacke.

BIOLOGISCHE GRUNDLAGEN DER ANGST

Eine Trias von Hirnregionen reguliert unsere Angstreaktionen:

- Der linke Mandelkern (Amygdala) ist das sogenannte Angstgedächtnis.
- Der Hippocampus ist eine Hauptstruktur innerhalb des limbischen Systems, von der bekannt ist, dass sie sehr anfällig für chronischen Stress mit überaktiver HPA-Achse und andere epigenetisch belastende Umweltfaktoren ist.
- Der Präfrontalcortex fungiert als eine Art übergeordnete Instanz, die das Ereignis bewertet und das Furchtgedächtnis und damit die Furcht aktiv unterdrücken kann.

Kritisch wird es, wenn diese Hirnregionen fehlreguliert werden. Zum Beispiel zeigen Traumapatienten hyperaktive Antworten der Amygdala bei gleichzeitig reduzierter Aktivität im Präfrontalcortex. Die hieraus resultierende Dysbalance der Hirntrias geht mit extremen Furchtreaktionen einher.

Angststörungen werden neurobiologisch im Zusammenhang mit Balancestörungen der Neurotransmitter Serotonin, Noradrenalin, Dopamin, GABA und Glutamat diskutiert.

Angststörungen gelten hinsichtlich ihrer Pathogenese als multifaktorielle Erkrankungen, an deren Entstehung eine genetische Prädisposition, sowie Umweltfaktoren beteiligt sind.

Epigenetische Mechanismen wie DNA- Methylierungsmuster in den folgenden Genen konnten mit Angsterkrankungen assoziiert werden: MAO A und CRHR1 bei Panikstörung, OXTR bei Sozialer Phobie, NR3C1 bei generalisierter Angststörung (GAS).

„SPINNEN ODER SCHLANGENANGST"

Angst beim Anblick von Spinnen oder Schlangen hängt damit zusammen, dass potenziell gefährliche Reptilien und Spinnentiere mit dem Menschen und seinen Vorfahren seit 40 bis 60 Millionen Jahren koexistieren und damit deutlich länger als etwa mit den uns heute noch gefahrlichen Säugetieren. Die Reaktionen, die die heute von Geburt an gefürchteten Tiergruppen (Angst vor Schlangen) auslösen, konnten sich damit über einen evolutionär sehr langen Zeitraum im Gehirn verankern.

ANGSTREAKTIONEN SIND MIT DEM AKTIVITÄTSZUSTAND DER HPA-ACHSE VERBUNDEN

Die Hypothalamus-Hypophysen-Nebennierenrinden-Achse (HPA-Achse) wird für die Stressanpassung benötigt.

Eine aktive HPA-Achse bei einer Angstreaktion schützt und nützt uns,
eine überaktive HPA-Achse bei einer Angstreaktion macht uns krank.

Dauer und Intensität der HPA-Achsen-Aktivität entscheiden über Gesundheit oder Krankheit.

Stressbedingte medizinische und psychiatrische Erkrankungen sind die Hauptursachen für Morbidität und Mortalität und ihr gemeinsamer Ausgangspunkt ist die mitochondriale Dysfunktionsstörung

Stressreaktionen und damit verbundene Ergebnisse variieren deutlich von Person zu Person.

Die Exposition gegenüber Stressoren, einschließlich psychischem Stress, wurde mit einer Vielzahl von psychiatrischen Störungen in Verbindung gebracht, darunter posttraumatische Belastungsstörung (PTSD), schwere Depression (MDD), kognitive Beeinträchtigung, psychotische Störungen und Suchterkrankungen. Darüber hinaus hat sich gezeigt, dass psychischer Stress das Risiko für Erkrankungen, wie Herz-Kreislauf-Erkrankungen, Krebs und Immunstörungen, beeinflusst. Somit sind stressbedingte medizinische und psychiatrische Erkrankungen die Hauptursachen für Morbidität und Mortalität.

Eine überaktive HPA-Achse hat als Endpunkt die erhöhte Cortisol-Bereitstellung aus der Nebennierenrinde.

DNA-Methylierungs-Veränderungen finden sich am NR3C1- Gen für den Glukokortikoid-Rezeptor, mit erhöhtem Cortisol und erhöhter MAO B.

BEISPIEL: EIN PROTEIN ALS INNERE STRESSBREMSE

Eine Hypomethylierung des Genortes findet sich am NR3C1- Gen (GR-Gen für den Glukokortikoid (GC)- Rezeptor), verbunden mit erhöhtem Cortisol und erhöhter MAO B-Expression.

Ein wichtiger Modulator von Stressreaktionen ist das FK506-bindende Protein 51 (FKBP5/FKBP51), das unter anderem als Co-Chaperon fungiert, welches die Aktivität des Glukokortikoidrezeptors (GR) moduliert. Es ist eine eingebaute Bremse, die dafür sorgt, dass unser Körper nicht permanent mit dem Stresshormon Cortisol geflutet wird, sondern sich schnell wieder „beruhigt“. Je aktiver FKBP5, desto schwächer ist diese Bremse.

Glukokortikoide gelangen in das Zytoplasma und aktivieren den Glukokortikoid-Rezeptoren (GR)-Komplex. Die Bindung von FKBP5 an den Komplex verringert die Affinität von Glukokortikoiden zum Glukokortikoidrezeptor (GR) und verzögert die Translokation des Glukokortikoidrezeptors (GR) zum Zellkern. FKBP5 hemmt dann die Glukokortikoidrezeptor (GR)-Aktivität und bildet eine ultrakurze, intrazelluläre negative Rückkopplungsschleife der Glukokortikoidrezeptor (GR)-Signalgebung. Diese gesteigerte FKBP5 Produktion kann dann zur Veränderung einer Reihe von Signalwegen führen, die für neuronale Funktionen wichtig sind, wie zum Beispiel vom Gehirn abgeleiteter neurotropher Faktor (BDNF), Tau-Proteine und Calcineurin.

Das FKBP5Das Gen reagiert zwar stark auf Glukokortikoidrezeptor (GR), aber die Reaktionsfähigkeit hängt von FKBP5- Polymorphismen und dem Methylierungsstatus ab.

Diese epigenetischen Veränderungen spielen eine Schlüsselrolle bei der Vermittlung des Stresses aus frühen Lebenphasen auf die spätere Entwicklung von Stress-Erkrankungen, einschließlich der Borderline Personality Disorder (BPD).

CORTISOL INDUZIERT DIE TRANSKRIPTION VON MAO A UND MAO B MIT ERHÖHTER MAO A- UND MAO B - AKTIVITÄT.

Eine erhöhte MAO A- und MAO B - Aktivität hat zwei wesentliche Folgen:

- Zum einen kommt es durch intensivierte Metabolisierung von Serotonin, Noradrenalin und Dopamin zum Mangel an diesen Gehirnbotenstoffen,
- zum anderen hat eine langfristige Glukokortikoid-Erhöhung eine vermehrte ROS - Belastung mit toxischer Gefährdung der Mitochondrien, Zellen und Organen zur Folge.

Cortisol-induzierte MAO A und MAO B -Expressionserhöhung generiert die mitochondriale Dysfunktion als epigenetisch verursachte Mitochondriopathie mit ROS - Belastung, die den chronisch-toxischen Stress mit überaktiver HPA-Achse vorantreibt.

Eine überaktive HPA-Achse liefert den Organismus den eindeutig katabolen Wirkungen von Glukokortikoiden aus, die infolgedessen wichtige physiologische Systeme schädigen können.

ANGSTERKRANKUNG UND PANIKSTÖRUNG ZEIGEN EINE SIGNIFIKANTE DNA-HYPOMETHYLIERUNG DES MONOAMINOOXIDASE A-(MAO A)-GENS

Eine erste epigenetische Pilotstudie bei Panikstörung zeigte eine signifikante DNA-Hypomethylierung des Monoaminooxidase A- (MAO A-)-Gens insbesondere bei Frauen, wobei negative Lebensereignisse mit einer Hypomethylierung, positive Lebensereignisse mit einer relativen Hypermethylierung einhergehen.

Monoaminooxidase A ist am Abbau bestimmter Hirnbotenstoffe beteiligt, etwa Serotonin, das unter anderem Angstzustände dämpft. Sinkt der Serotoninspiegel, kann es zu Panikattacken kommen. An ganz bestimmten Bereichen des MAO A-Gens „kleben“ an diesen Stellen zahlreiche so genannte

Methylreste (chemische Formel: -CH3). Diese fehlten bei den Angsterkrankten jedoch zum Teil. Wissenschaftler sprechen von einer Hypomethylierung („hypo" bedeutet „unter", in diesem Fall also „unter dem Normalwert").

Dabei war die Hypomethylierung umso stärker ausgeprägt, je mehr negative Lebensereignisse die Patientinnen in den vergangenen sechs Monaten durchgemacht hatten.

An diesen speziellen Genpositionen hat das Fehlen der Methylgruppen zur Folge, dass die betreffende Erbanlage leichter abgelesen werden kann. Die Betroffenen bildeten also mehr MAO A, mit der Folge eines Serotoninmangels, da MAO A Serotonin abbaut, was wiederum die Panikstörung befördern kann.

PSYCHOTHERAPIE HAT EINFLUSS AUF DIE GENEXPRESSION

Psychotherapie kann dazu führen, dass sich neurobiologische Veränderungen, die sich zu einer seelischen Gesundheitsstörung entwickelt haben, zurückbilden. So gesehen ist Psychotherapie eine Heilmethode, die nicht nur die Seele, sondern auch den Körper „erreicht".

Forscher beobachteten auch, dass eine erfolgreiche Psychotherapie mit epigenetischen Veränderungen bei relevanten Genen für Angst-, Borderline- und Posttraumatischer Belastungsstörung einhergeht. Der Theorie nach kann beim Menschen jede neue Erfahrung, psychotherapeutische Interventionen inbegriffen, einen Einfluss auf die Genexpression haben und Veränderungen im Gehirn nach sich ziehen.

Ein Beispiel:

In einer Studie absolvierten 28 Patientinnen mit Panikstörung eine sechswöchige Verhaltenstherapie.

Bei knapp der Hälfte von ihnen verringerten sich die Symptome daraufhin deutlich. Nach der Behandlung unterschied sich ihr MAO A-Gen in epigenetischer Hinsicht nicht mehr von dem gesunder Frauen. Eine erfolgreiche Psychotherapie konnte die Hypomethylierung rückgängig machen. Anders sah es dagegen bei den Patientinnen aus, die nicht auf die Behandlung angesprochen hatten: Bei ihnen blieb die schädliche epigenetische Schalterstellung bestehen.

Das Ansprechen auf eine kognitive Verhaltenstherapie bei Angststörungen scheint mit einer Veränderung des Methylierungsmusters in den SLC6A4- und MAO A-Genen assoziiert zu sein. Der vom SLC6A4-Gen codierte Serotonin-Transporter ist für die Wiederaufnahme von Serotonin in das präsynaptische Neuron verantwortlich.

GENVARIANTEN BEI ANGSTERKRANKUNG

Bedeutung werden Genvarianten der Monoaminooxidase A (MAO A), der Serotoninrezeptoren 5-HT1A und 5-HT2A, dem Serotonintransporter, dem Noradrenalin -Transporter und der Catechol-O-Methyltransferase zugeschrieben. Auch nicht monoaminerge Gene, zum Beispiel aus dem GABA-ergen System, Gene der HPA-Achse, und Varianten des Brain Derived Neurotrophic Factors (BDNF) wurden mit der Entstehung unterschiedlicher Angststörungen in Verbindung gebracht.

MICRORNA-VERÄNDERUNGEN BEI ANGSTERKRANKUNGEN

Ein „Regenschirm aus microRNAs“ schützt uns vor dem „täglich auf uns einprasselnden Regen“ von Stress, Herausforderungen oder negativen Gefühlen und psychischen Erkrankungen wie Depression oder Angststörungen.

MICRORNA135 ERHÖHT DEN SEROTONIN-SPIEGEL

Reduzierte microRNA-15a-Spiegel in der Amygdala erhöhen das angstähnliche Verhalten nach Exposition gegenüber chronischem Stress.

Der Serotonintransporter als „Recycling-Gerät“ transportiert freies Serotonin aus dem synaptischen Spalt zurück in die Präsynapse, wo es abgebaut wird und nicht mehr wirken kann und wird durch den Einfluss der miRNA135 gehemmt. Ein zweites Protein, der Serotonin1A-Rezeptor, ist ein Protein in der Zellmembran der Nervenzellen und dient als Serotonin-Fühler. Agonisten am Serotonin1A – Rezeptor, wie das Serotonin selbst, haben hemmende, potenziell angstlösende Wirkung.

Da durch den Einfluss der miRNA135 weniger Serotonin-Transporter und Serotonin1A - Rezeptoren im Gehirn vorhanden sind, steigt der Serotoninspiegel an. miRNA135 wirkt daher wie ein Serotonin Reuptake -Inhibitor, nach dessen Einnahme die Symptome einer Depression abklingen sollen.

Es gibt die therapeutische Anwendung dieser beiden mikroRNAs noch nicht.

DAS BURN-OUT SYNDROM

Wer unter Burn-out steht, fühlt sich ausgebrannt, leer und kraftlos. Während die Leistungsfähigkeit abnimmt, nimmt die emotionale Erschöpfung und die Angst vor dem Scheitern zu. Betroffene fühlen sich vollkommen überfordert und begraben unter einer Fülle von Erwartungen, die andere stellen.

1974 schrieb HERBERT FREUDENBERGER einen Artikel mit dem Titel „staff burn-out". Es ging um den gesundheitlichen Zustand des Personals einer Privatklinik und wie es auf belastende Ereignisse reagiert. Damit hielt ein neues Syndrom Einzug in die medizinische Wissenschaft und wurde Gegenstand zahlreicher Untersuchungen.

Die zentrale Dimension von Burn-out ist die chronische emotionale Erschöpfung, Depersonalisation bzw. „Dehumanisierung" und reduzierte persönliche Leistungsfähigkeit.

Trotz aller Bemühungen gelang es über Jahre hinweg nicht, eine Krankheitseinheit „Burn-out" zu operationalisieren, da noch im Jahre 2013 gefolgert wurde, dass „auf dem heutigen Stand von einer Diagnosestellung Burn-out in der klinischen Praxis abgesehen werden sollte". Dennoch nahm die WHO im Mai 2021 erstmals Burn-out in ihre 11. Überarbeitung der Internationalen Klassifikation der Krankheiten auf, die im Januar 2022 in Kraft trat.

Burn-out wird als Syndrom aufgrund von „chronischem Stress am Arbeitsplatz, der nicht erfolgreich verarbeitet wird", definiert. Dabei sehen die Gesundheitsexperten drei Dimensionen der Krankheit: ein Gefühl von Erschöpfung, eine zunehmende geistige Distanz oder negative Haltung zum eigenen Job, sowie verringertes berufliches Leistungsvermögen.

Chronischer Stress und die individuelle Stressregulationsfähigkeit haben daher eine besondere Bedeutung für die Entwicklung von Menschen, die in der Lage sind, Stress gut abzupuffern und eine niedere Stressreaktivität zu haben. Personen mit einer hyperaktiven HPA-Achse und hoher Stressreaktivität reagieren auf Belastungen mit intensiven und lang andauernden Stressreaktionen. Eine hohe Stressreaktivität manifestiert sich sowohl im subjektiven Erleben als auch in biologischen Markern, z.B. einer dysfunktionalen Cortisol-Aufwachreaktion (CAR).

Zusammenfassend ist das krankmachende Burn-out-Syndrom ein chronisch-toxischer Stress mit überaktiver HPA-Achse (Disstress) im Arbeitsumfeld, unter der Beteiligung langanhaltender Cortisol-Erhöhung, Cortisol-induzierter Monoaminooxidase (MAO A und MAO B) - Überexpression mit Generierung einer ROS-Überbelastung, die zu mitochondrialer Dysfunktion (epigenetisch, erworbene Mitochondriopathie) führt. Die ausgeprägten katabolen Cortisol-Wirkung auf hippocampale Neurone stören kognitive Prozesse wie Lernen und Gedächtnis und schränken damit in Summe die Lebensqualität und Lebenserwartung ein.

DEPRESSION

Depressionen betreffen schätzungsweise 15% der Menschen im Laufe ihres Lebens und sind weltweit die häufigste Ursache für Behinderungen.

ERHÖHTE MAO B-EXPRESSION BEI DEPRESSION

Die MAO B-Aktivität spielt eine entscheidende Rolle bei der Gesunderhaltung des Gehirns -ein erhöhter MAO B-Spiegel führt zu Depressionen.

Im Gehirn ist der vorherrschende Ort der MAO B auf den äußeren Mitochondrienmembranen von protoplasmatischen und fibrillären Astrozyten, in der grauen und weißen Substanz und innerhalb des Mittelhirns in serotoninergen Neuronen. Die MAO B-Dichte ist in den Raphe-Kernen im Hirnstamm am höchsten. Darüber hinaus ist die MAO B- Dichte im Striatum und Thalamus sehr hoch, im Kortex und Hippocampus hoch und im Gewebe der Kleinhirnrinde und der weißen Substanz relativ niedrig.

2019 zeigte eine in JAMA Psychiatry von CAMH - Centre for Addiction and Mental Health-, Kanadas größtem Lehrkrankenhaus für psychische Gesundheit und Sucht und ein weltweit führendes Forschungszentrum auf diesem Gebiet, veröffentlichte Studie zum ersten Mal, dass Menschen, die an einer klinischen Depression leiden, höhere Werte eines Gehirnproteins namens MAO B aufweisen.

MAO B ist im präfrontalen Kortex, einem großen Gehirnbereich, der an unseren komplexen Denkverhalten wie Planung und Entscheidungsfindung beteiligt ist, nachweisbar und kann in dieser Gehirnregion durch eine Art der Bildgebung des Gehirns, die als Positronen-Emissions-Tomographie (PET) bezeichnet wird, beobachten werden.

Die Studie wurde mit 40 Erwachsenen durchgeführt, die Hälfte der Teilnehmer mit Depression und die andere Hälfte ohne Depression.

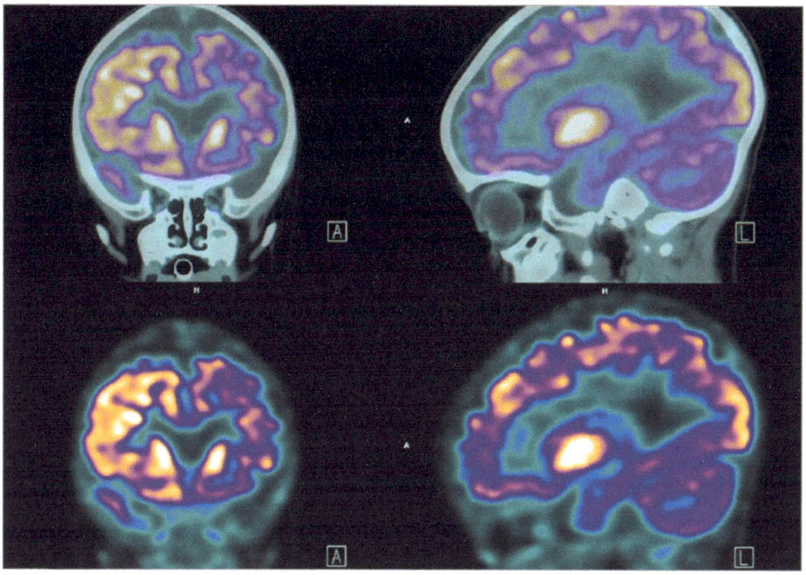

ABB. 31:
ÜBEREXPRESSION VON MAO B (UNTERE REIHE) BEI PATIENTEN MIT SCHWERER DEPRESSIVER STÖRUNG

Quelle: Laurel Ranger, MAO B Elevated in the Prefrontal Cortex of Patients with Major Depressive Disorder, March 29th, 2019, Psychiatry Advisor.

Im Durchschnitt war MAO B im präfrontalen Kortex bei Menschen mit Depression um 26% höher als bei Menschen ohne diese Krankheit.

Die Forscher zeigten auch, dass eine längere Dauer der Depression stark mit höheren MAO B- Spiegeln im präfrontalen Kortex, sowie in anderen Gehirnregionen verbunden war.

ERHÖHUNG DER AKTIVITÄT DER MAO A BEI MAJOR DEPRESSION

Es gibt Hinweise darauf, dass MAO A eine wichtige Rolle in der Regulation menschlichen Verhaltens spielt, vor allem bei gewalttätigem Verhalten, und eine wichtige Rolle im Pathomechanismus der Depression einnimmt.

Es gibt Hinweise darauf, dass MAO A auf genetischer Ebene zu schnell exprimiert wird und damit eine MAO A-Überaktivität mit einem zu starken

Verlust der Monoamine Noradrenalin, Serotonin und Dopamin durch verstärkten metabolischen Abbau entsteht. In der Promotorregion des MAO A Gens findet sich ein Tandem-Repeat, so dass das Gen 3- bis 4 -mal schneller abgelesen werden kann, als in der kurzen Form des Promotors.

Zwischen diesen Polymorphismen und der Depression findet man starke Zusammenhänge. Je mehr MAO produziert wird, umso schneller kann ein Defizit an Monoaminen entstehen.

Ferner wurde bei verstorbenen Patienten, die sich suizidierten, im Hypothalamus eine hohe Aktivität der MAO A festgestellt.

EPIGENETISCHE MECHANISMEN DER DEPRESSION

Epigenetische Mechanismen können auf unterschiedlichen Wegen die Entstehung der depressiven Erkrankung begünstigen: Stress-induzierte epigenetische Modifikationen, Zufallsprozesse während der Entwicklung, sowie hormonelle Einflüsse auf die epigenetische Signatur können eine Prädisposition für depressive Episoden bedingen. Insbesondere Stress in frühen Lebensphasen scheint eine langfristige Vulnerabilität für die Entstehung einer Depression zu bewirken. Da epigenetische Mechanismen in der Lage sind, solche Gen-Umwelt-Interaktionen abzubilden, können sie Veränderungen der neuronalen Funktion und damit des Krankheitsrisikos verursachen.

Während Episoden einer Major Depression sind nukleäre Transkriptionsfaktoren, die mit einer stärkeren MAO B-Transkription assoziiert sind, im präfrontalen Kortex erhöht. Außerdem sind Glukokortikoide während Major Depression oft erhöht, und die Verabreichung von Glukokortikoiden ist mit einer stärkeren MAO B-Expression und -Aktivität im präfrontalen Kortex, sowie in Zelllinien verbunden.

MAJOR DEPRESSION

4% der Allgemeinbevölkerung befindet sich in einer schweren depressiven Episode.

Mindestens 50 % der Patienten mit Major Depression sprechen nicht ausreichend auf die Behandlung mit Antidepressiva an.

Die Depression ist eine Erkrankung, an der viele Mechanismen beteiligt sein können. Es existieren verschiedene Ansätze, um die Pathophysiologie der Depression zu erklären.

Bereits 1967 wurde eine Hypothese formuliert, bei der das Hauptaugenmerk auf Noradrenalin lag. Nach dieser Katecholamin-Mangel-Hypothese sollte ein Noradrenalin-Mangel zu Depression führen. Bereits 1969 wurde der Fokus allerdings auf das Serotonin verschoben und ein Serotoninmangel als Ursache für die Depression verantwortlich gemacht. Man spricht dabei von der Monoaminmangelhypothese, Englisch: monamine hypothesis, da beide Transmitter, Noradrenalin und Serotonin Monoamine sind.

1972 wurde das Cholin-Adrenerg-Imbalance Modell verfasst. Bei diesem soll ein Ungleichgewicht der Transmittersysteme zu affektiven Störungen führen. Ein Ungleichgewicht im cholinergen System, dem eine erhöhte cholinerge Funktion zugrunde liegt, soll zur Depression führen.

Mittlerweile gibt es viele Befürworter und auch Hinweise darauf, dass bei Depressionen ein Mangel an Serotonin vorliegt.

Für die verminderte Serotonin-Konzentration kann man viele Ursachen vermuten. Es kann die Bildung von Serotonin vermindert sein, wenn z. B zu wenig Tryptophan vorhanden ist. In einigen Untersuchungen wurde gezeigt, dass Tryptophan bei Depressiven erniedrigt ist. Die Bildung von Serotonin ist abhängig vom Angebot des Tryptophans. Wenn viel Tryptophan zur Verfügung steht, kann schnell Serotonin gebildet werden. Wenn aber ein Defizit an Tryptophan besteht, wird auch weniger Serotonin hergestellt.

Eine erhöhte Aktivierung der Katecholamine (Dopamin und Noradrenalin) liegt der Manie zugrunde.

Ein weiterer Risikofaktor für die Entstehung der Depression ist chronischer Stress mit einer überaktiven HPA-Achse. Durch diese Stressform steht weniger endogenes Tryptophan zur Verfügung und damit kann weniger Serotonin gebildet werden.

Als weiteren möglichen Ort einer Fehlfunktion, der zu einem Mangel an Serotonin führt, kann man die Serotonin-Rezeptoren betrachten. Es existieren mehrere Subtypen dieser Rezeptoren. Im Gehirn finden wir die Rezeptortypen 5HT1a, 5HT1b, 5HT2a, 5HT2c und den 5HT3 Rezeptor. Weitere Subtypen finden sich in der Peripherie, vor allem im Magen-Darm-Trakt. Die wichtigste Rolle im zentralen Nervensystem spielt der 5HT1a Rezeptor.

Ein weiterer möglicher Schwachpunkt, der zur Entstehung einer Depression beitragen kann, ist der Serotonintransporter. Dieser transportiert das Serotonin vom synaptischen Spalt durch die präsynaptische Membran wieder in die Präsynapse der Nervenzelle. Es gibt Hinweise darauf, dass der Mechanismus der Serotoninwiederaufnahme bei depressiven Patienten verändert ist, sodass ein Defizit an Serotonin im synaptischen Spalt entsteht.

Weitere Fehlfunktionen können im Metabolismus des Serotonins liegen. Nachdem es von den Transportern in die Präsynapse der Zelle transportiert wurde, wird Serotonin von den Vesikeln wieder aufgenommen und gespeichert oder abgebaut. Der Abbau geschieht mit Hilfe der Monoaminooxidase A (MAO A). Bedingt durch eine Fehlfunktion der Monoaminooxidase A, die zur Überaktivität führt, wird mehr Serotonin abgebaut. Bei der nächsten Erregung kann weniger Serotonin ausgeschüttet werden. Die Erklärung für diese Fehlfunktion ist die vermehrte MAO A- und MAO B- Expression bei (-)-S-Adenosyl-L-Methionin-(Ademetionin)- Mangel, der eine Hypomethylierung an den Genorten der MAO A und MAO B verursacht.

HYPERKORTISOLÄMIE BEI DEPRESSIVEN PATIENTEN

Depressionen gehen häufig mit einem erhöhten Spiegel des stressbedingten Hormons Cortisol einher. Bei depressiven Patienten mit Hyperkortisolämie sind die Glukose- und Insulinregulation abnormal. Hohe Cortisolwerte wirken gegen die blutzuckersenkende Wirkung des Insulins. Auch sind eine langanhaltende Glukoseintoleranz und Insulinresistenz mit einer beschleunigten biologischen Alterung verbunden. Zudem wurden neurotoxische Wirkungen durch Hyperkortisolämie beschrieben.

EINGESCHRÄNKTE ENERGIEBEREITSTELLUNG (ATP) BEI MAO-INDUZIERTER MITOCHONDRIOPATHIE

Bisher galten Veränderungen von Neurotransmittern im Gehirn als wichtigste biologische Auffälligkeit der Depression. Vor allem Symptome wie Interessensverlust, Antriebsschwäche und Konzentrationsprobleme, wie sie typischerweise bei einer Depression beklagt werden, können aber auch durch eine eingeschränkte Energiebereitstellung (ATP) über MAO-induzierte, erworbene Mitochondriopathien (mitochondriale Dysfunktion) bedingt sein.

Bei depressiven Patientinnen und Patienten ist die Leistungsfähigkeit der Mitochondrien im Vergleich zu gesunden verringert. Zudem korreliert die Abnahme der mitochondrialen Leistung mit der Schwere der Erkrankung.

Auch zeigten Antidepressiva einen hemmenden Effekt auf die Enzymkomplexe der mitochondrialen Atmungskette, hierbei insbesondere auf Komplex I, II und III.

(-)-S-ADENOSYL-L-METHIONIN (ADEMETIONIN) UND IMIPRAMIN ODER ESCITALOPRAM BEI ALLEINIGER ANWENDUNG UNTERSCHEIDEN SICH NICHT IN IHRER ANTIDEPRESSIVEN WIRKSAMKEIT

(-)-S-Adenosyl-L-Methionin (Ademetionin) wird seit Mitte der 1980er Jahre in einigen europäischen Ländern und den USA zur Behandlung von Depressionen verwendet.

Es gibt keine eindeutigen Hinweise auf einen Unterschied in der Wirksamkeit zwischen (-)-S-Adenosyl-L-Methionin (Ademetionin) und Imipramin oder Escitalopram bei alleiniger Anwendung. (-)-S-Adenosyl-L-Methionin (Ademetionin) war der Placebogabe überlegen, wenn es in Kombination mit Antidepressiva mit selektiver Serotonin-Wiederaufnahmehemmung angewendet wurde.

Die Akzeptanz von (-)-S-Adenosyl-L-Methionin (Ademetionin) unterschied sich nicht von jener von Antidepressiva oder Placebo.

Die Hypothese des Ungleichgewichts der Monoamine ist die am meisten verbreitete Erklärung der Entstehung einer Depression.

Den Methylierungsgrad des MAO-Gens oder seiner Promotorregion darzustellen, könnte bei einer erhöhten MAO-Expression den Nutzen einer therapeutischen Gabe von (-)-S-Adenosyl-L-Methionin (Ademetionin) beweisen, um durch MAO-Gen-Promotor- Silencing die Expression des MAO A- Gens und die Überaktivität der MAO A zu verhindern.

Da Serotonin das wichtigste Monoamin ist und bei Depressiven von einem Serotoninmangel ausgegangen wird, wäre ein wichtiger Erklärungsansatz der Abbau von Serotonin katalysiert durch das Enzym MAO A. In Untersuchungen wurde gezeigt, dass die Aktivität des Enzyms MAO A bei Depressiven in bestimmten Bereichen des Gehirns erhöht ist.

Es existieren genetische Polymorphismen, bei denen es zu einer Überproduktion von MAO A kommen kann. Der altersabhängige Mangel an (-)-S-Adenosyl-L-Methionin (Ademetionin) führt ebenso zu einer Überproduktion von MAO A.

So ist die (-)-S-Adenosyl-L-Methionin (Ademetionin)-Supplementation die natürlichste antidepressive Therapieform und „Die Akzeptanz von (-)-S-Adenosyl-L-Methionin (Ademetionin) unterscheidet sich nicht von der von Antidepressiva oder Placebo“ (Cochrane Database).

Die zur medikamentösen Depressionstherapie verwendeten synthetischen MAO-Hemmer blockieren das Enzym Monoaminooxidase (MAO) im Zytosol und sind für die häufig auftretenden unerwünschten Begleiterscheinungen bekannt.

Die Behandlung einer Depression mit dem physiologisch wirksamen (-)-S-Adenosyl-L-Methionin (Ademetionin) ist von Begleiterscheinung frei, wenn sie nicht die bipolare Störung (entsprechend der manisch- depressiven Erkrankung) miteinbezieht.

BIPOLARE DEPRESSION (BD)

BIPOLARE DEPRESSION HAT NIEDRIGE MAO A- UND ERHÖHTE CORTISOL-WERTE

Bipolare Störungen oder manisch- depressive Erkrankungen zeichnen sich durch ausgeprägte Schwankungen im Antrieb, im Denken und in der Stimmungslage einer Person aus. So durchleben Menschen mit bipolaren Störungen abwechselnd depressive Phasen und Phasen euphorischer oder ungewöhnlich gereizter Stimmung.

Die psychoneuroendokrine Komponente der Pathogenese der Bipolaren Depression (BD) weist auf eine Dysregulation einer überaktiven HPA-Achse hin. Es kommt zu einer überschießenden Stresshormonreaktion bei gestörtem Feedback-Mechanismus. Bei BD liegen erhöhte Cortisolwerte im Blut vor. Dabei geht die typische Tagesrhythmik der Sekretion verloren. Dies lässt auf eine Fehlfunktion der inneren molekularen Uhr schließen. Ein veränderter zircadianer Rhythmus bei BD gilt als gesichert.

In affektiven Phasen der BD kommt es zu einer signifikant erniedrigten Expression von ARNTL (Aryl Hydrocarbon Receptor Nuclear Translocator-Like Protein 1) und MAO A im Vergleich zur euthymen Phase.

Besonders relevant ist, dass MAO A, und damit auch der Neurotransmitterabbau, dem circadianen Rhythmus unterliegt. Das ARNTLNPAS2-Heterodimer kann die Transkription von MAO A initiieren, was zu einem vermehrten Abbau von Dopamin führt und folglich einer Manie entgegenwirkt. Dopamin wirkt als endogenes Hedonikum und hat seine Bedeutung in der Pathophysiologie der Manie. Es kommt zu einer Bindung des CLOCK-ARNTL-Heterodimers an MAO A, sowie zu einer positiven regulatorischen Eigenschaft von PER2. PER2 ist bekannt für seine wichtige Rolle im zirkadianen Rhythmus. Ein Fehlen von PER2 führt zu einer geringeren MAO A-Expression, was zu einem Überangebot an Dopamin und damit verbundenen manischen Verhaltensänderungen führt.

MAO B-Inhibitoren sind wirksam gegen Endoplasmatischen Reticulumstressinduzierten Zelltod. Endoplasmatischer Retikulum-Stress führt über eine gestörte Ca^{2+}-Homöostase zur erhöhten MAO A-Aktivität, durch welche vermehrt Reaktive Sauerstoffspezies (ROS, engl. „reactive oxygen species") anfallen. Ein Nebenprodukt von MAO A ist Wasserstoffperoxid (H_2O_2), das zu den ROS zählt.

GEWALTTÄTIGES VERHALTEN DER MÄNNER

STUDIEN ZU NIEDRIGER MAO A-AKTIVITÄT IN VERBINDUNG MIT GEWALTTÄTIGEM VERHALTEN DER MÄNNER UND FRÜHZEITIG TRAUMATISCHEN EREIGNISSEN

Studien zeigten, dass ein funktioneller Polymorphismus im Promotorgen der Monoaminooxidase A (MAO A) den Zusammenhang zwischen der Notzeit im frühen Leben und einem erhöhten Risiko für Gewalt und unsozialem Verhalten im Erwachsenenalter vermittelt.

In der Studie von Alexander M. Vaiserman et al. wurde gezeigt, dass die körperliche Aggression bei erwachsenen Männern, die frühzeitig traumatischen Ereignissen ausgesetzt waren und das Allel mit niedriger MAO A-Aktivität (MAO A-L) trugen, höher war.

Die Notzeit der Mutter in der Schwangerschaft konnnte mit neurobehavioralen und kognitiven Dysfunktionen bei Nachkommen in Verbindung gebracht werden.

Brunner Syndrom-Punktmutationen im MAO A-Gen oder an seinem Promoter können die Aktivität der MAO A bis zu 10-fach verändern, sogar zum völligen MAO A-Ausfall führen, mit Folgen gesteigerter Aggressivität und kriminellem Verhalten.

Es wurde festgestellt, dass ein funktioneller Polymorphismus in der Promotorregion des Monoaminooxidase A (MAO A)-Gens mit einem breiten Spektrum antisozialer Phänotypen, einschließlich körperlicher Gewalt, assoziiert ist. Gleichzeitig ist bekannt, dass kriminelle Gruppenmitglieder einige der schwersten Gewalttäter darstellen. Männliche Träger von Allelen mit geringer MAO A-Aktivität sind gefährdet, Teil solcher Gruppierungen zu werden und im Zuge dessen Waffen in einem Kampf einzusetzen.

Übereinstimmende Beweise zeigen, dass Monoaminooxidase A (MAO A), das Schlüsselenzym, welches den Abbau von Serotonin (5-Hydroxytryptamin; 5-HT) und Norepinephrin (NE) katalysiert, ein primärer Faktor in der Pathophysiologie von unsozialem und aggressivem Verhalten ist. Dementsprechend zeigen männliche MAO A- defiziente Menschen eine extreme Prädisposition für aggressive Ausbrüche als Reaktion auf Stress.

DEPRESSION UND ALZHEIMER-KRANKHEIT IM ALTER

Depression und Demenz sind die mit Abstand wichtigsten psychischen Erkrankungen älterer Menschen.

Eine Depression verdoppelt das Risiko für eine Alzheimer-Krankheit, kann aber auch ein Frühsymptom sein und eine bestehende Demenz verschlechtern. Demenz und Depression können auch zufällig gemeinsam bei einem Patienten auftreten.

Ein besonderes Problem stellt die Zunahme von Zahl und Ausprägung von Demenzen mit ansteigendem Alter in der Bevölkerung dar, was die Erhebung verlässlicher Daten erschwert.

Obwohl sich die meisten depressiven Menschen in hausärztlicher Behandlung befinden, wird ihre Erkrankung nur in etwa einem Drittel der Fälle erkannt und konsequent behandelt. Bei alten Menschen werden Diagnose und Behandlung einer Depression zudem durch die Überlappung mit Demenz-Symptomen erschwert.

Die Berliner Altersstudie (BASE) ist eine deutsche multi- und interdisziplinäre Studie, die mit einer Vielzahl unterschiedlich alter und hochaltriger Menschen Fragen zum differentiellen Alterns-Begriff, Kompetenzen und Handlungsreserven älterer und hochaltriger Menschen (Senioren) untersucht.

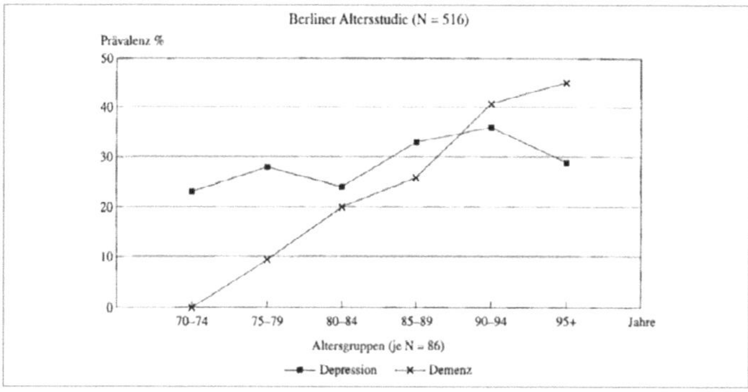

ABB. 32:
PRÄVALENZ VON DEPRESSION UND DEMENZ

Quelle: Berliner Altersstudie (BASE)

Die Ergebnisse der Berliner Altersstudie unterstreichen, dass der in den letzten Jahren gewachsene Optimismus über die Zukunft des Alterns und Alters begründet ist. Für das junge Alter – etwa bis Mitte 80, das dritte Lebensalter, sind die Voraussetzungen für die individuelle und gesellschaftliche Gestaltbarkeit gut.

Die Verschreibung von Antidepressiva haben in den letzten drei Jahrzehnten zugenommen, und dabei wird ein Zusammenhang mit der Demenz-Inzidenz vermutet, da Daten aus Tierversuchen darauf hindeuten, dass einige Antidepressiva, einschließlich Citalopram, aus der Gruppe selektiver „serotonin reuptake inhibitors (SSRIs)“ die Amyloid-Produktion verringern.

Nicht medikamentöse Therapieoptionen scheinen genauso gut oder sogar besser die depressive Symptomatik bei Demenzpatienten zu lindern als Antidepressiva.

Antidepressiva sind nicht wirksamer als die normale Betreuung, denn zehn andere Interventionen können das Ausmaß der Depressionen merklich lindern. Dazu zählen kognitive Stimulation, Bewegung, Erinnerungstherapie (dabei wird Demenzkranken geholfen, sich besser an Ereignisse, Menschen und Orte ihres Lebens zu erinnern), die Gabe von Cholinesterase-Inhibitoren, Massage und Berührungstherapie, multidisziplinäre Betreuung, Psychotherapie kombiniert mit Erinnerungstherapie und Veränderungen des Umfelds, Beschäftigungstherapie, Bewegung kombiniert mit sozialer Interaktion und kognitiver Stimulation sowie tiergestützten Therapien.

DEPRESSIVE PSEUDODEMENZ

Wenn ausgeprägte kognitive Defizite bei einem depressiven Patienten vorliegen, sprechen Ärzte von einer „depressiven Pseudodemenz“.

Zur Abgrenzung von einer Alzheimer-Demenz: Zur depressiven Pseudodemenz gehört ein rascher Beginn der Symptome, eine Dauer unter sechs Monaten und das Auftreten der Depression vor kognitiven Defiziten.

Aufschlussreich sind auch die Äußerungen des Patienten: Ein depressiver Mensch wird eher über seine Gedächtnisprobleme klagen, während ein Demenzpatient diese eher negiert.

ALZHEIMER-KRANKHEIT

„Die Alzheimer- und Medikamentenforschung befasst sich seit drei Jahrzehnten mit Beta-Amyloid und Tau-Protein, und viele Forscher glauben, damit in einer Sackgasse zu sein. Neuritische Plaques (Beta-Amyloid) und hyperphosphoryliertes Tau-Protein (Neurofibrillen, Tangles) sind pathognomonisch für die Alzheimer-Krankheit. Ob diese pathologischen Proteine ursächlich sind und am Anfang der Erkrankung stehen, ist bis heute nicht wissenschaftlich überzeugend dokumentiert. Deshalb sind alternative Erklärungsansätze wie z. B. die Neuroinflammationshypothese oder der zerebrale Glukose- und Insulin-Stoffwechsel (STW) wieder ins Zentrum der Forschung gerückt."

PRIV.-DOZ. DR. MICHAEL RAINER, Zentrum für geistige Gesundheit und Karl- Landsteiner-Institut für Gedächtnis- und Alzheimerforschung, Wien.

DER EPIGENETISCHE ERKLÄRUNGSANSATZ FEHLTE BISHER

Eine erhöhte MAO B- Expression findet sich bei der Alzheimer-Krankheit mit spät einsetzendem Beginn (LOAD)

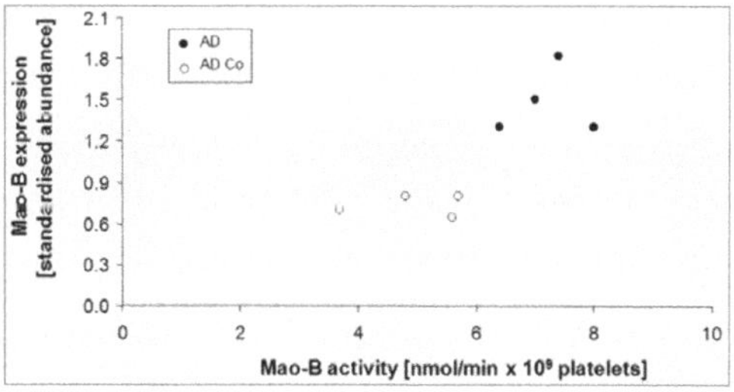

ABB. 33:
ERHÖHTE MAO B- EXPRESSION FINDET SICH BEI DER ALZHEIMER-KRANKHEIT

Quelle: ZELLNER; M., BAUREDER, M., RAPPOLD, E., BUGERT, P., KOTZAILIAS, N., BABELUK, R., BAUMGARTNER, R., ATTEMS, J., GERNER, CH., JELLINGER, K., ROTH, E., OEHLER, R., UMLAUF, E. Comparative platelet proteome analysis reveals an increase of monoamine oxidase-B protein expression in Alzheimer's disease but not in non-demented Parkinson's disease patients. Journal of proteomics 75(7):2080-92 (2012).

Der Anstieg der Monoaminooxidasen-Expression hat durch die evozierte ROS- Produktion dekonstruktive Kompetenz an den Mitochondrien und führt zu einer erworbenen epigenetisch induzierten Mitochondriopathie (mitochondriale Dysfunktion).

MITOCHONDRIALE DYSFUNKTION (ERWORBENE EPIGENETISCH INDUZIERTE MITOCHONDRIOPATHIE) BEI ALZHEIMER-KRANKHEIT

Trotz jahrzehntelanger Forschung zu neurodegenerativen Erkrankungen durch viele Ärzte, Biologen und Pharmaunternehmen ist der zugrunde liegende Mechanismus ihres Ausbruchs und Fortschreitens noch weitgehend unbekannt.

Bei Morbus Alzheimer stützt eine Vielzahl von Befunden die Annahme einer mitochondrialen Funktionsstörung, einer erworbenen epigenetisch induzierten Mitochondriopathie, für den Ursprung der Alzheimer-Erkrankung.

Differentielle mitochondriale DNA korreliert mit neurodegenerativen Erkrankungen bei Patienten mit Alzheimer-Krankheit, die an globaler Hypomethylierung leiden. Genauer gesagt haben Studien gehemmte DNA-Methyltransferasen (DNMTs) beschrieben, die zu kognitiven Beeinträchtigungen und Krankheitsprogression führen. Die DNA-Methyltransferase (DNMT) modifiziert die DNA durch Übertragung von Methylgruppen vom Methylgruppen-Donor (-)-S-Adenosyl-L-Methionin auf die Basen der entsprechenden Nukleinsäuren. Eine Methylierung der DNA führt zu einer Verdichtung des Chromatins und damit zu einer Inaktivierung der Transkription.

Proteine, die mit der Alzheimer-Erkrankung assoziiert sind (amyloid precursor protein = APP und β-Amyloid-Peptide = Aβ) haben einen direkten Einfluss auf die Mitochondrien und verursachen eine mitochondriale Funktionsstörung.

APP (amyloid precursor protein) besitzt eine mitochondriale Erkennungssequenz und kann dadurch über die mitochondriale Proteinimport-Maschinerie in die Mitochondrien aufgenommen werden. Durch die Überexpression von APP wird der essenzielle Importmechanismus überlastet und dies führt zu einer mitochondrialen Funktionsstörung und einem gestörten Energiestoffwechsel (ATP-Mangel).

Aβ (β-Amyloid-Peptid) kann ebenfalls in die Mitochondrien gelangen und durch die Interaktion mit verschiedenen Proteinen und Atmungskettenkomplexen die mitochondriale Fehlfunktion durch vermehrten Anfall an ROS und einer beeinträchtigten ATP-Produktion verschärfen.

Aβ (β-Amyloid-Peptide) inhibiert die Aktivität der Cytochrom C Oxidase (Komplex IV) und verstärkt somit die ROS-Produktion und trägt zur Störung der Energieproduktion und zur Entstehung von ROS bei.

THERAPEUTISCHE ANSÄTZE ZUR NEUROPATHOLOGIE DER ALZHEIMER-ERKRANKUNG

Eine globale DNA-Hypomethylierung im ZNS reicht aus, eine beginnende Aβ-Pathologie zu provozieren, da die krankheitsverschlimmernden Gene von bace-1 die Alzheimer-Demenz-Neuropathologie beschleunigen.

Durch die kausale Rolle der DNA-Demethylierung in der Alzheimer-Demenz-Pathologie und angesichts der Tatsache, dass (-)-S-Adenosyl-L-Methionin- (Ademetionin)-Supplementation beim Menschen sicher und gut verträglich ist, zeigen Studien-Ergebnisse ihren Wert für Personen mit einem Alzheimer-Demenz-Risiko, um der Alzheimer-Demenz vorzubeugen oder eine alzheimerbedingte kognitive Schwäche zu therapieren.

Tau-Pathologie, Tau-Tangles, führt zu Transportbehinderung innerhalb des Neurons, ist eine Folge der Hypomethylierung des MAO B- Promotor-Gens mit Anfall von oxidativem Stress (ROS) an den Mitochondrien und führt zu Neurodegeneration und Zelltod der Nerven- und Gliazellen (Astrogliose).

Durch den dominanten Methyl-Gruppen-Donor (-)-S-Adenosyl-L-Methionin- (Ademetionin) wird die bereits im frühen Lebensalter auftretende Hypomethylierung von drei wichtigen Gen-Promotoren an der DNA wieder rückgängig gemacht. Es handelt sich um die Promotoren der Monoaminooxidase B (MAO B), des beta-site amyloidprecursor protein cleaving enzyme 1 (bace-1) und des Presenilin1 (Teil der Gamma-Sekretase), die für die Alzheimer-Demenz-Erkrankung verantwortlich sind. Somit wird die Expression (vermehrte Aktivität) von Monoaminooxidase B, Beta-Sekretase und Presenilin1 durch (-)-S-Adenosyl-L-Methionin- (Ademetionin) epigenetisch stillgelegt (Gene Silencing). Die Presenilin1-Expression wird durch die Wiederherstellung der Methylierung des bace-1-Promotors und die Ansammlung von neurotoxischem Amyloid im Gehirn damit verhindert. Die Gehirnzellen sind so durch epigenetische Mechanismen vor fortschreitender Neurodegeneration geschützt.

MITOCHONDRIALE DYSFUNKTION IST EIN FRÜHES EREIGNIS BEI DER ALZHEIMER-KRANKHEIT

In der Tat gibt es starke Anzeichen dafür, dass oxidativer Stress vor dem Auftreten der Symptome bei Alzheimer-Krankheit auftritt und dass oxidative Schäden nicht nur in den anfälligen Regionen des Gehirns, die von der Alzheimer-Krankheit betroffen sind, sondern auch im Riechhirn und peripheren Leukozyten zu finden sind.

Eine olfaktorische Dysfunktion, eine schwere Anosmie, ist ein vollständiger Verlust des Geruchssinns bei Alzheimer-Krankheit. Eine leichte kognitive Beeinträchtigung, die das Fortschreiten der Demenz klinisch ankündigt, hängt mit der Ablagerung von pathologischen Proteinen, wie α-Synuclein, hyperphosphoryliertem Tau-Protein und Neurofilament-Protein zusammen. Diese Proteine spielen eine wichtige Rolle bei der Bestimmung der Zellform (Zytoskelett), des Kalibers axonaler Projektionen und der Aufrechterhaltung des axonalen Transports.

α-SYNUCLEIN REGULIERT DIE MONOAMINOOXIDASE A -EXPRESSION UND -AKTIVITÄT.

α-Synucleinopathie (αS-Pathy) ist eine Gruppe von neurodegenerativen Erkrankungen, die ein verändertes α-Synuclein (αS), mit mindestens 30 Mutationen im SNCA -Gen, das für α-Synuclein (αSyn) kodiert, im Gehirngewebe aufweist und umfasst die klinischen Entitäten wie Parkinson-Krankheit (PD), PD mit Demenz, Demenz mit Lewy-Körperchen und multiple Systematrophie.

Dieses Protein zog die Aufmerksamkeit der Parkinsonforschung auf sich, als man bei autosomal-dominant vererbbarem M. Parkinson eine Mutation im α-Syn-Gen, welches Alpha-Synuclein exprimiert, entdeckte.

Defekte in SNCA wurden mit der Pathogenese der Parkinson-Krankheit in Verbindung gebracht, zudem sind SNCA-Peptide ein Hauptbestandteil von Amyloid-Plaques im Gehirn von Patienten mit Alzheimer-Krankheit.

DIE MITOCHONDRIEN-KASKADE-HYPOTHESE FÜR LOAD (LATE-ONSET ALZHEIMER'S DISEASE)

Oxidativer Stress wird als einer der Gründe in der multifaktoriellen Pathogenese der Parkinson- und Alzheimer-Krankheit diskutiert.

Es konnte gezeigt werden, dass oxidative Schäden vor der Bildung von Aβ-Plaques auftreten.

SWERDLOW und KHAN erklärten die Mitochondrien - Kaskade Hypothese für die LOAD (Late-onset Alzheimer's disease) als Ursache.

Diese Hypothese besagt, dass bei sporadischer Alzheimer-Krankheit die mitochondriale Dysfunktion das Hauptereignis ist, welches die Bildung von neurofibrillary tangles (NFTs) als Tauopathie verursacht. Tauopathien sind eine Gruppe von bisher unheilbaren neurodegenerativen Erkrankungen, deren gemeinsames Merkmal die pathologische Ablagerung von körpereigenen Mikrotubuli-assoziierten TAU-Proteinen im Gehirn ist.

Der Erste, der erkannte, dass diese Ablagerungen, die in früherer Zeit als „Drusen" bezeichnet wurden, höchstwahrscheinlich nichts mit der Verursachung der Alzheimer-Erkrankung zu tun haben, war ALOIS ALZHEIMER. Der Grund: Amyloid-Plaques finden sich, zum Teil sehr zahlreich, auch in den Gehirnen von Menschen, die im Alter ohne Anzeichen einer Demenz verstorben sind. Umgekehrt finden sich zahlreiche Fälle von Dementen, die nach dem Tode nur wenige Amyloid-Ablagerungen aufweisen.

ALOIS ALZHEIMERS Verdienst war die Entdeckung einer neuen, bis dahin nicht bekannten Form der Nervenzellschädigung, die sogenannte „neurofibrilläre Degeneration" (Tauopathie) in den Gehirnen von später mit Alzheimer-Demenz verstorbenen Menschen. Diese Entdeckung veranlasste den einflussreichen Psychiater Emil Kraepelin, Demenzen mit neurofibrillärer Degeneration nach Alzheimer zu benennen.

Die sporadische Alzheimer-Krankheit ist neuropathologisch durch das Vorhandensein von Amyloid-Plaques, neuritischen Plaques und neurofibrillary tangles (NFTs) gekennzeichnet. Diese Läsionen treten nicht nur bei dementen Personen mit Morbus Alzheimer auf, sondern auch bei nicht dementen Personen.

MITOCHONDRIALE DYSFUNKTION, OXIDATIVER STRESS UND AUTOPHAGIE HÄNGEN ENG MIT DER ALZHEIMER-DEMENZ- PATHOGENESE ZUSAMMEN

Mitochondriale Dysfunktion, die mit erhöhtem oxidativem Stress (ROS) einhergeht, spielt seit langem eine wichtige, finalisierende Rolle der Neurodegeneration, dem Tod von Nervenzellen und Astrogliose, dem Tod der Astrozyten, die bei Alzheimer-Krankheit zu finden sind.

Tatsächlich leiden Mitochondrien bereits während der subdiagnostisch verlaufenden Krankheitsprogression der Alzheimer-Krankheit unter tiefgreifenden Veränderungen, die zu einer verringerten Bildung von Adenosintriphosphat (ATP) und damit zu einer erhöhten Produktion von reaktiven Sauerstoffspezies (ROS) führen. Es findet sich eine moderate Überaktivierung von Glutamatrezeptoren. Mitochondrien verlieren auch an Kalzium (Ca 2+) - Pufferkapazität, die in einer Kaskade Schäden innerhalb der Zelle, wie DNA-Schäden, auslösen können.

Beeinträchtigte Mitochondrien setzen bei Induktion der Apoptose auch mehrere proapoptotische Faktoren frei. Diese Faktoren lösen zum Teil direkt die Apoptose aus, indem sie sich mit zytosolischen Faktoren verbinden, um das Apoptosom zu bilden. Das Apoptosom ist eine große quartäre Proteinstruktur, die im Prozess der Apoptose gebildet wird. Seine Bildung wird durch die Freisetzung von Cytochrom C aus den Mitochondrien als Reaktion auf einen internen oder externen Zelltod-Stimulus ausgelöst.

Schließlich translozieren einige mitochondriale, proapoptotische Proteine in den Zellkern, um eine Desoxyribonukleinsäure (DNA)-Fragmentierung zu induzieren. Insgesamt tragen diese mitochondrialen Veränderungen zur Zelldegeneration und zum Tod der Neuronen und Astrozyten bei.

Infolge der unzureichenden Verdauung oxidativ geschädigter Makromoleküle und Organellen durch Autophagie, akkumulieren Neuronen nach und nach zu Lipofuszin, welches die neuronale Dysfunktion verschlimmert. Als Lipofuszin werden feine gelbbraune Pigmentkörnchen bezeichnet, die aus lipidhaltigen Resten der lysosomalen Verdauung bestehen. Lipofuszin gilt als eines der Alterungs- oder Verschleißpigmente, die u.a. in Nervenzellen und Ganglienzellen vorkommen.

Die Makroautophagie wird im Alzheimer-Demenz-Gehirn induziert, was zur Akkumulation von Aβ-haltigen, autophagischen Vakuolen (AVs) in den betroffenen Neuronen führt.

Neurofibrilläre Veränderungen vom Alzheimer-Typ sind resistent gegen Autophagie und andere endogene zelluläre Entfernungsmechanismen.

DNA-UNTERMETHYLIERUNG BEI (-)-S-ADENOSYL-L-METHIONIN (ADEMETIONIN) - MANGEL SPIELT EINE WICHTIGE ROLLE BEI DER ALZHEIMER-KRANKHEIT

Ein (-)-S-Adenosyl-L-Methionin (Ademetionin)-Mangel führt zu Hypomethylierung der DNA, der Histonproteine und zur Expression von Alzheimer-induzierenden Proteinen, die Ursache der Tauopathie und Amyloidopathie (Amyloid-β-Plaques) sind:

- DSCAML1-Gen (Down syndrome cell adhesion molecule-like protein 1-Gen) exprimiert ein Protein im fötalen Gehirn. Eine Überexpression des Proteins im sich entwickelnden, fetalen Zentralnervensystem führt zum Down-Syndrom.

  Die Wechselwirkung von DSCAML1-Enhancern mit ihrem Ziel-bace-1-Promotor führt zu einer Überproduktion von Aβ-Peptiden, die schließlich Amyloid-β-Plaques bilden.

- bace-1 (Beta-Site-Amyloid-Vorläuferprotein-spaltendes Enzym 1) ist für die Erzeugung aller monomeren Formen von Amyloid-β (Aβ) einschließlich Aβ 42 erforderlich. Die bace-1-Konzentrationen und - Aktivitätsraten sind in Alzheimer-Gehirnen und Körperflüssigkeiten erhöht, was die Hypothese stützt, dass bace-1 eine entscheidende Rolle in der Alzheimer-Pathogenese spielt.

  Aβ-Peptide wiederum bewirken die Hypomethylierung von Enhancern, die Neurogenese- und Zellzyklus-Gene beeinflussen.

  Die Reaktivierung von Zellzyklusgenen erleichtert die Tau-Hyperphosphorylierung und führt zusammen mit Aβ-Plaques zur Bildung und Ausbreitung von Tau-Pathologie, was zu kognitiven Alzheimer-Demenz -Symptomen und neuronalem Tod führt.

- Presenilin-1 ist ein Presenilin-Protein, das beim Menschen vom PSEN1-Gen kodiert wird. Presenilin-1 ist eines der vier Kernproteine im Gamma-Sekretasekomplex, von dem angenommen wird, dass es eine wichtige Rolle bei der Erzeugung von Amyloid-β aus Amyloid-Vorläuferprotein (APP) spielt.

- MAO B und MAO A (MAO B- und MAO A-Gen): Monoaminooxidasen sind mitochondriale Enzyme, die mit dem Abbau exogener und endogener Monoamine, einschließlich monoaminerger Neurotransmitter betraut sind.

  Eine erhöhte Expression von MAO B und MAO A bei Hypomethylierung ihrer Genorte sind der Anlass für die Bildung von reaktiver Sauerstoffspezies (ROS). Die Belastung durch „Sauerstoffradikale“ und hochreaktive Stickstoffverbindungen (RNS) verursacht mitochondriale Dysfunktion (erworbene epigenetische Mitochondriopathie) und initiiert Neurodegeneration und Astrogliose.

- Epigenetisch induzierte erhöhte Expression von MAO B und MAO A ist ursächlich für den Ursprung der TAU-Pathologie (AT8-ir Pathologie): Die Bildung von neurofibrillären Tangles unter oxidativem Zellstress beginnt vor der Pubertät oder im frühen jungen Erwachsenenalter in ausgewählten subkortikalen Kernen mit Ausnahme der Großhirnrinde.

- Die Entwicklung der Tauopathie geht der Entwicklung der Amyloid-β-Pathie um drei Jahrzehnte voraus:

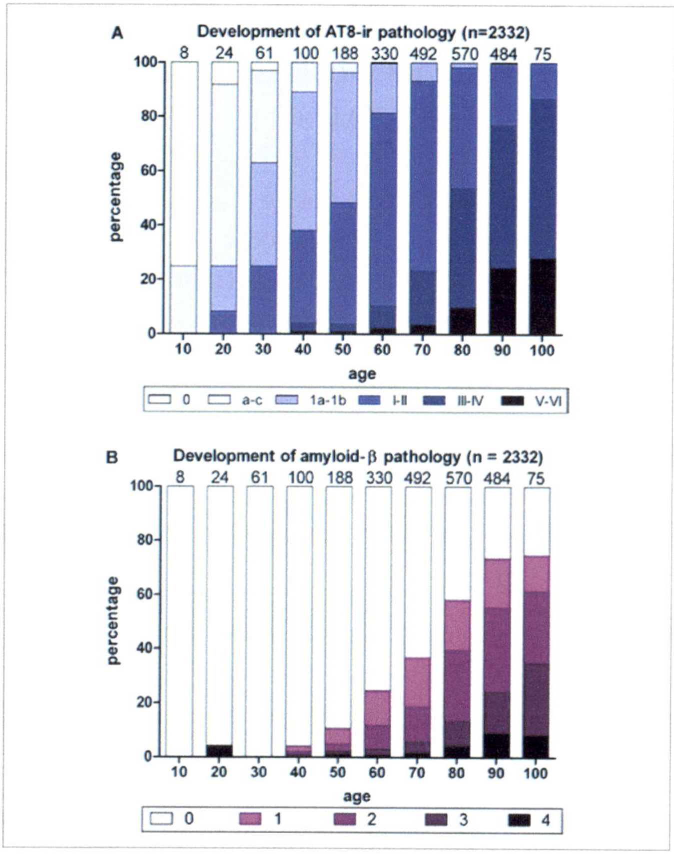

ABB. 34:
STADIEN DES PATHOLOGISCHEN PROZESSES BEI ALZHEIMER DEMENZ: ALTERSKATEGORIEN VON 1 BIS 100 JAHREN.

Quelle: Heiko Braak, MD, Dietmar R. Thal, MD, Estifanos Ghebremedhin, MD, Kelly Del Tredici, MD, PhD. Stages of the Pathologic Process in Alzheimer Disease: Age Categories From 1 to 100 Years. Journal of Neuropathology & Experimental Neurology, Volume 70, Issue 11, November 2011, Pages 960–969.

- am rauen endoplasmatischen Retikulum stört eine erhöhte MAO B und MAO A - Expression die Biosynthese der Proteine (Translation) und
- erhöhte MAO B und MAO A behindern den Autophagie-Prozess durch Alteration der Lysosomen.
- Eine erhöhte MAO B und MAO A in den protoplasmatischen Astrozyten und fibrillären Astrozyten führt zur Astrogliose und zur Bluthirnschranken-Dysregulation mit konsekutiver Neuroinflammation.

EIN AUFTRETEN DER ALZHEIMER-KRANKHEIT VOR DER PUBERTÄT ODER IM FRÜHEN JUNGEN ERWACHSENENALTER IST MÖGLICH

Auch wurde gezeigt, dass intraneuronale Läsionen im Zusammenhang mit Alzheimer-Krankheit vor der Pubertät oder im frühen jungen Erwachsenenalter auftreten. Diese betrifft am häufigsten noradrenerge Projektionsneurone des Locus coeruleus, einer von mehreren subkortikalen Kernen im Hirnstamm, welcher primärer Ort für die Produktion von Norepinephrin (Noradrenalin) ist und diffuse Projektionen zur Großhirnrinde erzeugt.

Die Alzheimer-Krankheit kann mit einem falsch gefalteten und abnormal phosphorylierten Tau-Protein im proximalen Axon von Coeruleus-Projektionsneuronen beginnen.

Danach füllt ähnliches Material das somatodendritische Kompartiment der beteiligten Nervenzellen. Dieses lösliche und neurohistologisch nicht-argyrophile „Pretangle"-Material aggregiert allmählich zu unlöslichen, fibrillären und argyrophilen Neuropil-Fäden (NTs) in den dendritischen Ausläufern und gestaltet sich schlussendlich zu neurofibrillary tangles (NFTs) in neuronalen Somata. Diese inerten neurofibrillären Veränderungen vom Alzheimer-Typ sind resistent gegen Autophagie und andere endogene, zelluläre Entfernungsmechanismen.

Studien belegen, dass die Tauopathie in subkortikalen Kernen, insbesondere dem Locus coeruleus bei über 90% der Personen unter 30 Jahren zu sehen ist, was darauf hindeutet, dass die Alzheimer-Krankheit-assoziierte Tau-Pathologie im Locus coeruleus beginnt und nicht im transentorhinalen Bereich (Riechhirn).

Amyloid-β-Plaques (Amyloidopathie) entwickeln sich im Allgemeinen in 4% im vierten Lebensjahrzehnt aller Fälle und kulminieren in ihrem zehnten Lebensjahrzehnt (75%).

Diese Daten deuten darauf hin, dass Tauopathie im Zusammenhang mit sporadischer Alzheimer-Krankheit (LOAD) wesentlich früher als bisher angenommen beginnt. So treten die ersten Amyloid-β-Plaques im Neocortex erst nach Beginn der Tauopathie im Hirnstamm auf.

(-)-S-ADENOSYL-L-METHIONIN (ADEMETIONIN) REDUZIERT DIE AMYLOID-PATHOLOGIE UND VERBESSERT DIE KOGNITION IN EINEM ALZHEIMER-MODELL

Bei der Alzheimer-Erkrankung werden Veränderungen des (-)-S-Adenosyl-L-Methionin-Status (Ademetionin) als bedeutend für die Expression von Präsenilin, einem Schlüsselfaktor für die β-Amyloidbildung und Bildung von phosphoryliertem Tau-Protein angesehen.

Zusammenfassend wurde experimentell gezeigt, dass die globale ZNS-Hypomethylierung, die mit dem Aβ- Aufbau verbunden ist, bei angemessenen Dosen durch eine (-)-S-Adenosyl-L-Methionin-Verabreichung von täglich 400 mg rechtzeitig gebessert werden kann. Diese adäquate und tägliche Therapie, beginnend in frühen AD-Stadien, ist ausreichend, um die kognitiven Ergebnisse zu verbessern. Die positiven Wirkungen von (-)-S-Adenosyl-L-Methionin (Ademetionin) auf die Verhinderung der Amyloidakkumulation und nachfolgender Gedächtnisdefizite werden durch die Wiederherstellung der Methylierung des bace-1-Promotors vermittelt. Es wurde auch gezeigt, dass bace-1-Hypomethylierung im menschlichen Kontext relevant ist, da ein Zusammenhang zwischen spezifischer CpGs-Methylierung, Amyloid- und Tau-Pathologie (Amyloid- und Tangle-Belastung) und der kognitiven Funktion besteht.

Am wichtigsten ist, dass niedrige (-)-S-Adenosyl-L-Methionin-Dosen zu besseren Ergebnissen führten als höhere Dosen, was auf eine Feinregulierung der DNA- Methylierungs- und Demethylierungs-Homöostase im Gehirn hindeutet.

Eine beginnende Aβ-Pathologie reicht aus, um eine globale DNA-Hypomethylierung im Gehirn zu provozieren, die durch krankheitsverschlimmernde Gene wie bace-1 die Alzheimer-Demenz-Neuropathologie beschleunigt.

Angesichts der Tatsache, dass (-)-S-Adenosyl-L-Methionin (Ademetionin) beim Menschen sicher und gut verträglich ist, könnten diese Ergebnisse die Prävention von klinisch manifestem Morbus Alzheimer bei Personen mit hohem Alzheimer-Demenz-Risiko bereichern.

Quelle: Do Carmo S, Hanzel CE, Jacobs ML, Machnes Z, Iulita MF, Yang J, Yu L, Ducatenzeiler A, Danik M, Breuillaud LS, Bennett DA, Szyf M, Cuello AC. Rescue of Early bace-1 and Global DNA Demethylation by S-Adenosylmethionine Reduces Amyloid Pathology and Improves Cognition in an Alzheimer's Model. Sci Rep. 2016 Sep 29;6:34051.

GESUNDES ALTERN UND DEMENZ: ERGEBNISSE DER NONNEN STUDIE

Die Nun Study ist eine Längsschnittstudie von 678 katholischen Ordensfrauen im Alter von 75 bis 107 Jahren, die Mitglieder der Kongregation der Schulschwestern von Notre Dame sind. Zu den für diese Studie gesammelten Daten gehören Risikofaktoren für das frühe und mittlere Leben aus den Klosterarchiven, jährliche Bewertungen der kognitiven und körperlichen Funktion im Alter und postmortale neurohistopathologische Bewertungen der Gehirne der Teilnehmerinnen. Die vorgestellten Fallgeschichten beschreiben u.a. eine 85-jährige Nonne mit gut erhaltener kognitiver und körperlicher Funktion trotz genetischer Prädisposition für die Alzheimer-Krankheit und einer Fülle von neurohistologischen Alzheimer-Krankheitsläsionen.

PARKINSON-KRANKHEIT (PD)

Abnormale α-Synuclein (α-SYN)-Aggregate sind die pathologischen Kennzeichen der Parkinson-Krankheit (PD), die die Neuronenfunktion von Dopamin (DA) und den DA-Metabolismus beeinträchtigen können. Der Dopaminverlust beträgt mindestens 60% zu dem Zeitpunkt, zu dem die Parkinson-Krankheit symptomatisch nachweisbar ist.

Monoaminooxidase A (MAO A) ist ein Enzym, das sich auf der äußeren Mitochondrienmembran befindet und die oxidative Desaminierung von Dopamin katalysiert. Sowohl α-SYN als auch MAO A sind mit der Parkinson-Pathogenese assoziiert, was auf eine mögliche Wechselwirkung zwischen diesen beiden Molekülen hindeutet.

Obwohl MAO überwiegend in Gliazellen exprimiert wird, spielt es eine wichtige Rolle bei der Regulierung der Aktivität von dopaminergen Neuronen. Dopaminerge Neuronen in der Substantia nigra sind von Astrozyten umgeben, die hohe MAO B-Konzentrationen enthalten.

Im Mausmodell der Parkinson-Krankheit verschlimmerte die MAO B-Überexpression in Astrozyten die motorische Dysfunktion von Parkinson im Vergleich zu Wildtyp-Mäusen, die die Normalform repräsentieren.

Darüber hinaus ist MAO B, obwohl weniger häufig als MAO A, auch in dopaminergen Neuronen der Substantia nigra vorhanden, wo zytosolisches Dopamin zwischen vesikulären Monoamintransportern und MAO B konkurriert.

METHIONIN, DIMETHIONIN UND (-)-S-ADENOSYL-L-METHIONIN (ADEMETIONIN) SCHÜTZTEN ALLE DOPAMIN-NEURONE VOR SCHÄDEN, DIE DURCH L-DOPA HERVORGERUFEN WERDEN

L-Dopa, die Vorstufe von Dopamin, kann für Dopamin-Neuronen toxisch sein, möglicherweise aufgrund von Katechol-Autoxidation.

Katechole werden durch die Catechol-O-methyltransferase (COMT) in einer (-)-S-Adenosyl-L-Methionin-verbrauchenden Reaktion O-methyliert, wodurch die Initiierung der Katechol-Autoxidation verhindert wird.

Es wurde eine Hypothese aufgestellt, dass (-)-S-Adenosyl-L-Methionin oder Adenosylmethionin-Vorläufer die L-Dopa-Neurotoxizität COMT-abhängig verbessern.

Methionin, Dimethionin und (-)-S-Adenosyl-L-Methionin schützten alle Dopamin-Neurone vor Schäden, die durch L-Dopa hervorgerufen wurden.

DEMENZ MIT LEWY-KÖRPERCHEN (DLB)

DEMENZ MIT LEWY-KÖRPERCHEN – α-SYNUKLEIN BINDET MAO-B SELEKTIV UND ERHÖHT SEINE ENZYMATISCHE AKTIVITÄT

Die pathophysiologischen Kennzeichen der DLB sind α-Synuklein-Aggregate in Nervenzellen (Lewy-Körperchen, Lewy-Neuriten) sowohl im Neokortex als auch im Hirnstamm. Die DLB wird daher als Synukleinopathie bezeichnet, ebenso wie die Multisystematrophie und die Parkinson-Demenz.

Der Dopaminstoffwechsel ist durch MAO B (Monoaminooxidase B) und intrazelluläre α-Synuclein (α-Syn-)-Aggregate, genannt Lewy-Körperchen, verbunden. Das α-Syn bindet sich direkt an MAO B und aktiviert die MAO B-Aktivität, was zur Neurodegeneration dopaminhältiger Nervenzellen führt.

Es wurde festgestellt, dass mindestens sechs Mutationen im SNCA -Gen eine Demenz mit Lewy-Körpern für Synuclein Alpha, ein neuronales Protein, das mehrere Rollen bei der synaptischen Aktivität spielt, wie z. B. die Regulierung des Transports synaptischer Vesikel und die anschließende Freisetzung von Neurotransmittern, verursachen.

DLB ist durch intellektuellen Verfall (Demenz) gekennzeichnet; visuelle Halluzinationen, plötzliche Veränderungen in Aufmerksamkeit und Stimmung und Bewegungsprobleme, die für die Parkinson-Krankheit charakteristisch sind, wie Steifheit der Gliedmaßen, Zittern, beeinträchtigtes Gleichgewicht und Koordination. Ein charakteristisches Merkmal dieser Erkrankung sind Lewy-Körperchen, bei denen es sich um abnormale Ansammlungen von Alpha-Synuclein-Protein im Gehirn handelt. Lewy-Körperchen treten auch bei der Parkinson-Krankheit auf, sind jedoch bei Demenz mit Lewy-Körperchen im Gehirn tendenziell weit verbreitet.

MULTIPLE SKLEROSE

MULTIPLE SKLEROSE UND ANSTIEG DES MAO-SPIEGELS

Multiple Sklerose (MS) ist eine chronische, entzündliche und autoimmune Erkrankung des zentralen Nervensystems. MS betrifft fast 2,5 Millionen Menschen auf der Welt und findet sich bei Frauen doppelt so häufig wie bei Männern. Autoimmune T-Zellen zielen auf die Myelinscheide im Zentralnervensystem ab und verursachen Entzündungen, Demyelinisierung und schließlich die Zerstörung von Neuronen.

Es gibt einen signifikanten Anstieg in der Expression des 5-HT-$_3$R-$_A$-Rezeptor-Gens sowie des MAO A-Gens in peripheren mononukleären Blutzellen von Patienten mit Multipler Sklerose.

Aus der Assoziation zwischen Serotoninspiegel und MS ist die Bedeutung des 5-HAT-$_3$ R - Serotoninrezeptors für die Funktion dieses Neurotransmitters, sowie die T-Zell-Aktivierung einhergehend mit einer signifikanten Erhöhung der Expression von 5-$_{HT}$ $_3$-R-$_{EIN}$-Rezeptor bei MS-Patienten wichtig. Folglich lässt sich herleiten, dass eine Überexpression dieses Rezeptors eine signifikante Korrelation mit dem Verlauf der MS aufweist. Andererseits stellt die Monoaminooxidase A ein Schlüsselenzym für die Oxidation von Serotonin im Nervensystem dar, und der Körper ist möglicherweise nicht in der Lage, bei MS-Erkrankung ein normales Niveau dieses Enzyms aufrechtzuerhalten. Daher kann ein beträchtlicher Anstieg des MAO A-Spiegels für den verringerten Serotoninspiegel bei MS-Patienten verantwortlich sein, wodurch sich mit hoher Wahrscheinlichkeit Depressionen als Begleiterkrankungen bei diesen Patienten etablieren können.

Jüngste Studien haben die wichtige Rolle von T-Helfer-CD $^{4+}$-Zellen bei der Pathogenese von MS hervorgehoben, die zur Sekretion von IL-17 führen, welches die Produktion von T-Zellen bei MS-Patienten induziert.

EPILEPSIE

MITOCHONDRIALE DYSFUNKTION BEI EPILEPSIE

Frühere Studien zu den pathologischen Mechanismen, die bei Epilepsie zu Funktionsstörungen und Zelltod von Neuronen führen, haben unter anderem die neurovaskuläre Koppelung untersucht. Es wurde gezeigt, dass der lokale cerebrale Blutfluss bei epileptischer Aktivität zunächst stark zunimmt, um die Energieversorgung der Nervenzellen zu gewährleisten. Bei länger andauernder epileptischer Aktivität, beziehungsweise einem Status epilepticus, kann es jedoch zu einer Abnahme des cerebralen Blutflusses kommen, was zu einer relativen Hypoperfusion im betroffenen Gewebe führt. Damit könnte ein neuronales Energiedefizit ein wesentlicher Faktor für die pathologischen Prozesse bei Epilepsie sein.

Diese Befunde liefern jedoch keine ausreichende Erklärung, ob und wie es bei Epilepsie zu neuronalen Energiedefiziten und Zelltod kommt. Daher ist in den letzten Jahren die Rolle der neuronalen Mitochondrien bei epileptischer Aktivität in den Fokus des wissenschaftlichen Interesses gerückt. Aus in vitro Untersuchungen in Hirnschnittpräparaten haben sich Hinweise darauf ergeben, dass die enge, zum Teil durch Ca^{2+}-Ionen vermittelte, neurometabolische Kopplung bei epileptiformer Aktivität zu mitochondrialer Dysfunktion führt.

Diese zeigt sich beispielsweise an mitochondrialer Membrandepolarisation, die nicht nur vereinzelt, sondern auch synchron in Dendriten und am Soma von Nervenzellen auftreten und somit schwerwiegende Folgen in den einzelnen neuronalen Segmenten haben kann. Weiterhin konnte gezeigt werden, dass es bei epileptischer Aktivität in vivo und bei epileptiformer Aktivität in Hirnschnittpräparaten und in isolierten Mitochondrien, die in vitro erhöhten Konzentrationen von Na^{+}-Ionen und Ca^{2+}-Ionen ausgesetzt wurden, zu einer signifikanten Erhöhung der Produktion von ROS kommt. ROS werden insbesondere an Komplex I und möglicherweise an Komplex III der mitochondrialen Elektronentransportkette, an der α-Ketoglutarat-Dehydrogenase des Citratzyklus sowie durch die erhöhte Aktivität mitochondrialer Monoaminooxidasen gebildet. Hierbei scheinen auch die partielle Inhibition des Komplex I und die Veränderung des Verhältnisses von NADH/NAD+ eine besondere Rolle zu spielen. Es gibt auch Belege dafür, dass NO, welches als wichtiger Modulator der Neurotransmission gilt, während epileptischer Aktivität verstärkt von neuronaler und endothelialer NO-Synthase gebildet wird. Diese Befunde sind in doppelter Hinsicht relevant, denn erstens vermag •NO reversibel und irreversibel mitochondriale Funktionen blockieren, und zweitens können aus •NO und ROS eine Reihe von äußerst toxischen Reaktionsprodukten wie Peroxynitrit, entstehen.

Somit könnten mitochondriale Depolarisation und Bildung von ROS, sowie verstärkte NO-Freisetzung zu einer akuten Abnahme der mitochondrialen ATP-Produktion in der gesamten Nervenzelle führen. Die Auswirkungen wären insbesondere dann gravierend, wenn die Mitochondrien-Depolarisationen synchronisiert in den einzelnen neuronalen Segmenten auftreten.

Interessanterweise wurde für Patienten mit Temporallappen-Epilepsie eine Schädigung des Komplex I der mitochondrialen Elektronentransportkette nachgewiesen. Dies könnte Ausdruck dafür sein, dass rezidivierende epileptische Anfälle beziehungsweise Status epilepticus durch die Produktion von ROS und •NO zu kumulativer Schädigung insbesondere der mitochondrialen DNA führt und somit chronische Dysfunktion von Mitochondrien und Störungen des neuronalen Energiehaushalts bedingen. Weiterhin könnten freie Radikale andere zelluläre Enzyme, Ionenkanäle und nukleare DNA zum Teil irreversibel schädigen und zu Funktionsstörungen von Nervenzellen führen, möglicherweise im Sinne einer sekundären Gewebsschädigung.

AUTISMUS (AUTISM SPECTRUM DISORDERS – ASD)

Autismus und damit assoziierte Erkrankungen (Autism Spectrum Disorders – ASD) zeigen sich bereits im Kindesalter und zählen zu den Erkrankungen, die durch eine Störung der neuronalen Entwicklung hervorgerufen werden und durch Probleme in der sozialen Interaktion und Kommunikation sowie durch stereotype Verhaltensweisen gekennzeichnet sind. In den letzten Jahren ist ein starker Anstieg an Diagnosestellungen von Autismus-Spektrum-Störungen im Erwachsenenalter zu beobachten.

DNA-METHYLIERUNGSVERÄNDERUNGEN IN DER PLAZENTA

Autismus-Spektrum-Störung (ASD) ist mit einer abnormalen Entwicklung des Gehirns während des fötalen Lebens verbunden. Insgesamt deuten zunehmende Beweise auf eine wichtige Rolle der epigenetischen Dysfunktion bei ASD hin. Die Plazenta produziert Neurotransmitter, die die Entwicklung des fötalen Gehirns regulieren.

Signifikant epigenetisch veränderte CpG-Loci und molekulare Signalwege wurden identifiziert, die bei Autismus überrepräsentiert und epigenetisch dysreguliert sind.

Betrachtet man die im Ein-Kohlenstoff-Zyklus wichtigen Metabolite in Müttern von autistischen Kindern (postnatal gemessen), so fällt ein erhöhter Homocystein- und S-Adenosyl-Homocysteinspiegel auf, welcher zu einer Änderung des fetalen Methylierungsmusters und somit zu einer Prädisposition für Autismus und anderen Erkrankungen (z.B. Schizophrenie) führen könnte. Ein so etabliertes geringes Verhältnis vom dominanten Methylgruppen-Donor (-)-S-Adenosyl-L-Methionin und seinem demethylierten Analogon S-Adenosyl-Homocystein (SAM/SAH) wird in autistischen Kindern beibehalten und führt zu einer verringerten Methylierungskapazität und dadurch zu einer globalen Hypomethylierung, die bei erkrankten Personen häufig mit einer promotorspezifischen Hypermethylierung verbunden ist, welche bei den Untersuchungen autistischer Patienten sichtbar wird.

Neben den direkt epigenetisch aktiven Enzymen wurden weitere epigenetisch dysregulierte Gene in autistischen Patienten gefunden. So befindet sich z.B. der Promotorbereich des Oxytocinrezeptor-Gens (OXTR) in autistischen Patienten in einem hypermethyliertem Zustand, was wiederum zu einer verringerten Expression dieses, für die Entwicklung sozialer Fähigkeiten wichtigen Gens führt.

OSTEOPOROSE

OSTEOPOROSE UND DNA-METHYLIERUNG

In den letzten Jahren haben Studien gezeigt, dass die Epigenetik an der Regulation der Knochenbildung beteiligt ist und die Differenzierung von Osteoblasten und Osteoklasten signifikant beeinflussen kann.

Gemeinsam mit den nicht-kodierenden RNAs und den anderen Histonprotein-Modifikationen ist die DNA- und Histonprotein-Methylierung entscheidend für das Knochengewebe.

Die DNA-Methylierung kann die Differenzierung und Apoptose von Osteoblasten und Osteoklasten regulieren, wodurch sie eine wichtige Rolle im Pathomechanismus der Osteoporose einnimmt. Die Methylierung von Genpromotorregionen kann die Expression entsprechender Gene regulieren, wodurch die Differenzierung und Funktion von Osteoblasten/Osteoklasten und schließlich das dynamische Gleichgewicht zwischen Knochenbildung und Knochenabbau im Prozess des Knochenumbaus beeinflusst wird.

Für die Prävention der Osteoporose spielt der DNA-Methylierungsstatus im Pathomechanismus jener Erkrankungen eine wichtige Rolle, für Regulation, Differenzierung und Apoptose von Osteoblasten und Osteoklasten.

GELENKSKNORPEL UND BANDSCHEIBEN

EPIGENETISCHE MECHANISMEN HABEN EINE SCHÜTZENDE UND REGENERIERENDE WIRKUNG AUF DEN GELENKSKNORPEL UND DIE BANDSCHEIBEN

Schutz des Gelenksknorpels und der Bandscheiben durch (-)-S-Adenosyl-L-Methionin (Ademetionin)

Es ist wahrscheinlich, dass die DNA-Methylierung bei Arthrose, einer typischen Alterskrankheit, wichtig ist. Die mit zunehmendem Alter auftretende Minderung der DNA-Methylierung könnte auch hier die Expression einer Reihe von Genen beeinflussen, die zur Arthrose beitragen.

Studien zeigen, dass (-)-S-Adenosyl-L-Methionin (Ademetionin) die Chondrozyten-Proteoglykansynthese und deren Proliferationsrate erhöht. (-)-S-Adenosyl-L-Methionin (Ademetionin) ist für die Biosynthese von Polyaminen (wie Spermidin) notwendig. Spermidin, der Vorläufer von Spermin, und Spermin stabilisieren die polyanionischen Makromoleküle von Proteoglykanen und schützen sie dadurch vor dem Angriff von proteolytischen und glykolytische Enzymen. So werden mit (-)-S-Adenosyl-L-Methionin (Ademetionin) die Basalbedingungen an den Synovialzellen nach Zytokin-induzierter Zellschädigung wiederhergestellt.

Bei der Arthrose spielen auf molekularer Ebene neben Matrix-abbauenden Enzymen zahlreiche Zytokine und Wachstumsfaktoren eine Rolle. Es kommt zu einer Zerstörung von Kollagenen in der Knorpeloberfläche. Die knorpelbildenden Zellen, die Chondrozyten, reagieren auf diesen Defekt mit einer gesteigerten Neubildung von Knorpel, der jedoch weniger belastbar ist als der ursprüngliche. Die Knorpeloberfläche wird rauer und dünner und bekommt Risse. Schließlich ist so viel Knorpel abgebaut, dass die gelenknahen Knochenenden direkt aneinander reiben.

Das abgeriebene Knorpelmaterial gelangt in die Gelenkflüssigkeit und reizt die Gelenkinnenhaut. Dies kann eine vorübergehende Entzündungsreaktion in der Synovialis auslösen: die aktivierte Arthrose.

(-)-S-Adenosyl-L-Methionin (Ademetionin) hat nachweislich antientzündliche, schmerzlindernde und gewebefördernde Eigenschaften, die vor allem bei Gelenkbeschwerden, wie bei Osteoarthrose mit Gelenkschmerzen und verminderter Gelenkfunktion, genutzt werden.

Eine stimulierende Wirkung von (-)-S-Adenosyl-L-Methionin (Ademetionin) auf Chondrozyten wurde aus Studien unter Verwendung menschlicher Chondrozytenkulturen nachgewiesen. Zudem konnte gezeigt werden, dass (-)-S-Adenosyl-L-Methionin (Ademetionin) den Einbau von Sulfat in Proteoglycane erhöht. Zusätzlich tritt (-)-S-Adenosyl-L-Methionin (Ademetionin) nach oralen Dosen von 400 mg in die Synovialflüssigkeit ein, hinweisend auf einen Wirkmechanismus, bei welchem (-)-S-Adenosyl-L-Methionin (Ademetionin) Arthrosen beeinflussen und lindern kann.

Mit einer B-Evidenz (Good scientific evidence) ist durch die wissenschaftliche Absicherung die Wirkung von Ademetionin für den Knorpelschutz bestätigt.

(-)-S-ADENOSYL-L-METHIONIN (ADEMETIONIN) ALS SCHMERZMITTEL (ANALGETIKUM) BEI ARTHROSEN, FIBROMYALGIE UND MIGRÄNE

Wolfgang Bolten, Klaus Krüger und Susanne Reiter für die Kommission Pharmakotherapie der Deutschen Gesellschaft für Rheumatologie e.V. warnen:

„Unter den schweren unerwünschten NSAR (non-steroidal anti-inflammatory drugs) - Wirkungen stellen gastrointestinale und kardiovaskuläre Ereignisse eine Besonderheit dar, weil sie sich ohne vorausgehende Warnsignale und mit hohem Komplikationspotenzial (z.B. gastrointestinale Blutung oder Perforation, Myokardinfarkt) entwickeln können. Schwere hepatotoxische Wirkungen wurden dosisabhängig unter Paracetamol sowie unter Nimesulid, Ibuprofen oder Diclofenac während der ersten Wochen der Einnahme dokumentiert. Insbesondere ist die Anwendung von Piroxicam auf Grund seines vergleichsweise hohen Risikos für gastrointestinale Nebenwirkungen und der Gefahr schwerwiegender Hautreaktionen einzuschränken“.

Um das Nebenwirkungsrisiko gering zu halten, wird vielfach empfohlen, NSAID wie Acetylsalicylsäure, Diclofenac, Ibuprofen und Naproxen möglichst niedrig zu dosieren und nur kurz einzusetzen. Doch das ist Theorie. In der Realität sind niedrige Dosierungen häufig nicht wirksam genug. Auch die Forderung nach einer kurzen Therapie ist oft nicht zu erfüllen.

Im Gegenteil: Häufig werden NSAIDs über lange Zeit verordnet. Damit wird zugleich die prophylaktische Gabe eines Protonenpumpeninhibitors (PPI) zum Magenschutz unumgänglich. Eine Langzeiteinnahme von PPIs kann aber nachweislich Demenz, Depression und Delir zur Folge haben.

Das ist eines der Beispiele dafür, dass Arzneimittel einen nicht enden-wollenden Kreislauf einleiten, gezeichnet von Behandlung und Nebenwirkungen, die wiederum Behandlung brauchen und noch mehr Nebenwirkungen verursachen.

Der Vorzug von (-)-S-Adenosyl-L-Methionin (Ademetionin) als Schmerzmittel gegenüber den „nichtsteroidalen Antirheumatika“ (NSAR) ist wissenschaftlich bewiesen.

Studienbeurteilung durch COCHRANE: (-)-S-Adenosyl-L-Methionin (Ademetionin) hat einen bescheidenen, aber signifikanten Vorteil im Vergleich zu Placebo und hat dieselbe Wirksamkeit wie NSAID‘s.

SÄUREBLOCKADE DER MAGENSCHLEIMHAUT

DEMENZ, DEPRESSION UND DELIR FINDEN SICH BEI SÄUREBLOCKADE DER MAGENSCHLEIMHAUT (GERD - GASTROESOPHAGEAL REFLUX DISEASE) DURCH LANGZEITEINNAHME VON PROTONEN-PUMPEN-INHIBITOREN

Protonenpumpenhemmer (PPI, wie Omeprazol, Esomeprazol, Lansoprazol, Dexlansoprazol, Rabeprazol, Pantoprazol, Dexrabeprazol, Ilaprazol u.a.) können die Ursache für das Auftreten von Demenz und Depression sein.

PPI galten lange Zeit als absolut unbedenkliche Arzneistoffe für die Kurz- und Langzeitanwendung. In den letzten Jahren gab es einige widersprüchliche Studien zur absoluten Sicherheit, insbesondere bei Patienten, die seit langem PPI verwenden, da Depressionen und Demenz bei jenen zunahmen.

Dies ist eine sehr besorgniserregende Tatsache, die hervorgehoben werden und sorgfältig untersucht, sowie bewertet werden muss, um dies zu verhindern. Die Ergebnisse weisen darauf hin, dass ein direkter Zusammenhang zwischen dem Auftreten von Demenz und Depression einerseits und der langfristigen Anwendung von PPI andererseits besteht.

References	Type of study	Number of patients	Type of PPI/dosage if is available (mg/day)	Duration of treatment	Observed neurological AE
Haenisch et al. (44)	Multicenter cohort	3.327	Omeprazole, esomeprazole, lansoprazole, pantoprazole, rabeprazole, dexlansoprazole	18 months	Significantly increased risk of any dementia
Akter et al. (43)	Randomizovaná, placebem kontrolovaná	60	Omeprazole (42), lansoprazole (49), rabeprazole (39), pantoprazole (42), esomeprazole (42)	1 week	Impairment in visual memory, attention, executive function, and working and planning function
Gomm et al. (19)	Prospective cohort	73.679	Omeprazole, pantoprazole, lansoprazole, esomeprazole, rabeprazole	7 years	Significantly increased risk of incident dementia
Tai et al. (45)	Multicenter cohort	15.726	N/A (subgroup analysis: omeprazole, pantoprazole, and lansoprazole)	2 years	Increased risk for dementia
Booker et al. (47)	Case-control	23.912	N/A	4 years	Decreased risk of developing dementia
Golstein et al. (48)	Observational, longitudinal	10.486	Omeprazole, omeprazole–sodium bicarbonate, esomeprazole, lansoprazole, pantoprazole, rabeprazole,dexlansoprazole	10 years	No association with greater risk of dementia or of ad
Galati et al. (50)	Multicenter cohort	179.786	Omeprazole, esomeprazole, rabeprazole, lansoprazole	2 years	High prevalence of neuropsychiatric reactions related to proton pump inhibitors
Polimeni et al. (51)	Case report	1	Rabeprazole	10 days	Anxiety, panic attacks, pavor nocturnus, episodic mental confusion, attention deficit
Laudisio et al. (12)	Population-based study	344	Omeprazole (39), esomeprazole (42), lansoprazole (49), rabeprazole (39), pantoprazole (39)	N/A	Increased probability of depression
Abela et al. (52)	Case report	1	Omeprazole (80 i.v.)	12 hours	Delirium
Hockmann et al. (53)	Case study	1	Omeprazole (80 i.v.)	5 days	Psychotic symptoms
Otremba et al. (49)	Prospective cross-sectional	675	N/A	N/A	Delirium

ABB. 35:

ÜBERSICHT UND SPEZIFIKATIONEN KLINISCHER PPI-STUDIEN

Quelle: Novotny M, Klimova B, Valis M. PPI Long Term Use: Risk of Neurological Adverse Events? Front Neurol. 2019 Jan 8;9:1142.

FIBROMYALGIE

DNA-HYPOMETHYLIERUNG BEI FIBROMYALGIE

Fibromyalgie hat ein Hypomethylierungs-DNA-Muster, das mit Genen angereichert ist, die an der Stressreaktion, der DNA-Reparatur und Beseitigung freier Radikale beteiligt sind.

SCHWANGERSCHAFT

(-)-S-ADENOSYL-L-METHIONIN UND EMBRYOGENESE

Die Embryogenese ist ein äußerst kritischer Punkt im werdenden Leben, da das DNA-Methylierungsmuster hierbei anfällig für mögliche Störungen durch Umwelteinflüsse ist.

Mittel, die DNA-Methylierungsenzyme während der kritischen Zeit, in der diese Muster erzeugt werden, stören, können das DNA-Methylierungsmuster unterbrechen und die zelluläre Differenzierung und Organogenese negativ beeinflussen.

DNA-Methylierungsveränderungen können auf verschiedene Regionen des Genoms abzielen und reichen von Auswirkungen, die die Embryogenese stören und Fehlbildungen während der Embryo-Entwicklung verursachen, bis hin zu Veränderungen, die erst später im Leben bemerkt werden.

Die als „Developmental Origins of Health and Disease (DOHaD)" bezeichnete Hypothese bringt das Auftreten bestimmter Erkrankungen bei Erwachsenen wie Schlaganfall, Typ-2-Diabetes und Dyslipidämie mit der Entwicklung im Mutterleib in Verbindung.

Langfristige epigenetische Veränderungen werden im Allgemeinen während jener Entwicklungsphasen induziert, in welchen eine epigenetische Reprogrammierung auftritt. Die Hauptrunde der epigenetischen Reprogrammierung findet während der Embryonalentwicklung kurz nach der Befruchtung statt, wenn die meisten modifizierten Cytosine (5mC) der DNA gelöscht werden. Es treten während der pränatalen Phase De-novo-Methylierungsereignisse auf, welche die „zukünftigen" epigenetischen Einstellungen formatieren.

Beim Menschen sind organspezifische DNA-Methylierungsmuster zwischen der 9. und 22. Schwangerschaftswoche hochdynamisch, wodurch verschiedene unreife Organsysteme während dieser Zeit besonders empfindlich auf Funktionsstörungen und Fehlbildungen reagieren. Darüber hinaus wird ein Großteil der gewebespezifischen Methylierungsmuster in der frühen postnatalen Phase angelegt.

Viele Umwelteinflüsse, die in der Lage sind, die normale embryonale und fetale Entwicklung zu stören, üben ihre teratogenen und embryotoxischen Wirkungen aus, indem sie epigenetische Veränderungen induzieren, die Genexpression stören und daher typische funktionelle und morphologische Abweichungen hervorrufen.

Das Gehirn scheint anders als viele Organe auf epigenetische Veränderungen zu reagieren, möglicherweise weil wichtige Entwicklungsereignisse im Gehirn zu unterschiedlichen Zeiten während der pränatalen und frühen postnatalen Entwicklung stattfinden. Diese lange Entwicklungszeit scheint das zeitliche Fenster der Vulnerabilität und die Anzahl der Entwicklungsprozesse zu erweitern, die von epigenetischen Veränderungen betroffen sein können.

(-)-S-ADENOSYL-L-METHIONIN UND SCHWANGERSCHAFT

BEHANDLUNG VON CHOLESTASE IN DER SCHWANGERSCHAFT

Die intrahepatische Schwangerschaftscholestase (ISC) bezeichnet ein Syndrom, das durch Pruritus in der Spätschwangerschaft gekennzeichnet ist. Schwangerschaften von Patientinnen mit ISC sind als Risikoschwangerschaften einzuschätzen. Therapien zur Verminderung des Pruritus oder der Cholestase durch Antihistaminika, Phenobarbital, Anionenaustauscher, Dexamethason und (-)-S-Adenosyl-L-Methionin sind nur begrenzt wirksam und werden wegen ihrer Nebenwirkungen nur selten eingesetzt.

(-)-S-Adenosyl-L-Methionin (Ademetionin) erleichtert die DNA-Methylierung durch Aktivierung von DNA-Methyltransferasen, die die Methylgruppe von (-)-S-Adenosyl-L-Methionin an die 5'-Position eines CpG verschieben. Die Verabreichung von (-)-S-Adenosyl-L-Methionin (Ademetionin) an schwangere Frauen ist jedoch aufgrund fehlender Wirksamkeits- und Sicherheitsdaten für Mutter und Embryo eingeschränkt. Mehrere klinische Berichte über die Verwendung von (-)-S-Adenosyl-L-Methionin (Ademetionin) zur Behandlung von Cholestase in der Schwangerschaft zeigten aber das Fehlen von Nebenwirkungen für Mütter oder ihre Säuglinge. Im Allgemeinen unterstützen die durchgeführten klinischen Studien mit (-)-S-Adenosyl-L-Methionin (Ademetionin) in der schwangeren Population zur Behandlung von Cholestase die Sicherheit bei (-)-S-Adenosyl-L-Methionin (Ademetionin)-Gabe, sowohl für die Mutter als auch für den Fötus.

LEBERERKRANKUNGEN

(-)-S-ADENOSYL-L-METHIONIN SCHÜTZT VOR LEBERKREBS BEI NICHTALKOHOLISCHER FETTLEBERERKRANKUNG

Patienten mit chronischer Lebererkrankung und Patienten mit Zirrhose haben durch den quantitativen Mangel an gesunden Leberzellen eine verminderte hepatische (-)-S-Adenosyl-L-Methionin (Ademetionin)-Biosynthese.

In der Leber wird bis zur Hälfte der täglichen Aufnahme von Methionin in (-)-S-Adenosyl-L-Methionin (Ademetionin) umgewandelt und es finden bis zu 85 % aller Methylierungsreaktionen in der Leber statt.

Hepatischer (-)-S-Adenosyl-L-Methionin (Ademetionin)-Mangel erhöht die Anfälligkeit für nichtalkoholische Fettlebererkrankungen (Steatose hepatis und Steatohepatitis). Schätzungsweise 20-30% der Bevölkerung haben eine Fettleber, die nicht auf übermäßigen Alkoholkonsum zurückzuführen ist.

Die Inzidenz für das hepatozelluläre Karzinom (HCC) bei nichtalkoholischer Fettlebererkrankung (NASH) liegt zwischen 2,6-11,3%. Mittlerweile mehren sich die Hinweise, dass in der NASH auch bei geringer bis mäßiger Fibrose bereits ein erhöhtes HCC-Risiko vorliegt.

Das hepatozelluläre Karzinom ist weltweit einer der häufigsten bösartigen Tumoren. Etwa 6 -% aller Krebserkrankungen beim Mann und circa 3-% bei der Frau sind Leberzellkarzinome. Leberbedingte Komplikationen entwickeln sich in einem Zeitraum von über 8 bis 28 Jahren.

(-)-S-Adenosyl-L-Methionin (Ademetionin) kontrolliert nicht nur das Leberwachstum, sondern reguliert auch die Apoptose, die spontane Entwicklung von Steatohepatitis und hepatozellulärem Karzinom (HCC). In Leberkrebszellen, aber nicht in normalen menschlichen Hepatozyten, kann (-)-S-Adenosyl-L-Methionin (Ademetionin) selektiv Bcl-x induzieren, eine alternativ gespleißte Isoform von Bcl-x (L), welches die Apoptose fördert und als potenter Inhibitor des Zelltodes wirkt.

Änderungen des Lebensstils haben das Potenzial, den Leberschaden zu verringern, die Supplementation von (-)-S-Adenosyl-L-Methionin (Ademetionin) kann die Aktivität der wichtigsten hepatischen Enzyme wiederherstellen, welche am Ein-Kohlenstoff-Zyklus (Methionin-Zyklus) beteiligt sind.

Daher kann eine (-)-S-Adenosyl-L-Methionin (Ademetionin)-Supplementation gemeinsam mit Lifestyle-Änderung die nichtalkoholische Fettlebererkrankung und die durch Alkohol oder andere Hepatotoxine, sowie durch beides verursachten Lebererkrankungen abschwächen und die Bildung von Leberzell-Karzinomen weitgehendst verhindern.

Ein Mangel des hepatischen (-)-S-Adenosyl-L-Methionin (Ademetionin)-Spiegels kann zu einem Teufelskreis führen, der einen Wechsel der Methioninadenosyltransferase (MAT)-Expression und eine Entdifferenzierung der Leberzellen begünstigt

Die Leber ist der Hauptort der (-)-S-Adenosyl-L-Methionin (Ademetionin)-Bio- Synthese. Patienten mit Zirrhose verschiedener Ätiologien, einschließlich Alkohol, haben eine verminderte hepatische Methioninadenosyltransferase (MAT)-Aktivität und (-)-S-Adenosyl-L-Methionin (Ademetionin)-Biosynthese.

Ein hepatischer (-)-S-Adenosyl-L-Methionin (Ademetionin)-Mangel erhöht die Anfälligkeit für Steatose und oxidative Leberschäden sowie eine spontane Entwicklung von Steatohepatitis und kann ein hepatozelluläres Karzinom (HCC) verursachen.

(-)-S-Adenosyl-L-Methionin (Ademetionin) ist der dominante Methylgruppen-Donor.

(-)-S-Adenosyl-L-Methionin (Ademetionin) kontrolliert nicht nur das Leberwachstum, sondern reguliert auch die Apoptose. Interessanterweise ist (-)-S-Adenosyl-L-Methionin (Ademetionin) in normalen Hepatozyten anti-apoptotisch, in Leberkrebszellen jedoch pro-apoptotisch.

DIABETES MELLITUS

ERHÖHTE MAO A-EXPRESSION BEI DIABETISCHER KARDIOMYOPATHIE

Eine wichtige Quelle von ROS in den Mitochondrien ist Monoaminooxidase A (MAO A). MAO A ist ein Enzym der äußeren mitochondrialen Membran, welches die Noradrenalin-Signalübertragung im Herzen senkt, aber während des Abbauprozesses H_2O_2 als Nebenprodukt erzeugt. In Situationen von chronischem Stress mit überaktiver HPA-Stressachse konnte gezeigt werden, dass MAO A eine wichtige Quelle für schädliche ROS ist und Seneszenz oder den Tod von Kardiomyozyten reguliert.

Oxidativer Stress ist eng mit der Pathophysiologie der diabetischen Kardiomyopathie (DCM) verbunden und das mitochondriale Flavoenzym Monoaminooxidase A (MAO A) ist eine wichtige Quelle für oxidativen Stress im Myokard.

MANGEL AN SEROTONIN IN DER BAUCHSPEICHELDRÜSE VERURSACHT DIABETES

Ein Mangel an Serotonin in der Bauchspeicheldrüse verursacht Diabetes. Der epigenetische Mechanismus der „Serotonylierung" wurde nun auch in β-Zellen der Bauchspeicheldrüse identifiziert. Wie in Thrombozyten, als Speicherort von Serotonin, reguliert die Serotonylierung die Sekretion von Speichergranulat aus diesen Zellen. Unter normalen Bedingungen steuert Serotonin die Freisetzung von Insulin, dem wichtigsten Hormon bei der Regulierung der Blutzuckerkonzentration. Wenn die Serotoninspiegel niedrig sind (Serotoninmangel), wird die ordnungsgemäße Insulinsekretion behindert und die Blutzuckerkonzentration steigt nach einer Mahlzeit auf schädliche Werte an.

ALZHEIMER-DEMENZ ALS DIABETES TYP 3?

Insulin-abbauendes Enzym (IDE), eine Zn^{2+} -Metalloprotease, ist an der Clearance von Insulin und Amyloid-β beteiligt. Das Insulin-abbauende Enzym (IDE) erhöht intrazellulär die Proteasom- und Steroidhormonrezeptoraktivität und ist für die Eliminierung von Proteinen mit amyloidogenem Potenzial verantwortlich.

Diabetes Typ 2 führt zu einem Versagen der Glukoseabsorption in Neuronen zur Energie- Produktion, dies korreliert eindeutig mit kognitiven Minderleistungen.

Die Beziehung zwischen Diabetes Typ 2 und Alzheimer-Demenz ist sehr komplex und verbunden mit Insulinresistenz, Insulin-like-Growth-Factor-(IGF)-Signalgebung, Insulin-degrading-Enzyme-(IDE-)-Hemmung, oxidativem Stress, Inflammationsreaktion, Glykogensynthasekinase-3β-(GSK3β)-Signalmechanismen, Amyloid-Precursor-Protein-Umwandlung zum pathologischen Amyloid-β (Aβ), neurofibrilläre Tangles-Entstehung und Regulierung der zentralen Acetylcholinesterase-Aktivität.

Periphere Insulinresistenz wurde mit geringerer Glukoseaufnahme, reduzierter zerebraler Perfusion und Hirnatrophie in Zusammenhang gebracht. Eine zentrale Insulinresistenz (charakterisiert durch Down-Regulierung von Insulinrezeptoren), geringere Insulinbindung und abnorme Insulinsignale sind spezielle Merkmale des Alzheimer-Gehirns.

Eine reduzierte zentrale Insulinkonzentration oder Insulinsensitivität führt zu besonders hoher Amyloidplaque-Bildung in glukosearmen Arealen.

Die physiologische Bedeutung von Insulin für unser Gehirn wird immer deutlicher. Insulin ist an der Glukose-Utilisation, der synaptischen Plastizität, der Neuroinflammation, der Beta-Amyloid-Toxizität und an der Tau-Pathologie beteiligt und somit wesentlicher Baustein in der Alzheimer-Pathologie.

Wegen dieser gemeinsamen pathophysiologischen zellulären und molekularen Wegstrecken zwischen T1D, T2D und AD wurde dieser Zusammenhang erstmals durch Suzanne de la Monte als Diabetes Typ 3 benannt.

Trotzdem haben bisher alle therapeutischen Strategien mit intranasalen Insulinen und Insulinsensitizern wie Rosiglitazon und Pioglitazon in randomisierten multizentrischen Diabetes-Studien bei Alzheimer-Krankheit versagt.

EPIGENETISCHE REGULATION DER DIABETESENTSTEHUNG

So wird zum Beispiel das Gen des für die insulinabhängige Glukoseaufnahme im Fettgewebe und Muskel verantwortlichen Glukosetransporters Glut4 während der Differenzierung von Fettzellen demethyliert. Daraus resultiert eine verstärkte Expression von Glut4 in Adipozyten.

Während der Differenzierung von Fettzellen wird neben Glut4 eine Vielzahl an Genen an- bzw. abgeschaltet. Die Koordination dieser Expressionsveränderungen wird durch das Gen PPARG (Peroxisome proliferator activated receptor gamma) gesteuert. Interessanterweise wird auch PPARG während der Differenzierung von Fettzellen demethyliert und damit aktiviert.

Auch im Skelettmuskel gibt es Hinweise auf epigenetische Modifikationen mit metabolischen Konsequenzen. Durch den als metabolischen Masterregulator bezeichneten Koaktivator PGC1α (PPARgamma coactivator 1 alpha), kommt es im Muskel von Typ-2-Diabetikern, im Vergleich zu gesunden normoglykämischen Menschen, zu einer Hypermethylierung. Dies ist von besonderer Bedeutung, da PGC1α eine Reihe von metabolischen Prozessen im Muskel reguliert, die großen Einfluss auf die Insulinsensitivität beziehungsweise die mitochondriale Biogenese hat.

TEIL 3
Lösungen

LANGLEBIGKEIT

TRANSHUMANISTISCHE MEDIZIN AUF DEM HEIKLEN WEG ZUM TECHNO-DOPING

Im Vordergrund stehen die menschliche Optimierung und eine radikale Lebensverlängerung.

In seiner Göttlichen Komödie prägte DANTE ALIGHIERI im ersten Canto del Paradiso das Wort „trasumanar". Er konnte seinen Aufstieg vom irdischen Paradies in das himmlische Reich der Seligen nicht angemessen in Worte fassen und erfindet darum den Neologismus: trasumanar („transhumanisieren, über das Menschliche hinausgehen").

Einer der frühen Vorläufer der transhumanistischen Ideen ist der „Diskurs über die Methode" (1637) von RENÉ DESCARTES. Der Philosoph und Mathematiker RENÉ DESCARTES stellt sich eine radikal neue Art von Medizin vor. Eine, die Menschen bis ins Unendliche gesund und erfüllt machen würde, gesunde Körper jenseits von Alterung und Degeneration und einen kräftigen Geist jenseits ihrer natürlichen Kräfte und Fähigkeiten.

Oder ist vielleicht FRIEDRICH NIETZSCHE der große Ahnherr des Transhumanismus? Diese Frage wird unter Philosophen kontrovers diskutiert. „Ich lehre euch den Übermenschen", heißt es in seinem Werk „Also sprach Zarathustra". So wie der Affe für den Menschen nur „ein Gelächter oder eine schmerzliche Scham" sei, so blickt Nietzsches Übermensch auf den gewöhnlichen Menschen herab. „Auch jetzt noch ist der Mensch mehr Affe, als irgendein Affe".

Transhumanisten sehen sich in der Tradition des Humanismus und der Aufklärung. Sie fördern alle Wissenschaften, die den Menschen klüger, gesünder, glücklicher und stärker machen können: Genomik, Neurowissenschaft, Robotik. Ein Cyborg wäre eine Entität, in der Biologie und Technologie vereint sind, am ehesten bezeichnet man damit eine Verbindung, bei der ein ganz neues Wesen aus einem Menschen und einer Maschine entsteht. Die Technologien, die wir heute in Form von Wearables an unseren Körpern tragen, werden wir zukünftig in uns tragen: Nanotechnologie und künstliche Intelligenz. Die Neurowissenschaft etwa soll Wege finden, gezielt mentale Zustände zu erzeugen, als eine Art abrufbares Glück mit dem Prinzip der Vermehrung des Glücks der größtmöglichen Zahl.

Menschen hätten in der transhumanistischen Denkweise die moralische Pflicht, ihr Erbgut so zu verändern, dass künftige Generationen über einen leistungsfähigeren, weniger krankheitsanfälligen Körper verfügen.

Ethisch ist alles, was diesen Zielen nützt. Diese utilitaristische Ethik wurde inzwischen noch durch Konzepte wie Fairness und Gerechtigkeit ergänzt.

Der Futurist Ray Kurzweil prognostiziert, dass in 20 bis 30 Jahren das menschliche Gehirn eingescannt, auf einen Computer hochgeladen und simuliert werden könne. Der Geist würde als Software weiterleben, vom biologischen Verfall befreit.

Als 65-Jähriger behauptete Ray Kurzweil von sich, täglich 250 Nahrungsergänzungsmittel zu schlucken. Er habe damit einen Körper, der sich biologisch auf dem Stand eines 40-Jährigen befände.

In den USA gibt es zahlreiche Institute, wie Foresight Institute, Humanity+, Extropy Institute, Singularity Institute (Machine Intelligence Research Institute), die den Transhumanismus propagieren.

Die transhumanistische Bewegung hat verschiedene Zweige, als bedeutendster sei der Extropianismus zu erwähnen, der sich als ein sich „entwickelnder Rahmen von Werten und Standards zur kontinuierlichen Verbesserung der menschlichen Verfassung" sieht. Weiters sind im Angebot: Bestrebungen des Cryonismus, in dem sich Menschen nach ihrem Tod einfrieren lassen, in der Hoffnung, später nach Entwicklung der entsprechenden Technologien, aufgetaut und wiederbelebt zu werden. Andere erwarten als Singularisten die Ablösung des Menschen durch die Intelligenz der Maschinen.

DIE ENTFERNUNG SENESZENTER ZELLEN IM GEALTERTEN ORGANISMUS VERLÄNGERTE DIE GESUNDE LEBENSSPANNE DEUTLICH

Eine aktuelle Studie im Mausmodell zeigt, dass die Depletion seneszenter Zellen im gealterten Organismus die gesunde Lebensspanne deutlich verlängern kann.

Seneszente Zellen sammeln sich im Laufe der Zeit in verschiedenen Geweben und Organen an und es wurde spekuliert, dass sie eine Rolle beim Altern spielen. Demnach beeinflussen p16 ^{Ink4a}-positive Zellen, die sich im Erwachsenenalter ansammeln, die Lebensdauer negativ und fördern altersabhängige Veränderungen in mehreren Organen. Ihre therapeutische Entfernung kann ein attraktiver Ansatz zur Verlängerung der gesunden Lebensdauer sein.

Die Clearance von p16 -^{Ink4a}-positiven Zellen verzögert die Tumorentstehung und schwächt die altersbedingte Verschlechterung mehrerer Organe ohne offensichtliche Nebenwirkungen ab, darunter Nieren, Herz und Fettgewebe, wobei die Clearance die Funktionalität von Glomeruli, kardioprotektiven K_{ATP}-Kanälen bzw. Adipozyten bewahrte. Auch die mittlere Lebensdauer konnte im Tierversuch verlängert werden.

„LANGLEBIGKEITSTHEORIEN“ -HEUTE

Nach heute gängiger Vorstellung ist Altern bloßer Verfall, da aus evolutiver Sicht kein Grund besteht, dass natürliche Mechanismen über die reproduktive Phase eines Individuums, bezogen auf das Zeugungs- bzw. Gebärverhalten, hinaus am Laufen gehalten werden, wenn sie nicht mehr zum Fortpflanzungserfolg beitragen.

Aber je später Frauen Kinder bekommen und je größer die Intervalle zwischen den Geburten liegen, umso größer ist ihre Lebenserwartung. Es kommt zur Vererbung biographischer Züge, denn die Frau erhält die Erbanlagen für bestimmte biografische Züge von ihrer Mutter. Darunter zählen das Alter bei der Erstgeburt oder die Zahl der Kinder.

Den Alterungsprozess in naher Zukunft tatsächlich aufzuhalten, ist eine allzu kühne Vorhersage. Es besteht aber kein Zweifel, dass sich die Lebensqualität im Alter bereits mit den jetzigen Möglichkeiten verbessern wird.

1. Kalorien-Restriktion

In einer großen Beobachtungsstudie wurden die Einwohner in Okinawa, Japan untersucht. Man wollte herausfinden, warum die Menschen dort so lange leben. Denn das Besondere an dieser Region ist, dass dort 4- bis 5-mal so viele Hundertjährige leben wie in anderen Industriestaaten.

Während dieser Beobachtungsstudie fand man heraus, dass die Anwohner rund 20% weniger Kalorien zu sich nahmen als im restlichen Japan.

2. Spermidin

Spermidin stabilisiert und erhöht die Proteinsynthese in den zelleigenen Proteinfabriken, den Ribosomen, und gilt für die Zelle im weiteren als Entsorger und Saubermacher von schädlichen Zellinhalten durch seine Fähigkeit Autophagie zu induzieren.

3. (-)-S-Adenosyl-L-Methionin (Ademetionin)

Quantität und Qualität der Mitochondrien in der Zelle müssen intakt sein, denn Mitochondrien-Gesundheit garantiert Zell-, Organ- und die – Gesundheit des Organismus.

(-)-S-Adenosyl-L-Methionin (Ademetionin)-Mangel führt zur uneingeschränkten Selbstdemontage des Mitochondriums als ATP-liefernde Zellorganelle, der gesamten Zelle und der Organe.

Ohne (-)-S-Adenosyl-L-Methionin (Ademetionin) gibt es keine Langlebigkeit.

4. Silent Information Regulator 2 (SIR2) - Proteine

Silent Information Regulator 2 (SIR2) - Proteine und ihre Verwandten sind eine Familie von NAD+ -abhängigen Protein-Deacetylasen. Diese Proteine fördern die Langlebigkeit und spielen eine vielschichtige Rolle im Organismus, tragen zum Herzschutz bei, indem Entzündungsprozesse gemildert werden und leisten ihren Beitrag zur Langlebigkeit im Zusammenhang mit geringerer Kalorienzufuhr.

SIR2- Proteine haben die Stärke zelleigene Abwehr- und Reparaturaktivitäten zu erhalten, unabhängig vom Alter. Eigentlich hat diese SIR2-Genfamilie mit der Fähigkeit eines Lebewesens zu tun, zeitweise widrigen Bedingungen wie Hitze, Wasser- und Nährstoff- Mangel zu trotzen. Sie steigern seine Chancen, solche Krisen zu überstehen, indem sie den Funktionsmodus des Körpers bestmöglich auf Überleben ausrichten. Sofern diese Gene nur lange genug aktiviert bleiben, können sie auch Gesundheit und Lebensspanne dramatisch steigern. Kurzum: Sie verkörpern das Gegenteil von „Alterungsgenen" – nämlich „Langlebigkeitsgene".

5. Ganzkörper-Kältetherapie

Ganzkörper-Kältetherapie aktiviert Überlebensmechanismen und mentale Gesundheit.

6. Bewegung

EXKURS: DER NACKTMULL - DAS GEHEIMNIS DER LANGEN JUGEND: SEINE ZELLEN ALTERN VIEL LANGSAMER ALS DIE ANDERER SÄUGETIERE

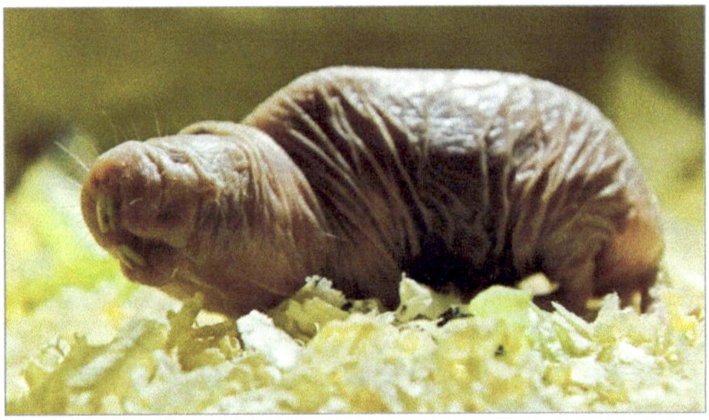

ABB. 36:
DER NACKTMULL

Quelle: https://www.planet-wissen.de/natur/haustiere/maeuse/nacktmull-100.html

Der Nacktmull (Heterocephalus glaber) ist ein mausähnliches Nagetier, das in den Halbwüsten Ostafrikas heimisch ist - vorzugsweise in riesigen unterirdischen Bauten. Die unterirdischen Kolonien können bis zu 300 Tiere zählen. Den geringen Sauerstoffgehalt in den Höhlen kompensieren Nacktmulle vor allem mit ihrem Hämoglobin, das besonders effektiv Sauerstoff ins Blut aufnehmen kann.

Außerdem haben sie eine sehr niedrige Atemfrequenz. Steht gar kein Sauerstoff zur Verfügung, fallen sie in eine Art Starre. Der Nacktmull fährt seinen Puls herunter, im Blut werden Zuckerarten freigesetzt, die Hirn und Herz versorgen.

In diesem Zustand kann er bis zu 18 Minuten ohne Sauerstoff überleben. Sobald die Nacktmull wieder Luft zum Atmen hat, wird der Kreislauf wieder in Gang gebracht und der Nager ist wieder fit.

Auch den stark schwankenden Temperaturen in ihrem Lebensraum haben Nacktmulle einiges entgegenzusetzen: Sie können ihre Körpertemperatur zwischen 12 und 32 Grad Celsius variieren.

Nacktmulle trinken nicht. Flüssigkeit nehmen sie nur über die Nahrung auf, die hauptsächlich aus fasrigen Pflanzenknollen besteht.

Ihre Lebenserwartung ist enorm: Sie leben mindestens 10-mal länger als vergleichbare Tiere (30-40 Jahre). Zum Vergleich: Hamster, die etwas gleich groß sind, werden im Schnitt nur zwei Jahre alt.

Nacktmulle sind fruchtbar bis zum Lebensende.

Das Geheimnis der langen Jugend: Ihre Zellen altern viel langsamer als die der anderen Säugetiere

Dieser Eigenschaft verdanken sie es auch, dass die kleinen Nager keine Krebserkrankungen bekommen können.

Eine Hypothese bestätigte sich, dass die mit Langlebigkeit verbundenen Stoffwechselveränderungen bei Nacktmullen mit einer bestimmten Spermidin produzierenden Darmflora in Zusammenhang stehen.

Bacillus megaterium ist im Darm des Nacktmull (Heterocephalus glaber) für die Spermidin-Biosynthese verantwortlich!

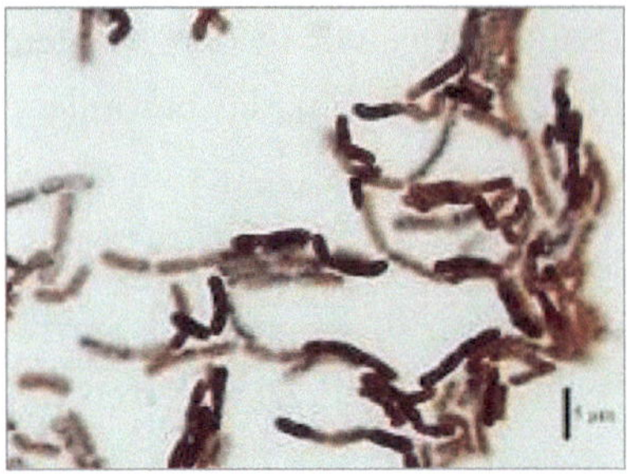

ABB. 37:
BACILLUS MEGATERIUM IST DAS GRÖSSTE BEKANNTE BAKTERIUM UND IST IM DARM DER NACKTMULLE (HETEROCEPHALUS GLABER) FÜR DIE SPERMIDIN-BIOSYNTHESE VERANTWORTLICH. **Quelle: https://en.wikipeia.org**

(-)-S-ADENOSYL-L-METHIONIN (ADEMETIONIN)

(-)-S-ADENOSYL-L-METHIONIN (ADEMETIONIN) UND ADENOSINTRIPHOSPHAT (ATP) SIND SCHLÜSSELMOLEKÜLE DER BIOLOGIE

(-)-S-Adenosyl-L-Methionin (Ademetionin) ist eine endogen produzierte, natürliche Verbindung, die in fast jedem Gewebe und Flüssigkeit im Körper vorkommt, von der Methyl-Gruppen auf andere Substrate übertragen werden. (-)-S-Adenosyl-L-Methionin (Ademetionin) ist für die DNA-, Histonprotein- und microRNA-Methylierung vorwiegend zuständig.

Es benötigt ATP aus dem bioenergetischen System der lebenden Zelle zu seiner Biosynthese. Daher kommt (-)-S-Adenosyl-L-Methionin (Ademetionin) in verarbeiteten Lebensmitteln nicht vor! Die Supplementierung von (-)-S-Adenosyl-L-Methionin (Ademetionin) ist der einzige Weg der Bedarfsdeckung bei (-)-S-Adenosyl-L-Methionin (Ademetionin)-Mangel.

(-)-S -Adenosyl-L-Methionin wurde 1954 von Baddiley und Jamieson synthetisiert und 1954 wurde auch der zugehörende Artikel: Synthesis of „active methionine“ by J. Baddiley and G.A. Jamieson im Journal of the Chemical Society veröffentlicht.

(-)-S-Adenosyl-L-Methionin (Ademetionin) ist seit 1999 in den USA als Nahrungsergänzungsmittel erhältlich und wird seit 1979 in Italien, seit 1985 in Spanien und seit 1989 in Deutschland als verschreibungspflichtiges Medikament verwendet. In den anderen Staaten ist (-)-S-Adenosyl-L-Methionin (Ademetionin) als Nahrungsergänzungsmittel erhältlich. Dabei haben sich auch die Distributionsmöglichkeiten von den Apotheken in Richtung Drogeriemärkte, Lebensmitteleinzelhandel, Discounter und Internethandel stark erweitert.

Der Selbstmedikationsmarkt ist von hoher Bedeutung – nicht nur für den Verbraucher, sondern auch für das gesetzliche Versorgungssystem insgesamt. Die Produkte stellen Mittel zur Krankheits-Prophylaxe und Gesunderhaltung im Alltag dar. Im Bereich der Selbstmedikation ist der Patient als Verbraucher anzusehen, der frei und selbstverantwortlich seine Produktwahl trifft. Die Kosten seiner Medikation trägt der Verbraucher dabei selbst.

DIE HAUPTSTOFFWECHSELWEGE VON (-)-S-ADENOSYL-L-METHIONIN (ADEMETIONIN) SIND:

Etwa 2/3 der Substanz werden durch Transfer der Methyl-Gruppe auf die verschiedenen Methyl-Akzeptoren metabolisiert. (-)-S-Adenosyl-L-Methionin (Ademetionin) spendet die Methylgruppe an DNA-Methyltransferasen (DNMTS) oder Histon-Methyltransferasen (HMTs), was zu einem erhöhten genomischen Methylom (Gesamtheit der Nukleinsäure-Methylierungen in einem Genom) beiträgt. Zudem führt dies zur Gen-Stummschaltung, wenn sie sich in einem Promotorgen befindet, denn dann wirkt die DNA-Methylierung typischerweise so, dass die Gentranskription unterdrückt wird.

Ein weiterer Schritt ist die Decarboxylierung, gefolgt von der Aminopropylierung als Basis der Polyamin-Synthese. Das dabei entstehende Methylthioadenosin hat teilweise gleiche pharmakodynamische Eigenschaften wie das unveränderte (-)-S-Adenosyl-L-Methionin (Ademetionin).

Die extensive Metabolisierung von (-)-S-Adenosyl-L-Methionin (Ademetionin) ist Bestandteil seines Wirkprinzips und die entstehenden Metaboliten (u.a. Methylthioadenosin, decarboxyliertes Ademetionin, S-Adenosyl-L-Homocystein) weisen teilweise gleiche bzw. zusätzliche pharmakodynamische Eigenschaften auf wie die unveränderte Substanz.

PHARMAKOKINETIK VON (-)-S-ADENOSYL-L-METHIONIN (ADEMETIONIN)

Bei oraler Gabe wird (-)-S-Adenosyl-L-Methionin (Ademetionin) fast vollständig metabolisiert. 1,67% der applizierten Dosis werden als unveränderter

Wirkstoff innerhalb von 24-h im Urin ausgeschieden. Die Plasmaproteinbindung ist mit <5% gering.

Ein niedriger Plasmaspiegel nach oraler Verabreichung könnte auf einen First-Pass-Effekt von (-)-S-Adenosyl-L-Methionin (Ademetionin) hindeuten, der durch eine umfangreiche Aufnahme von (-)-S-Adenosyl-L-Methionin (Ademetionin) durch die Leber gekennzeichnet ist, wo es schnell metabolisiert wird.

DER EIN-KOHLENSTOFF-METABOLISMUS (C1-METABOLISMUS)

Die Biosynthese von (-)- S-Adenosyl-L-Methionin erfolgt im Ein-Kohlenstoff-Zyklus (Methionin-Zyklus). L-Methionin muss zugeliefert werden. Dazu sind Folsäure in einer sicher metabolisch verwertbaren Form (Quatrefolic®) und Vitamin B_{12} als Coenzym der Methioninsynthase (eine Methyltransferase) notwendig. Für den Abbau vom angefallenen Homozystein, das Arteriosklerose verursachen würde oder ein erhöhtes Risiko unerwünschter kardiovaskulärer Wirkungen haben könnte, (Mischoulon D, Alpert JE 2012) ist Vitamin B_6 als Pyridoxal-5'-phosphat (PLP) der aktiven Coenzymform wichtig.

Bei chronischen Lebererkrankungen kann Methionin, eine essentielle schwefelhältige Aminosäure, jedoch nicht metabolisiert werden, was zu erhöhten Methioninkonzentrationen im Blut führt.

EIN-KOHLENSTOFF-METABOLISMUS (C1-METABOLISMUS)

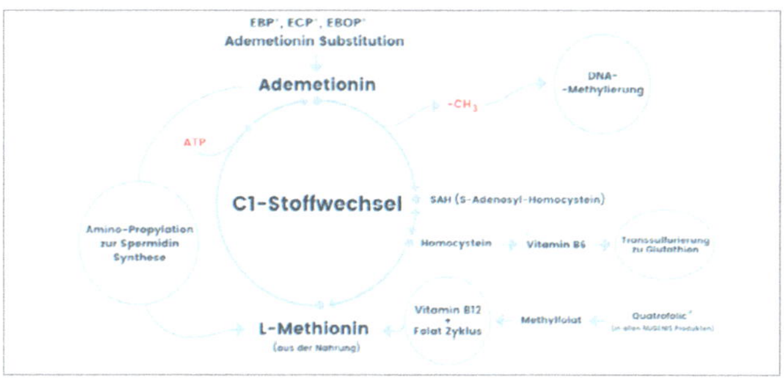

ABB. 38:
EIN-KOHLENSTOFF-METABOLISMUS (C1-METABOLISMUS) Quelle: NUGENIS

Methionin ist eine schwefelhaltige, proteinogene, essentielle Aminosäure, die der Körper nicht selbst synthetisieren kann, die aber für die Proteinsynthese unbedingt gebraucht wird. Bei der Proteinsynthese (Translation) wird als erste Aminosäure immer Methionin am Aminoterminus eingebaut (Methionyl-tRNA).

Die höchsten Konzentrationen von L-Methionin finden sich im Gehirn und in der Leber. Bis zur Hälfte der täglichen Methioninaufnahme wird in der Leberzelle in (-)-S-Adenosyl-L-Methionin umgewandelt und bis zu 85% aller Methylierungsreaktionen finden in der Leberzelle statt.

1. Methionin- Recycling: Der Salvage-(Rückgewinnungs-) Weg für Methionin verhindert, dass Schwefel energieaufwändig neu assimiliert werden muss.
2. Im Folat-Zyklus: Etwa die Hälfte des so erzeugten Homocysteins wird zu Methionin remethyliert. Bei der Remethylierung von Homocystein zu Methionin durch die Methioninsynthase erfolgt ein Methylgruppentransfer vom 5-Methyl-THF über das Vitamin B_{12} (Methylcobalamin) auf das Homocystein unter Regenerierung von Tetrahydrofolat (THF).
3. Der Methionin-Zyklus ist für die Produktion von (-)-S-Adenosyl-L-Methionin (Ademetionin) zuständig. (-)-S-Adenosyl-L-Methionin (Ademetionin) wird im Zytoplasma aus Methionin und ATP durch das Enzym Methionin-Adenosyl-Transferase in Anwesenheit von zweiwertigen Kationen wie Mg^{2+}, Co^{2+} oder Mn^{2+}- synthetisiert.
4. Die Reaktionsfolge Homocystein-Methionin → (-)-S-Adenosyl-L-Methionin- → S-Adenosyl-L-Homocystein bildet den Zyklus der aktivierten Methylgruppe. Methylgruppen treten bei der Umsetzung von Homocystein zu Methionin in den Zyklus ein und werden durch Einfügen einer Adenosyl-Gruppe, die zu einer positiven Ladung am Schwefelatom führt, hochreaktiv gemacht. Methionin ist die Basis, welche mit ATP zu (-)-S-Adenosyl-L-Methionin aktiviert wird, das als dominanter Methylgruppen-Donor bei Transmethylierungsreaktionen tätig wird (Transmethylierung, Methyltransferasen). Dazu zählen beispielsweise Methylgruppen-Donation an DNA und Histonproteine, aber auch die Übertragung auf die Aminogruppe des Neurotransmitters Noradrenalin.
5. Bei Homocystein handelt es sich um eine, im menschlichen Körper vor-

kommende, natürliche Aminosäure, die für die Neubildung von Proteinen und Kreatinin äußerst wichtig ist. Ein erhöhter Homocysteinspiegel stellt jedoch ein Risiko für Arterienverkalkung, Thrombosen, Herz-Kreislauf-Erkrankungen und vaskuläre Demenz dar. Der Transsulfurierungsweg ist ein Stoffwechselweg, bei dem eine Schwefel-Übertragung von Homocystein auf Cystein stattfindet. Der Weg führt zur Bildung mehrerer Schwefelmetaboliten, darunter Cystein, das gasförmige Signalmolekül Schwefelwasserstoff (H_2S) und Glutathion (GSH). Glutathion ist ein wichtiges zelluläres Antioxidans, das in der Lage ist, Schäden an wichtigen Zellkomponenten zu verhindern, die durch reaktive Sauerstoffspezies (ROS) wie freie Radikale, Peroxide, Lipidperoxide und Schwermetalle, verursacht werden. Vitamin B_6 spielt eine zentrale Rolle im Aminosäurestoffwechsel, der durch seine Wirkung auf das Glutathionperoxidase-System wichtige Wechselwirkungen mit körpereigenen Redoxreaktionen beinhaltet. Tatsächlich katalysieren B_6-abhängige Enzyme die meisten Reaktionen des Transsulfurierungsweges und bauen Homocystein zu Cystein ab.

6. Transaminopropylierung nach Decarboxylierung von (-)-S-Adenosyl-L-Methionin (Ademetionin) führt zur de novo-Spermidin-Synthese.

(-)-S-ADENOSYL-L-METHIONIN IST DER BEDEUTENDSTE METHYLGRUPPEN-DONOR IN BIOLOGISCHEN SYSTEMEN (CANTONI, 1975)

Giulio Cantoni isolierte (-)-S-Adenosyl-L-Methionin 1952 und berichtete 1956, dass es natürlicherweise im Körper vorkommt.

(-)-S-Adenosyl-L-Methionin -abhängige Methylierung ist eine enzymatische Schlüsselreaktion, welche die funktionelle Modulation einer Vielzahl von Biomolekülen ermöglicht, die von kleinen Metaboliten bis zu Makromolekülen reichen. (-)-S-Adenosyl-L-Methionin (Ademetionin) ist an ähnlich vielen metabolischen Vorgängen beteiligt wie der Energieträger Adenosintriphosphat (ATP).

Adenosin-5'-Triphosphat (Adenosintriphosphat, ATP) besitzt ein hohes Gruppenübertragungspotential, einschließlich der Übertragung des Adenosylrests und Abspaltung von Orthophosphat und Pyrophosphat, wie am Beispiel der de novo Synthese von (-)-S-Adenosyl-L-Methionin im C-1-Zyklus gezeigt werden kann.

Die Beteiligung von (-)-S-Adenosyl-L-Methionin (Ademetionin) an der DNA- und Histonprotein- Methylierung unterstützt das Zellwachstum, die Zellreparatur und erhält die Phospho-Bilipid-Schicht in den Zellmembranen. Es hilft auch bei der Aufrechterhaltung der Wirkung mehrerer Hormone und Neurotransmitter.

Eine quantitative und qualitative Schädigung von Mitochondrien (mitochondriale Dysfunktion) führt zu einem ATP-Mangel, der die ausreichende Bereitstellung von ATP für die de novo-Biosynthese von (-)-S-Adenosyl-L-Methionin (Ademetionin) verhindert und trotz ausreichendem Angebot von L-Methionin die Biosynthese von (-)-S-Adenosyl-L-Methionin (Ademetionin) einschränkt.

Die ausreichende Bereitstellung von ATP hängt von der Energieladung (Energieinhalt, energy charge) der Zellorganelle ab und wird als das Verhältnis der einzelnen Adenosinphosphate ATP, ADP und AMP zueinander beschrieben, welches vom physiologischen Zustand der Zellen abhängt. Es regelt direkt oder indirekt die Aktivität der Enzyme, hier am Beispiel der Biosynthese von (-)-S-Adenosyl-L-Methionin aus Methionin und ATP durch das Enzym Methionin-Adenosyl-Transferase.

CHIRALITÄT (HÄNDIGKEIT)

Chiralität (Händigkeit) ist eine spektakuläre Meisterleistung der Stereochemie, der dreidimensionalen Anordnung von Atomen und Molekülen und ihrer Wirkung auf chemische Reaktionen.

Wenn das Produkt einer asymmetrisch katalysierten Reaktion diese katalysiert, spricht man von einer "asymmetrischen Autokatalyse". Der Enantiomer-Überschuss kann bei einem sich selbst replizierendem System, in mehreren Reaktionszyklen, nach darwinistischem Prinzip, in der Katalyse enorm gesteigert werden.

Paare von Molekülen, die sich zueinander spiegelbildlich verhalten, aber nicht deckungsgleich sind, bezeichnet man als Enantiomere. Moleküle, die in zwei enantiomeren Formen vorkommen können, sind chiral.

Es sind Strukturen, die sich nicht mit ihrem Spiegelbild zur Deckung bringen lassen, genauso wie die linke Hand nicht deckungsgleich mit der rechten ist. Beide Strukturen sind daher verschiedene Objekte, sie können unterschiedliche Eigenschaften besitzen und auf andere Weise reagieren.

(-)-S-Adenosyl-L-Methionin (Ademetionin) ist nur in seiner linksdrehenden Form biologisch aktiv.

Die rechtsdrehende Form von (-)-S-Adenosyl-L-Methionin ist dagegen biologisch inaktiv. Sie schadet durch eine inhibierende Wirkung auf Methyltransferasen und Verhinderung der DNA- und Histon-Methylierung. Anstelle der erforderlichen DNA- und Histonprotein-Methylierung verursacht sie eine unzureichende Methylierung der Erbsubstanz!

Nur die (-)/(S)-Form ist bei der Therapeutic Goods Association (TGA) in Australien listefähig:

Auflistungshinweis: 17. Juli 2001. Notierungshinweis - (-)-S-Adenosyl-L-Methionin & Ademetionin in Form von Sulfat, Tosylat oder gemischten Sulfat/Tosylat-Salzen.

Keine Deklarationspflicht für Enantiomere bei Nahrungsergänzungsmitteln und Medikamenten

Als Nahrungsergänzungsmittel werden Lebensmittel bezeichnet, die dazu bestimmt sind, die allgemeine Ernährung zu ergänzen. Da sie als Lebensmittel gelten, benötigen Nahrungsergänzungsmittel, anders als Arzneimittel, keine behördliche Zulassung. Sie werden demnach auch nicht auf ihre gesundheitliche Unbedenklichkeit und stoffliche Reinheit hin überprüft. Laut Nahrungsergänzungsmittel- und Lebensmittelkennzeichnungsverordnung müssen zwar generell alle Zutaten auf der Packung angegeben werden, dies ist allerdings in der Praxis nicht immer realisiert.

DIE BIOSYNTHESE VON (-)-S-ADENOSYL-L-METHIONIN

(-)-S-Adenosyl-L-Methionin (Ademetionin) wird im Zytoplasma der Leberzelle aus Methionin und ATP durch das Enzym Methionin-Adenosyl-Transferase in Anwesenheit von zweiwertigen Kationen wie Mg^{2+}, Co^{2+} oder Mn^{2+} synthetisiert.

Bei der Synthese wird die Adenosylgruppe eines ATP auf das Schwefelatom von Methionin übertragen. Dabei werden Orthophosphat (Pi) und ein Molekül Pyrophosphat (PPi) gebildet, welches sekundär zu 2 Pi hydrolysiert wird. Es werden also alle drei Phosphatreste von ATP hydrolytisch getrennt, um die Reaktion mit der dabei freiwerdenden Energie anzutreiben.

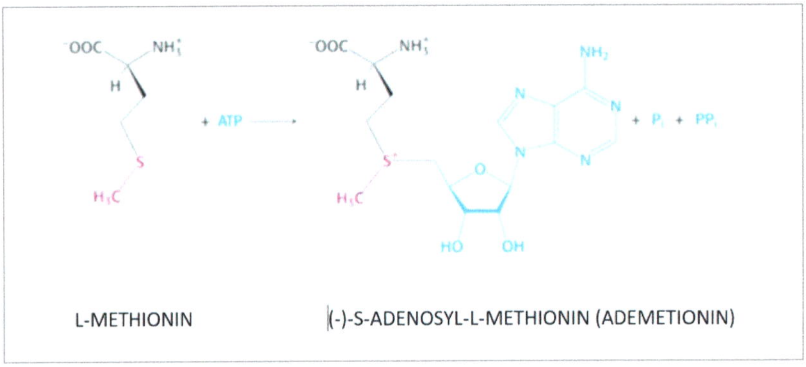

ABB. 39:
BIOSYNTHESE VON (-)-S-ADENOSYL-L-METHIONIN

Quelle: NUGENIS

In einem ersten Schritt transportiert (-)-S-Adenosyl-L-Methionin (Ademetionin) die Methylgruppe auf die Methyltransferase, die in einem zweiten Schritt den CH3-Rest auf bestimmte Substrate überträgt, welche auf diese Weise durch Methylierung strukturelle Veränderungen erfahren:

DNA-Methyltransferasen, auch DNA-MTasen (DNMT) genannt, sind Enzyme, die Methylgruppen auf Nukleinbasen der DNA übertragen. Die durch diese Enzyme katalysierte DNA-Methylierung hat eine Vielzahl biologischer Funktionen.

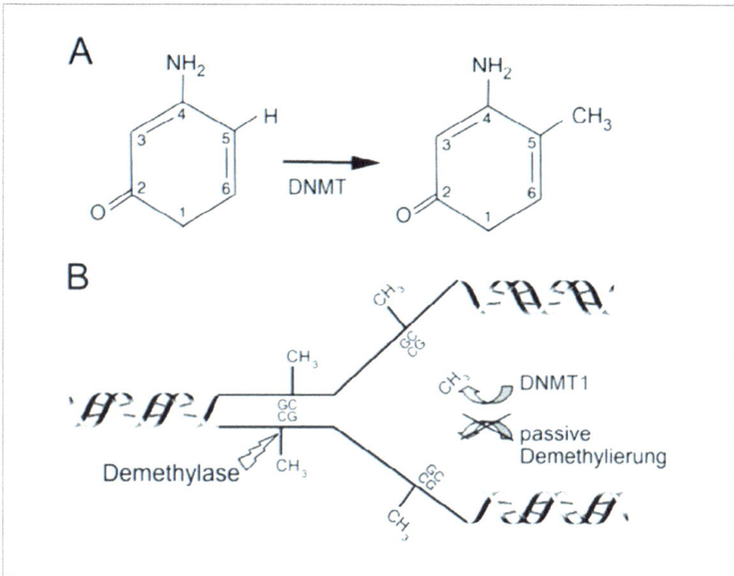

ABB. 40:
BILDUNG VON 5-METHYLCYTOSIN DURCH ADDITION EINER METHYLGRUPPE AN DAS 5'-C-ATOM VON CYTOSIN MIT HILFE DER DESOXYRIBONUKLEINSÄURE-METHYLTRANSFERASEN (DNMT).

A) DNA-METHYLTRANSFERASEN (DNMT) KATALYSIEREN DEN TRANSFER EINER METHYLGRUPPE AUF DAS KOHLENSTOFFATOM 5 IM CYTOSINRING.

B) BEI DER AKTIVEN DEMETHYLIERUNG WERDEN DIE METHYLGRUPPEN DURCH EINE BISHER UNBEKANNTE ENZYMAKTIVITÄT VON DER NICHTREPLIZIERENDEN DNA ENTFERNT. BEI DER DNA-REPLIKATION ENTSTEHEN HEMIMETHYLIERTE DNA-MOLEKÜLE, DIE ZUNÄCHST NUR IM PARENTALEN STRANG METHYLIERT SIND. DNMT1 HEFTET NEUE METHYLGRUPPEN AN DIE NEUSYNTHETISIERTE DNA AN. IN ABWESENHEIT VON DNMT1 BLEIBT DER NEUSYNTHETISIERTE DNA-STRANG UNMETHYLIERT (PASSIVE DEMETHYLIERUNG).

Quelle: Haaf T Journal of Reproductive Medicine and Endocrinology 2006;3(3):136-140 ©

(-)-S-Adenosyl-L-Methionin (Ademetionin) kann auch mit Hilfe des S-adenosylmethionine mitochondrial carrier protein (SAMC) in die Mitochondrien gelangen, wo es von DNA-Methyltransferasen (DNMTs) zur Methylierung der mitochondriale DNA (mtDNA) verwendet wird.

Tatsächlich können DNA-Methyltransferasen (DNMTs)-Mutationen zur Entwicklung von zwei neurodegenerativen Erkrankungen führen, die als autosomal-dominante zerebelläre Ataxie-Taubheit und Narkolepsie (ADCA-DN) sowie hereditäre sensorische Neuropathie mit Demenz und Hörverlust (HSN1E) bekannt sind. Wichtig ist, dass beide Syndrome klinische Merkmale aufweisen, die für bekannte mitochondriale Erkrankungen typisch sind, wie Optikusatrophie, periphere Neuropathie, Taubheit und mitochondriale Dysfunktion. Diese Mutationen verursachen einen vorzeitigen Abbau mutierter Proteine, reduzierte Methyltransferase-Aktivität und beeinträchtigte Heterochromatin-Bindung. Euchromatin sind weniger dichtgepackte Teile des Chromosoms, die aktive Gene aufweisen und daher an der Transkription beteiligt sind, wodurch es zur globalen Hypomethylierung kommt.

Darüber hinaus korreliert differentielle, mitochondriale DNA mit neurodegenerativen Erkrankungen wie bei Patienten mit Alzheimer-Krankheit, die an globaler Hypomethylierung leiden. Genauer gesagt haben Studien gehemmte DNMTs beschrieben, die zu kognitiven Beeinträchtigungen und zur Krankheitsprogression führen.

METABOLISCHE VIELSEITIGKEIT VON (-)-S-ADENOSYL-L-METHIONIN (ADEMETIONIN)

Diese chemische Vielfalt ist im zentralen Sulfoniumzentrum begründet. Dieses aktiviert die benachbarten Kohlenstoffatome für nucleophile Angriffe und erleichtert den Bruch der jeweiligen Schwefel-Kohlenstoff-Bindung.

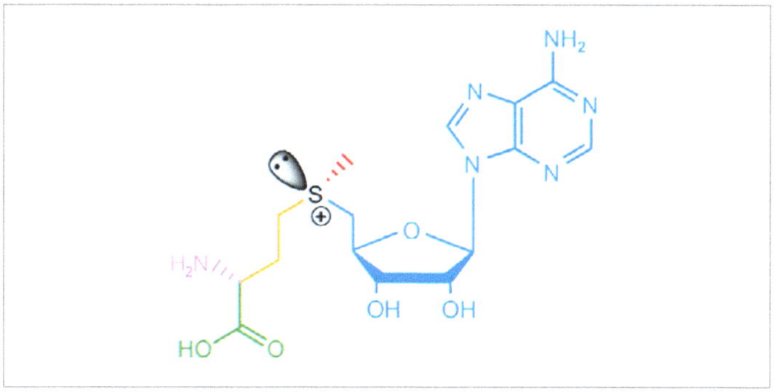

ABB. 41:
STRUKTUR VON (-)-S-ADENOSYL-L-METHIONIN

Quelle: Agnieszka Sekowska et al. Revisiting the methionine salvage pathway and its paralogues. Microbial biotechnology. 2018

Die hohe Reaktivität von (-)-S-Adenosyl-L-Methionin (Ademetionin) ist zumeist durch die Bildung thermodynamisch stabilerer Thioether nach Übertragung eines Substituenten begründet.

Die positive Ladung an seinem Schwefelatom macht (-)-S-Adenosyl-L-Methionin (Ademetionin) zum Methylgruppenüberträger.

Auch die Stereochemie am Sulfoniumzentrum ist für die biologische Aktivität entscheidend.

Nur das (S)-Epimer, die linksdrehende Konfiguration, ist für enzymkatalysierte Gruppenübertragungsreaktionen relevant.

Das (R)-Epimer, die rechtsdrehende Konfiguration, kann sogar inhibierende Wirkung auf einige Methyltransferasen haben.

Die Transmethylierung ist eine biologisch wichtige, organisch-chemische Reaktion, bei der eine Methylgruppe von einer Verbindung auf eine andere übertragen wird.

Transmethylierungsreaktionen finden unter Beteiligung des Methylgruppen-Donors (-)-S-Adenosyl-L-Methionin (Ademetionin) im Intermediärstoffwechsel bei der Biosynthese folgender körpereigenen Stoffe statt:

• Spermidin-Biosynthese

(-)-S-Adenosyl-L-Methionin (Ademetionin) ist verantwortlich für die Spermidin-Biosynthese:

Im Ein-Kohlenstoff- Zyklus, bei der Amino-Propylation, ist das decarboxylierte (-)-S-Adenosyl-L-Methionin (DCSAM) auch als Aminopropylgruppendonor für die Bildung von Polyaminen bekannt. Aus Putrescin und decarboxyliertem (-)-S-Adenosyl-L-Methionin (Ademetionin) entsteht Spermin und als dessen Vorstufe Spermidin.

Spermidin ist an der Membranstabilisierung, Zellteilung und Zelldifferenzierung beteiligt und hilft wachsenden Zellen bei der Synthese von Nukleinsäuren und Proteinen. Demzufolge wirkt Spermidin stabilisierend auf die DNA. Spermidin induziert die Autophagie und sorgt so für die Entlastung der Zellen von zellschädigenden, fehlgefalteten Proteinen, Viren und Bakterien.

• Melatonin-Biosynthese für einen gesunden Schlaf und eine verbesserte Schlafarchitektur

(-)-S-Adenosyl-L-Methionin (Ademetionin) ist der Katalysator der körpereigenen Melatonin-Synthese.

Melatonin ist ein Hormon, das den Tag-Nacht-Rhythmus des menschlichen Körpers steuert. Es entsteht aus der Methylierung von N-Acetylserotonin.

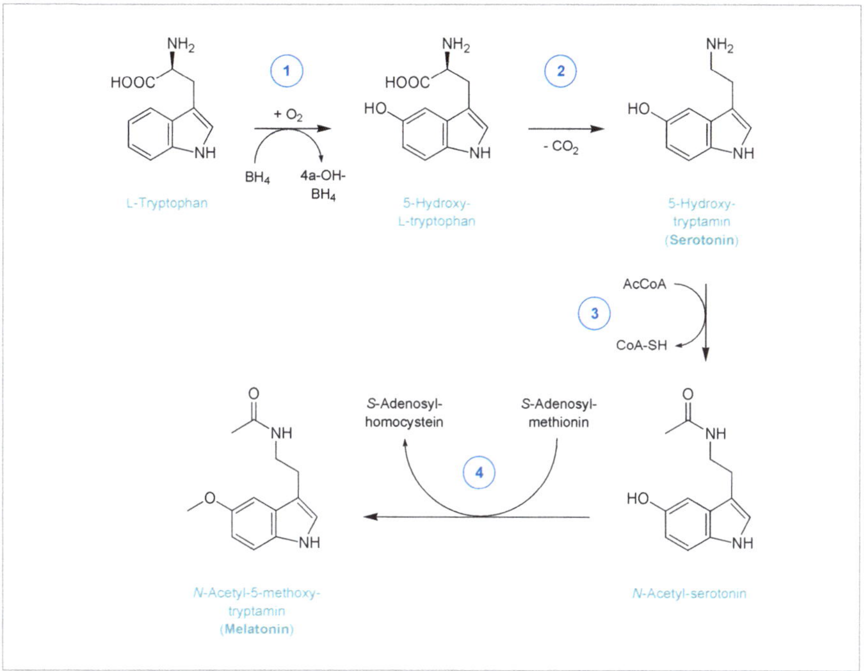

ABB. 42:
MELATONIN-BIOSYNTHESE (-)-S-ADENOSYL-L-METHIONIN (ADEMETIONIN) + N-ACETYLSEROTONIN → S-ADENOSYL-L-HOMOCYSTEIN + MELATONIN. AN DER BIOSYNTHESE BETEILIGTE ENZYME: 1: TRYPTOPHAN, 2: DOPA-DECARBOXYLASE, 3: SEROTONIN-N-ACETYLTRANSFERASE, 4: ACETYLSEROTONIN-O-METHYLTRANSFERASE **Quelle: http://www.chemgapedia.de/**

Mit dem “Timezyme”, Acetylserotonin-O-Methyltransferase, wird aus Serotonin das N-Acetylserotonin, welches mit Hilfe von (-)-S-Adenosyl-L-Methionin (Ademetionin) methyliert wird und wodurch Melatonin entsteht.

Melatonin fördert die Neurogenese und die Neuroprotektion durch die Blockierung der Aβ-Produktion, Aβ-Oligomerisierung und Aβ -Fibrillation, Tau- Hyperphosphorylierung, synaptische Dysfunktion, oxidativen Stress und neuronalen Tod und mildert so die Alzheimer-Krankheits-Progression.

- Adrenalin-Biosynthese

(-)-S-Adenosyl-L-Methionin (Ademetionin) wirkt als Methylgruppen-Donor bei der Adrenalin-Biosynthese:

Adrenalin ist ein im Nebennierenmark gebildetes und in Stresssituationen ins Blut ausgeschüttetes Hormon, das aus Noradrenalin durch Übertragung einer Methylgruppe entsteht. Als Katecholamin hat Adrenalin an den sympathischen Alpha- und Beta-Rezeptoren des Herzkreislaufsystems eine anregende Wirkung, es steigert u.a. den Blutdruck, erhöht die Herzfrequenz und die Herzkraft (Inotropie). Im Zentralnervensystem fungiert Adrenalin als Neurotransmitter.

- Glutathion (GSH)-Biosynthese

Durch Transsulfurierung im Ein-Kohlenstoff-Zyklus, dem Syntheseweg von (-)-S-Adenosyl-L-Methionin (Ademetionin), wird Glutathion, L-Glutamyl-L-Cysteinylglycin, kurz GSH – ein Tripeptid aus den Aminosäuren Glutaminsäure, Cystein und Glycin - gebildet.

Glutathion ist das wirksamste intrazelluläre Antioxidans. Als Substrat der Glutathionperoxidase ist Glutathion antioxidativ wirksam und schützt Zellen, Mitochondrien, DNA und andere Makromoleküle der Zelle vor oxidativen Schädigungen.

(-)-S-Adenosyl-L-Methionin (Ademetionin)-Supplementierung führt zur Hemmung der Lipid- Wasserstoffperoxid- Produktion und verbessert das Glutathion- antioxidative System.

- Cholin-Biosynthese

(-)-S-Adenosyl-L-Methionin (Ademetionin) ist der Methylgruppen-Donor bei der Cholin-Biosynthese.

Cholin wird durch Methylgruppenübertragung aus Ethanolamin synthetisiert. Als primärer, einwertiger Alkohol ist Cholin ein Strukturelement sowohl des Neurotransmitters Acetylcholin, dem Essigsäureester des Cholins, als auch von Lecithin beziehungsweise Phosphatidylcholin, dem Phosphorsäureester des Cholins, was ein wesentlicher Bestandteil aller Biomembranen des Nervensystems ist. Zudem fungiert Cholin auch als Methylgruppen-Donor im Intermediärstoffwechsel.

Bei (-)-S-Adenosyl-L-Methionin-Mangel stehen zu geringe Mengen an Cholin zur Synthese des wichtigen Neurotransmitters Acetylcholin zur Verfügung.

Acetylcholin ist einer der wichtigsten Neurotransmitter, also ein Botenstoff im Gehirn und des Parasympathischen Nervensystems. Intrinsische cholinerge Neurone finden sich in großer Zahl im Hippocampus und vermitteln die Bildung von episodischem, sowie semantischem Gedächtnis. Acetylcholin ist unter anderem verantwortlich für die Muskelkontraktion, da es die Übertragung zwischen Nerv und Muskel an den sogenannten neuromuskulären Endplatten vermittelt.

- Biotin- und Liponsäure-Biosynthese

(-)-S-Adenosyl-L-Methionin (Ademetionin) dient als Quelle für Schwefelatome bei der Synthese von Biotin und α-Liponsäure.

Biotin, auch als Vitamin B7 oder Vitamin H (auch Vitamin I) bezeichnet, ist ein wasserlösliches Vitamin aus dem B-Komplex. Es spielt als prosthetische Gruppe von Enzymen im Stoffwechsel eine bedeutende Rolle, ist aber auch im Zellkern wichtig für die epigenetische Regulation der Genfunktion.

α-Liponsäure ist eine schwefelhaltige Fettsäure. In ihrer natürlichen-Form kommt sie als Coenzym in den Mitochondrien fast aller Eukaryoten vor und spielt eine wichtige Rolle im Energiestoffwechsel. Sie wirkt als Radikalfänger und kann die Ausscheidung von Fremdstoffen unterstützen. Insbesondere Metallionen wie z.B. Blei, Quecksilber, Kupfer, Eisen und Platin löst sie aus der Bindung an schwefelhaltige Proteine heraus und chelatiert sie über ihre Thiolgruppen.

- Kreatin-Biosynthese

70% des vorhandenen (-)-S-Adenosyl-L-Methionin (Ademetionin) fließt in die Kreatin-Synthese.

Kreatin, eine organische Säure, die infolge einer Transmethylierung aus Guanidinoacetat mit Hilfe der Methylgruppen-Donation von (-)-S-Adenosyl-L-Methionin (= Ademetionin) gebildet wird. In Form von Kreatinphosphat wird Kreatin für die Kontraktion der Muskulatur benötigt und trägt zur energetischen Versorgung der Muskeln bei.

- L-Carnitin-Biosynthese

Ausgangssubstanz für die Eigensynthese ist die essenzielle Aminosäure Lysin, die in einer fünfstufigen Reaktionsfolge dreifach methyliert (Anhängen von CH_3-Gruppen), mehrfach reduziert (Einfügen von Wasserstoff (H)-Atomen) und decarboxyliert (Abspaltung eines Kohlendioxids (CO_2)-Moleküls) wird. Die CH_3-Gruppen stammen von (-)-S-Adenosyl-L-Methionin (Ademetionin).

L-Lysin → Trimethyllysin → Hydroxy-Trimethyllysin → Trimethylaminobutyraldehyd → Trimethylaminobutyrat (gamma-Butyrobetain) → L-Carnitin

L-Carnitin-Methionin führt zusammen mit Lysin zur Bildung von L-Carnitin, das eine Schlüsselrolle in der Regulation des Fett-, Kohlenhydrat- und Proteinstoffwechsels einnimmt. Mittelkettige Fettsäuren werden mittels Carnitin-Palmitoyltransferasen transmembranal in die Mitochondrien geschleust und helfen bei der Energieversorgung der Mitochondrien.

Quelle: Karlic, H., Lohninger, G., Laschan, C., Lapin, A., Böhmer, F., Huemer, M., Guthann, E., Rappold, E., Pfeilstöcker, M. Downregulation of carnitine acyltransferases and organic cation transporter OCTN2 in mononuclear cells in healthy elderly and patients with myelodysplastic syndromes. Journal of Molecular Medicine 81(7):435-42 (2003)

• Schutz vor DNA-Abbau

Die durch (-)-S-Adenosyl-L-Methionin (Ademetionin) beim Transmethylierungsprozess methylierten Nukleinbasen der DNA und RNA bieten Schutz der DNA vor einem Abbau.

• Entgiftung von Arzneimitteln

(-)-S-Adenosyl-L-Methionin (Ademetionin) methyliert Pharmaka und ermöglicht die Entgiftung von Arzneimitteln.

ANGEWANDTE EPIGENETIK

STUDIEN-BEISPIELE MIT (-)-S-ADENOSYL-L-METHIONIN (ADEMETIONIN) FÜR EINE ANGEWANDTE EPIGENETIK

(-)-S-Adenosyl-L-Methionin ist ein von der FDA (The United States Food and Drug Administration) zugelassenes Nahrungsergänzungsmittel und ist in den USA für die Behandlung von Major Depression (MDD), Osteoarthritis und alkoholbedingter Lebererkrankung zugelassen.

Alzheimer-Demenz Tägliche Dosis: 400 mg

DIE (-)-S-ADENOSYL-L-METHIONIN-SPIEGEL SIND IM GEHIRN BEI DER ALZHEIMER-KRANKHEIT STARK ERNIEDRIGT

Reduzierte (-)-S-Adenosyl-L-Methionin-Spiegel könnten auf eine übermäßige Verwendung in der Polyamin-Biosynthese zurückzuführen sein, bei zugleich bestehendem, altersbedingtem (-)-S-Adenosyl-L-Methionin- Mangel. Es ist zu erwarten, dass die starke Verringerung des (-)-S-Adenosyl-L-Methionin-Spiegels den Metabolismus und die Gehirnfunktion bei Patienten mit Alzheimer-Krankheit ernsthaft beeinträchtigt und die Grundlage für die Beobachtungen einer verbesserten Wahrnehmung bei Alzheimer-Patienten nach einer (-)-S-Adenosyl-L-Methionin (Ademetionin) -Supplementation bilden könnte.

(-)-S-ADENOSYL-L-METHIONIN (ADEMETIONIN) REDUZIERT DIE AMYLOIDPATHOLOGIE UND VERBESSERT DIE KOGNITION IN EINEM ALZHEIMER-MODELL

Zusammenfassend wurde experimentell gezeigt, dass der globalen ZNS-Hypomethylierung, die mit dem Aβ-Aufbau bei Alzheimer-Krankheit verbunden ist, bei angemessenen Dosen durch die (-)-S-Adenosyl-L-Methionin-(Ademetionin)-Verabreichung rechtzeitig vorgebeugt werden kann.

Am wichtigsten ist, dass eine niedrige (-)-S-Adenosyl-L-Methionin- (Ademetionin)-Präventiv-Dosis von 400mg zu besseren Ergebnissen führt als höhere Dosen, hinweisend auf eine Feinregulierung der DNA-Methylierungs-/ Demethylierungs-Homöostase im ZNS.

Quelle: Do Carmo S, Hanzel CE, Jacobs ML, Machnes Z, Iulita MF, Yang J, Yu L, Ducatenzeiler A, Danik M, Breuillaud LS, Bennett DA, Szyf M, Cuello AC. Rescue of Early bace-1 and Global DNA Demethylation by S-Adenosylmethionine Reduces Amyloid Pathology and Improves Cognition in an Alzheimer's Model. Sci Rep. 2016 Sep 29;6: 34051.

Depression Tägliche Dosis: 800-1600 mg

Forschungsergebnisse deuten in der COCHRAN-Studien-Beurteilung darauf hin, dass (-)-S-Adenosyl-L-Methionin (Ademetionin) bei der Behandlung von einer leichten bis mittel-schweren Depression wirksamer als Placebo und genauso wirksam wie eine Antidepressiva Therapie ist, jedoch mit dem entscheidenden Behandlungsvorteil, ohne anticholinerge Nebenwirkungen, die vor allem trizyklische Antidepressiva hervorrufen, auszukommen.

Quelle: Papakostas GI, Mischoulon D, Shyu I, Alpert JE, Fava M. S-adenosyl methionine (SAMe) augmentation of serotonin reuptake inhibitors for antidepressant nonresponders with major depressive disorder: a double-blind, randomized clinical trial. Am J Psychiatry. 2010 Aug;167(8):942-8.

Personen, die verschreibungspflichtige Antidepressiva einnehmen und an einer bipolaren Depression leiden, sollten dieses Produkt nur unter Aufsicht eines Arztes verwenden. Bei Bipolarer Depression (BD) kann die gleichzeitige Gabe von konventionellen Antidepressiva und (-)-S-Adenosyl-L-Methionin (Ademetionin) zu Manie-Symptomen führen. Eine manische Episode oder Manie ist gekennzeichnet durch ein intensives Hochgefühl, eine übersteigerte und häufig unbegründete gute Laune, vermindertes Schlafbedürfnis, der Tendenz zu aggressivem Verhalten, sowie erhöhte persönliche Leistungsfähigkeit. Die Betroffenen empfinden sich selbst als außergewöhnlich leistungsstark, kreativ und schöpferisch.

Darüber hinaus dauert es bei konventionellen Antidepressiva in der Regel 6 bis 8 Wochen, bis sie wirken, während (-)-S-Adenosyl-L-Methionin (Ademetionin) deutlich schneller zu wirken beginnt.

Linderung von Depressionen erfolgt durch die Reparatur des Serotonin-, Dopamin-, Noradrenalin- Mangels am Genom. Eine Supplementierung von (-)-S-Adenosyl-L-Methionin (Ademetionin) hebt den Serotonin-, Dopamin-, und Noradrenalin- Mangel auf. Durch die Methylierung der hypomethylierten Monoaminooxidasen A- und B- Promotoren, kann die erhöhte Monoaminooxidasen- Expression und Monoaminooxidasen- Aktivitätssteigerung unmittelbar stillgelegt und auch der durch Monoaminooxidasen A und B provozierte Serotonin-, Dopamin-, und Noradrenalin-Abbau gestoppt werden.

Ganz im Gegensatz dazu entfalten synthetische Antidepressiva, die als Medikamente angeboten werden, (Dopamin-Wiederaufnahmehemmer, Serotonin-Noradrenalin-Wiederaufnahmehemmer (SNRIs), Serotonin-Wiederaufnahmehemmer (SSRIs), Tetrazyklische Antidepressiva, Trizyklisches Antidepressiva, MAO-Hemmer (MAOIs)) im Zytosol ihre Wirkung als körperfremde, artifiziell - chemische Konstrukte. Nebenwirkungen treten als Interaktionen mit Rezeptoren auf und können Mundtrockenheit, Gewichtszunahme, Schwindel und Kopfschmerz hervorrufen und belasten nicht selten den Patienten mit dauerhaft ausgeprägten Libido, Orgasmus- und Ejakulationsstörungen, sowie Impotenz und sind begleitet von emotionaler Abstumpfung und Sedierung.

Zu den Wirkstoffen, die sexuelle Nebenwirkungen verursachen, gehören die selektiven Serotonin-Wiederaufnahmehemmer (SSRIs), die Serotonin- und Noradrenalin-Wiederaufnahmehemmer (SNRIs) die trizyklischen und tetrazyklischen Antidepressiva, sowie die Monoaminooxidasehemmer (MAOIs).

Einige Studien berichteten über bis zu 80% der SSRI-induzierten sexuellen Nebenwirkungen. Zudem scheint das Management der SSRI-induzierten sexuellen Dysfunktion komplex und schwierig zu sein.

MAO-HEMMER

Monoaminooxidase (MAO)-Hemmer gehörten zu den ersten Antidepressiva, die in den 60er Jahren entdeckt und in die Klinik eingeführt wurden.

Die Aufnahme der MAO- Hemmer als erste überzeugend antidepressiv wirksame Substanz- Gruppe in das damals begrenztes Spektrum psychopharmakologischer Therapie, geht auf die klinisch zufällige Beobachtung der stimmungsaufhellenden Wirkung des Hydrazidderivats Iproniazid bei Tuberkulosekranken in den fünfziger Jahren zurück.

MAO-Hemmer blockieren das Enzym Monoaminooxidase (MAO), das unter anderem die Botenstoffe Noradrenalin und Serotonin abbaut. Ist das Enzym gehemmt, steigt die Konzentration von Noradrenalin und Serotonin im Gehirn. Dadurch kurbeln MAO-Hemmer den Antrieb depressiver Patienten sehr stark an. Manche Medikamente dieser Wirkstoffgruppe wirken zudem sehr gut im Umgang mit anderen Menschen bei Angsterkrankungen.

Das blockierte MAO-Enzym fehlt beim Abbau monoaminerger Botenstoffe, deren Stoffwechsel dann ebenfalls gestört ist. Deshalb kann es zu gravierenden Nebenwirkungen kommen wie zum Beispiel Bluthochdruck, Mundtrockenheit, Schwindel oder Kopfschmerzen. Recht häufig treten Wechselwirkungen mit anderen Medikamenten auf.

Eine Teilgruppe der MAO-Hemmer sind die so genannten irreversiblen MAO-Hemmer. Sie zerstören das Enzym, so dass die Hemmung nicht rückgängig zu machen ist. Nach Absetzen des Medikaments kann es bis zu drei Wochen dauern, bis der Körper das Enzym neu gebildet hat. Patienten, die mit irreversiblen MAO-Hemmern behandelt werden, müssen streng nach Diät leben. So kann der Genuss von tyraminreichen Lebensmitteln, beispielsweise von Schokolade, reifem Käse, Weintrauben oder Rotwein, das Tyramin schnell gefährlich erhöhen und auch lebensgefährliche Folgen haben.

Der epigenetische Zusammenhang einer Mitochondriengefährdung durch ein endogenes Überangebot an Monoaminooxidasen wurde bislang nicht erkannt.

(-)-S-ADENOSYL-L-METHIONIN (ADEMETIONIN) ALS MONOTHERAPIE ODER ALS ZUSATZTHERAPIE DER DEPRESSION

Acht Studien, mit insgesamt 11 Studien-Armen und 1011 Probanden, die die Wirksamkeit von (-)-S-Adenosyl-L-Methionin (Ademetionin) als Monotherapie oder als Zusatztherapie (512 Personen) bewerteten, wurden in einem Review von Cuomo 2020 eingeschlossen.

Die bestehenden Studien mit (-)-S-Adenosyl-L-Methionin- (Ademetionin), das als Monotherapie oder zusätzlich zu anderen Antidepressiva angewendet wurde, haben ermutigende und allgemein positive Ergebnisse gezeigt.

STUDIENBEURTEILUNG FÜR (-)-S-ADENOSYL-L-METHIONIN (ADEMETIONIN) DURCH COCHRANE:

Cochrane.org ist eine britische internationale Organisation, die gegründet wurde, um medizinische Forschungsergebnisse zu organisieren und evidenzbasierte Entscheidungen über Gesundheitsinterventionen unter Einbeziehung von Angehörigen der Gesundheitsberufe, Patienten und politischen Entscheidungsträgern zu erleichtern. Sie umfasst 53 Gutachtergruppen, die an Forschungseinrichtungen weltweit angesiedelt sind.

Evidenzbasierte Medizin ist „die gewissenhafte, explizite und umsichtige Verwendung der derzeit besten Evidenz bei Entscheidungen über die Versorgung einzelner Patienten".

COCHRAN-STUDIENBEURTEILUNGEN:

Risikoquoten und Effektgrößenberechnungen für Ademetionin im Vergleich zu anderen Antidepressiva zeigen keinen statistisch signifikanten Unterschied. Diese Ergebnisse deuten darauf hin, dass beide Therapien in ihren Wirkungen annähernd gleich sind.

Kontrollierte Studien haben gezeigt, dass (-)-S-Adenosyl-L-Methionin-(Ademetionin) bei parenteraler (entweder intravenöser oder intramuskulärer) Verabreichung bei der Behandlung von Major Depression (MDD) wirksamer als Placebo und in seiner Wirksamkeit den trizyklischen Antidepressiva gleich ist. Weniger Beweise unterstützen die Verwendung von oralem (-)-S-Adenosyl-L-Methionin- (Ademetionin), obwohl einige Studien auch jene Wirksamkeit gezeigt haben.

Quellen: BOTTIGLIERI T. S-Adenosyl-L-methionine (SAMe): from the bench to the bedside--molecular basis of a pleiotrophic molecule. Am J Clin Nutr. 2002;76(5):1151S-7S.

PAPAKOSTAS GI, Evidence for S-Adenosyl-L-Methionine (SAM-e) for the Treatment of Major Depressive Disorder. J Clin. Psychiatry. 2009.

WILLIAMS AL, GIRARD C, JUI D, SABINA A, KATZ DL. S-adenosylmethionine (SAMe) as treatment for depression: a systematic review. Clin Invest Med. 2005;28(3):132-139.

DELLE CHIAIE R, PANCHERI P, SCAPICCHIO P. Efficacy and tolerability of oral and intramuscular S-adenosyl-L-methionine 1,4-butanedisulfonate (SAMe) in the treatment of major depression: comparison with imipramine in 2 multicenter studies. Am J Clin Nutr. 2002 Nov;76(5):1172S-6S.

Fibromyalgie Tägliche Dosis: 800 mg für 6 Wochen

Quelle: JACOBSEN S, DANNESKIOLD-SAMSØE B, ANDERSEN RB. Oral S-adenosylmethionine in primary fibromyalgia. Double-blind clinical evaluation. Scand J Rheumatol. 1991;20(4):294-302.

Arthrose und Osteoarthritis

Tägliche Dosis: 800 - 1600 mg

(-)-S-Adenosyl-L-Methionin (Ademetionin), eine physiologische Verbindung, die neben ATP als Schlüsselmolekül in der Biologie bekannt ist, bietet Ärzten einen innovativen Ansatz zur Behandlung von Osteoarthritis. Experimentelle Untersuchungen legen nahe, dass die Verabreichung von (-)-S-Adenosyl-L-Methionin (Ademetionin) analgetische und antiphlogistische Aktivitäten ausübt und die Synthese von Proteoglykanen durch artikuläre Chondrozyten mit minimalen oder fehlenden Nebenwirkungen auf den Gastrointestinaltrakt und andere Organe stimuliert.

(-)-S-Adenosyl-L-Methionin (Ademetionin) kann die Produktion von Knorpel stimulieren, was für die Umkehrung des Krankheitsprozesses entscheidend ist. Potenzielle Wirkmechanismen sind die Reduktion von Entzündungsmediatoren, Erhöhung des Glutathionspiegels als wirksamstes, intrazelluläres Antioxidans, direkte oder indirekte Signalisierung der Knorpelsynthese oder des Überlebens und die Aufrechterhaltung der DNA-Methylierung.

Osteoarthritis ist eine chronische Gelenkerkrankung, die durch Schmerzen und Immobilität aufgrund eines allmählichen Knorpelverlusts gekennzeichnet ist. Gegenwärtige Behandlungen sind palliativ. Es gibt kein Heilmittel. Angesichts des wachsenden Interesses an alternativen Therapien, teilweise aufgrund von Sicherheitsproblemen (tödlich verlaufende Blutungen) bei pharmakologischen Behandlungen mit dem NSAID Celebrex, sind sichere Verbindungen, die dem Körper helfen das Knorpelgewebe zu regenerieren, von großer klinischer Bedeutung. Das Nahrungsergänzungsmittel (-)-S-Adenosyl-L-Methionin (Ademetionin) zeigt ein solches Potenzial.

(-)-S-Adenosyl-L-Methionin (Ademetionin) scheint bei der Linderung von Schmerzen und der Verbesserung von Funktionseinschränkungen bei Patienten mit Osteoarthritis genauso wirksam zu sein wie NSARs, ohne jene Nebenwirkungen, die oft mit NSAR -Therapien verbunden sind (Studienbeurteilung durch COCHRANE).

KLINISCHE STUDIEN ZUR OSTEOARTHRITIS

1. Die Ergebnisse umfangreicher klinischer Studien, an denen in den letzten fünf Jahren etwa 22.000 Patienten mit Osteoarthritis teilgenommen haben, unterstützen die klinische Wirksamkeit und die optimale Verträglichkeit der (-)-S-Adenosyl-L-Methionin (Ademetionin)-Verabreichung. Die Intensität der therapeutischen Aktivität von (-)-S-Adenosyl-L-Methionin (Ademetionin) gegen Osteoarthritis ist ähnlich der von nichtsteroidalen entzündungshemmenden Arzneimitteln, aber seine Verträglichkeit ist höher, da die schweren Nebenwirkungen (z.B. Magen/Darm-Blutungen u.m.) fehlen.

2. In einer Doppelblindstudie wurden die Wirksamkeit und Verträglichkeit von (-)-S-Adenosyl-L-Methionin (Ademetionin) im Vergleich zu Placebo und Naproxen* bei der Behandlung von Osteoarthritis der Hüfte, des Knies, der Wirbelsäule und der Hand untersucht.
   An dieser Studie nahmen 33 Zentren teil, 18 rheumatologische und 15 orthopädische. Insgesamt wurden 734 Probanden, darunter 582 mit Coxarthrose (Hüftarthrose) oder Gonarthrose (Kniearthrose), aufgenommen. Es konnte gezeigt werden, dass (-)-S-Adenosyl-L-Methionin (Ademetionin), oral verabreicht in einer Dosis von 1.200 mg täglich, die gleiche analgetische Aktivität ausübt wie Naproxen in einer Dosis von 750 mg täglich. Beide Medikamente waren wirksamer als Placebo ($p < 0{,}01$). Die Verträglichkeit von (-)-S-Adenosyl-L-Methionin (Ademetionin) war signifikant besser als die von Naproxen, sowohl bei den Urteilen der Ärzte ($p < 0{,}025$) als auch jener der Patienten ($p < 0.\ 01$), sowie in Bezug auf die Anzahl der Patienten mit Nebenwirkungen ($p < 0{,}05$). Es gab keinen Unterschied zwischen (-)-S-Adenosyl-L-Methionin (Ademetionin) und Placebo in der Anzahl der Nebenwirkungen. Zehn Patienten in der (-)-S-Adenosyl-L-Methionin (Ademetionin)-Gruppe und 13 in der Placebo-Gruppe brachen die Studie wegen Unverträglichkeit gegenüber dem Medikament ab.
3. 36 Probanden mit Osteoarthritis des Knies, der Hüfte und/oder der Wirbelsäule wurden in eine randomisierte Doppelblindstudie aufgenommen. Die Patienten erhielten vier Wochen lang täglich eine orale Dosis von 1.200 mg (-)-S-Adenosyl-L-Methionin (Ademetionin) oder 1.200 mg *Ibuprofen.
   Morgensteifigkeit, Ruheschmerz, Bewegungsschmerz, Krepitation, Schwellung und Bewegungseinschränkung der betroffenen Gelenke wurden vor und nach der Behandlung beurteilt. Der Gesamtscore aus der Auswertung aller klinischen Einzelparameter verbesserte sich bei Patienten, die mit (-)-S-Adenosyl-L-Methionin (Ademetionin) oder Ibuprofen behandelt wurden, in gleichem Maße. Beide Behandlungen wurden gut vertragen und kein Patient aus beiden Gruppen brach die Studie ab.

---

* *Naproxen ist ein entzündungshemmendes, fiebersenkendes Schmerzmittel, das sich durch eine langanhaltende Wirkungsdauer von bis zu 12 Stunden auszeichnet. Naproxen wird seit vielen Jahren zur Therapie von Gelenkschmerzen bei bekannter Arthrose eingesetzt.*

**Ibuprofen ist ein entzündungshemmendes, schmerzstillendes und fiebersenkendes Arzneimittel aus der Gruppe der nicht-steroidalen Antirheumatika (NSAR).*

ANTIKREBSWIRKUNGEN VON (-)-S-ADENOSYL-L-METHIONIN (ADEMETIONIN) BEI BRUSTKREBS

Abnorme DNA-Methylierung ist eines der frühesten und häufigsten Kennzeichen von Krebs. Da die Addition oder Entfernung der Methylgruppe an die CpG-Inseln ein dynamischer und reversibler Prozess ist, liegt es nahe, dass Veränderungen am Methylom als attraktive Antikrebsstrategie dienen kann.

(-)-S-Adenosyl-L-Methionin hemmt die aktive Demethylierung von DNA und die Inhibition der intrazellulären Demethylase-Aktivität ist ein alternativer Wirkmechanismus für (-)-S-Adenosyl-L-Methionin (Ademetionin), welche eine Hypomethylierung der DNA verhindert.

Der hypomethylierende Wirkstoff Decitabin zielt auf die DNA-Methyltransferase (DNMT) ab.

Interessanter-weise kehrt die Behandlung von Krebszellen mit dem universellen Methyldonor (-)-S-Adenosyl-L-Methionin (Ademetionin) diese Effekte durch Hypermethylierung der Promotoren der prometastatischen Gene um.

Somit zeigt (-)- S-Adenosyl-L-Methionin in Kombination mit Decitabin verstärkte Antikrebswirkungen bei der Unterdrückung von Brustkrebswachstum und Metastasierung.

SPERMIDIN

Spermidin ist ein biogenes Polyamin und ein Zwischenprodukt bei der Bildung von Spermin aus Putrescin und decarboxyliertem (-)-S-Adenosyl-L-Methionin.

Spermidin ist das am häufigsten vorkommende Polyamin im menschlichen Körper, seine intrazellulären Konzentrationen nehmen jedoch bereits im frühen Erwachsenenalter durch verminderte Bio-Synthese dieser Substanz deutlich ab.

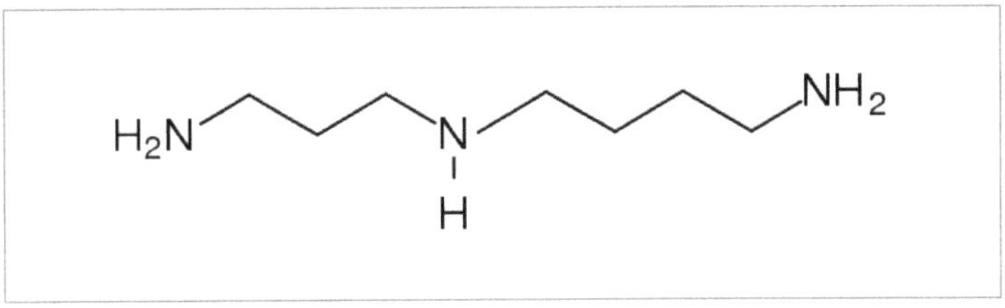

ABB. 43:
STRUKTURFORMEL VON SPERMIDIN (MONOAMINOPROPYLPUTRESCIN, 1,5,10-TRIAZADECAN, N-(3-AMINOPROPYL) BUTAN-1,4-DIAMIN)) **Quelle: https://de.wikipedia.org/wiki/Spermidin**

DE NOVO BIO-SYNTHESE VON SPERMIDIN

Die Synthese von Spermidin erfolgt durch Amino-Propylierung im Ein-Kohlenstoff-Zyklus.Für die de novo Synthese von Spermidin ist das Vorhandensein von (-)-S-Adenosyl-L-Methionin (Ademetionin) erforderlich.

Die Methylierung von DNA wird durch DNA-Methyltransferasen in Gegenwart von (-)-S-Adenosyl-L-Methionin reguliert. Decarboxyliertes (-)-S-Adenosyl-L-Methionin, umgewandelt aus (-)-S-Adenosyl-L-Methionin durch (-)-S-Adenosyl-L-Methionin-Decarboxylase, stellt eine Aminopropylgruppe bereit, um Spermidin und in Folge Spermin zu synthetisieren und wirkt durch Hemmung der DNA-Methyltransferasen (DNMT)-Aktivität.

Zusätzlich zur intrazellulären de-novo-Synthese können Zellen Polyamin aus dem extrazellulären Raum über einen Polyamin-Transporter in der Zellmembran aufnehmen.

Der Abnahme des Gesamtpools von Spermidin im frühen Erwachsenenalter, geht eine analoge Abnahme des Gesamtpools von (-)-S-Adenosyl-L-Methionin (Ademetionin) voraus.

Im frühen Erwachsenenalter ist der Spermidinspiegel bereits um ein Drittel gegenüber dem Ausgangswert abgesunken. Um das 80. Lebensjahr fehlen dem Körper zwei Drittel seines physiologischen Spermidingehaltes.

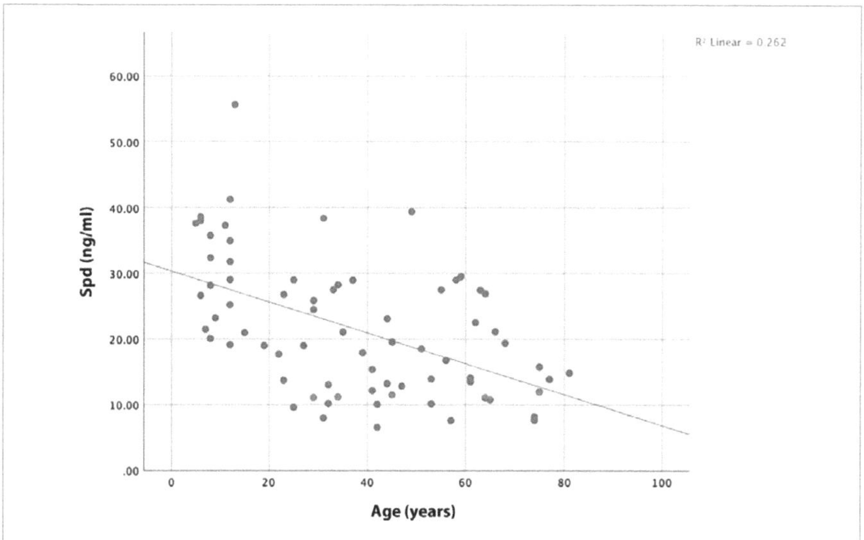

ABB. 44:
BIVARIATE KORRELATION ZWISCHEN SERUMSPERMIDINSPIEGELN UND ALTER.

Quelle: Pekar, T., Wendzel, A., Flak, W. et al. Spermidine in dementia. Wien Klin Wochenschr 132, 42–46 (2020).

METABOLISCHE VIELFALT UND BIOCHEMISCHE UND PHYSIOLOGISCHE WIRKUNGEN VON SPERMIDIN

Bioaktivitäten und Mechanismen von Polyaminen, die zu einem gesunden und langen Leben beitragen

• DNA-Methylierung und Spermidin

Der Genmethylierungsstatus ist eng mit altersbedingten Veränderungen und der Polyaminstoffwechsel eng mit der Regulation der Genmethylierung verbunden.

Die altersbedingten Veränderungen eines abweichenden DNA-Methylierungsstatus, nämlich erhöhte Demethylierung in einigen Bereichen und Hypermethylierung in anderen Bereichen der DNA, werden als einer der wichtigsten Mechanismen angesehen, denen altersbedingte Pathologien zugrunde liegen.

Die mit dem Altern verbundene Zunahme der anormalen DNA-Methylierung und die daraus resultierenden pathologischen Veränderungen können durch einen erhöhten und lebenslangen Verzehr von polyaminreicher Nahrung (z.B. Supplementation von Sojapulver mit hohem Spermidingehalt) gehemmt und die Lebensdauer verlängert werden.

• Spermidin führt zur Hemmung altersbedingter pathologischer Veränderungen, verzögert den biologischen Alterungsprozess und verlängert die Lebenserwartung

Das Polyamin Spermidin ist essenziell für Zellwachstum und Zelldifferenzierung und hat viele biologische Aktivitäten, die zur Hemmung altersbedingter pathologischer Veränderungen beitragen können, wie z. B. entzündungshemmende und antioxidative Eigenschaften, Aktivität als Radikalfänger und allgemeiner Schutz des Genoms und der Zellen vor verschiedenen schädlichen Einwirkungen.

Das natürliche Polyamin Spermidin zeigt in Zellkulturen und in verschiedenen Tiermodellen eine deutlich lebensverlängernde Wirkung. Im Rahmen von VASCage wurden durch ein internationales Forscherteam erstmals großangelegte epidemiologische Studien durchgeführt, die nahelegen, dass lebensverlängernde und Anti-Aging Effekte auch auf den Menschen zutreffen.

Die Bruneck-Studie (strategisches Projekt von VASCage - Research Centre on Vascular Ageing and Stroke) macht es möglich, den Effekt von Spermidin auf die Lebensspanne des Menschen zu untersuchen. In der Bruneck-Studie wurden die Ernährungsgewohnheiten der TeilnehmerInnen über 20 Jahre qualitativ und quantitativ erfasst. Die Hauptnahrungsquellen von Spermidin waren dabei Vollkornprodukte, Äpfel und Birnen, Salat, Gemüsesprossen und Kartoffeln.

Tatsächlich war die Menge von Spermidin in der Ernährung der Brunecker umgekehrt mit dem Sterberisiko assoziiert, d.h. Menschen, die viel Spermidin in der Ernährung zu sich nahmen, wiesen über den Zeitraum des 20 Jahre Follow Up ein geringeres Mortalitätsrisiko auf. Da das Nachlassen der Autophagiefunktion bei fast allen Alterserkrankungen eine wichtige Rolle spielt, überraschte es nicht, dass positive Effekte von Spermidin bei der Auswertung von Todesfällen aufgrund von Gefäßerkrankungen, Tumoren und anderen Erkrankungen gefunden wurden.

Spermidinreiche Ernährung und Spermidin-Supplementation korrelieren mit einem erhöhten Überleben beim Menschen. Personen, die viel Spermidin zuführen, also mindestens 80 µmol Spermidin pro Tag, weisen ein deutlich geringeres Risiko auf, früher zu versterben.

Laut einer Studie ist der Unterschied im Mortalitätsrisiko für Personen, deren Spermidinaufnahme im oberen Drittel lag und jene Personen, deren Aufnahme im unteren Drittel lag (<60 µmol pro Tag), 5,7 Jahre an Lebenszeit.

Quellen: Stefan Kiechl, et al. **Higher spermidine intake is linked to lower mortality: a prospective population-based study, The American Journal of Clinical Nutrition, Volume 108, Issue 2, August 2018, Pages 371–380,**

Soda, K., **Spermine and gene methylation: a mechanism of lifespan extension induced by polyamine-rich diet. Amino Acids 52, 213–224 (2020).**

• Spermidin hat eine positive Wirkung bei älteren Erwachsenen mit Demenz

Die Ergebnisse einer Studie von Thomas Pekar zeigten eine klare Korrelation zwischen der Einnahme von Spermidin und der Verbesserung der kognitiven Leistungsfähigkeit bei Personen mit leichter und mittelschwerer Demenz in jener Gruppe, die mit höheren Spermidin-Dosierungen behandelt wurde. Die deutlichste Verbesserung der Testleistung zeigte sich in der Gruppe der Probanden mit leichter Demenz. Im Vergleich dazu, zeigte die Gruppe mit einer geringeren Spermidinaufnahme eine konstante oder abnehmende kognitive Leistungsfähigkeit.

Quellen: Pekar, T., Bruckner, K., Pauschenwein-Frantsich, S. et al. The positive effect of spermidine in older adults suffering from dementia. Wien Klin Wochenschr 133, 484–491 (2021).

Weitere Quellen:

Gupta VK, Scheunemann L, Eisenberg T, Mertel S, Bhukel A, Koemans TS, et al. Restoring polyamines protects from age-induced memory impairment in an autophagy-dependent manner. Nat Neurosci. 2013;16(10):1453–60.

Hofer SJ, Liang Y, Zimmermann A, et al. Spermidine-induced hypusination preserves mitochondrial and cognitive function during aging. Autophagy. 2021;17(8):2037-2039.

Liang Y, Piao C, Beuschel CB, et al. eIF5A hypusination, boosted by dietary spermidine, protects from premature brain aging and mitochondrial dysfunction. Cell Rep. 2021;35(2):108941.

Schroeder S, Hofer SJ, Zimmermann A, et al. Dietary spermidine improves cognitive function. Cell Rep. 2021;35(2):108985.

Wirth M, Benson G, Schwarz C, Köbe T, Grittner U, Schmitz D, et al. The effect of spermidine on memory performance in older adults at risk for dementia: a randomized controlled trial. Cortex. 2018;109: 181–8.

• Spermidin hat eine antioxidative Wirkung

Spermidin unterdrückt den oxidativen Zellstress (ROS-Belastung) und schützt so Mitochondrien und damit alle Körperzellen und Organe. Ein Spermidintransporter kontrolliert bei oxidativem Stress die Spermidin-Konzentration und vermittelt die Induktion von Antioxidationsproteinen.

Spermidin kann die antioxidative Wirkung von Antioxidantien erhöhen, wenn das Antioxidans vor, nach oder zusammen mit Spermidin verabreicht wird (F.Madeo).

- Spermidin wirkt entzündungshemmend

Chronische Erhöhungen proinflammatorischer Zytokine und Chemokine und die daraus resultierende Erhöhung entzündlicher Biomarker sind mit altersbedingten Funktionseinbußen und erhöhten Morbiditäts- und Mortalitätsrisiken verbunden.

Spermidin wirkt entzündungshemmend bei akuten und chronischen Entzündungen, was auf seine antioxidativen bzw. lysosomalen Stabilisierungseigenschaften zurückzuführen ist.

- Spermidin verbessert die Immunfunktion

Die regulatorischen T-Zellen, kurz T_{reg}-Zellen, sind eine spezialisierte Untergruppe der T-Lymphozyten, meist $CD4^+$-T-Zellen, die die Selbsttoleranz des Immunsystems regulieren.

Selbsttoleranz ist die Fähigkeit des menschlichen Immunsystems, körpereigene Stoffe als solche zu erkennen und von körperfremden Stoffen zu unterscheiden.

Das über die Nahrung aufgenommene Spermidin begünstigt die Ausdifferenzierung der naiven CD4-positiven Immunzellen, so dass vermehrt anti-entzündliche Treg-Zellen gebildet werden. Es kommt gleichzeitig zur Reduktion der T_H17-Zellen, einem Zelltyp, der maßgeblich an Entzündungsreaktionen beteiligt ist.

Helferzellen T_H17 können im Darm „umprogrammiert" werden. Sie ändern drastisch ihre Funktion und werden so zu effektiven Helfern bei Immunkrankheiten, beispielsweise Multipler Sklerose oder Rheuma (rheumatoide Arthritis).

Für den typischen, altersbedingt erhöhten entzündungsfördernden Status verantwortlich ist der altersbedingte Anstieg der LFA-1-Expression in Immunzellen. LFA-1 ist ein Integrin und fungiert daher hauptsächlich als Adhäsionsmolekül, das den Kontakt entweder zwischen zwei Zellen oder zwischen einer Zelle und der extrazellulären Matrix fördert.

• Spermidin entlastet die Zellen durch Induktion der Autophagie

Autophagie als „Entsorger“ ist ein natürlicher Regulationsmechanismus innerhalb der Zellen, um degenerierte oder funktionsgestörte Bestandteile aus der Zelle zu entfernen. Wenn die Autophagie-Funktion gehemmt wird, reichern sich unerwünschte Komponenten in Zellen an, hemmen die zelluläre Homöostase und provozieren verschiedene pathologische Veränderungen.

Spermidin, als „Saubermacher“, unterstützt als potenter Autophagie-Induktor die Zelle dabei, jene von toxischen Inhalten zu entlasten. Autophagie verschafft den Zellen Erleichterung, bessere Funktionalität und mehr Überlebenszeit.

2019 hat eine Forschungsgruppe um Frank Madeo, Institut für Molekulare Biowissenschaften, Universität Graz, die Bedeutung der Autophagie-vermittelten Bioaktivität von Spermidin für die Verlängerung der Lebensdauer hervorgehoben.

Die Induktion der Autophagie geschieht zum einen über AMP-abhängige Kinase/mTOR-unabhängige Signalwege und zum anderen über Deacetylierungsreaktionen von Autophagie-assoziierten Proteinen im Zytoplasma. Im Speziellen induziert Spermidin die Autophagie indem es die Acetyltransferase EP300 hemmt.

• Spermidin hat eine Funktion bei der Zellreprogrammierung und der Autophagie-Regulation

Beim Eintritt in die Zelle zeigen Polyamine verschiedene Funktionen im Zytoplasma, im Zellkern und in den Mitochondrien. Polyamine sind an der Regulation des Zelltods und der Zellproliferation sowie an der Proteinsynthese sowohl auf der Ebene der Genexpression als auch der Translation beteiligt.

Daher sind Polyamine an einer Vielzahl von Prozessen und zellulären Reaktionen beteiligt, die auf eine komplexe und wichtige Rolle bei der Kontrolle von Leben und Tod der Zellen hinweisen.

Jüngste Erkenntnisse haben Polyamin-Funktionen bei der Zellreprogrammierung und der Autophagie-Regulation zugeschrieben.

Die Reprogrammierung ermöglicht es, den Zellkern einer beliebigen Zelle des Körpers in ein frühes embryonales Entwicklungsstadium zurückzuführen. Faktoren können im Zytoplasma der Eizelle die genetische Information des transferierten Kerns in seinen Ausgangszustand zurückversetzen, also reprogrammieren.

Solche Experimente werden als somatischer Zellkerntransfer bezeichnet (engl. somatic cell nuclear transfer – SCNT). Das Klonschaf Dolly wurde von dem Briten IAN WILMUT 1997 auf diese Weise erzeugt, wobei noch weitgehend unklar war, welche Faktoren in der Eizelle die Reprogrammierung regulieren.

• Spermidin als wichtiger „Wachstumsfaktor“

Polyamine verändern die Chromatin-Struktur sowie die Genregulation, da sie aufgrund ihrer positiven Ladung als Kationen an die DNA binden und die Deacetylierung der Histonproteine stimulieren.

Die Transkription wird durch Histonproteine gesteuert, die durch funktionelle Marker in ihrer Aktivität reguliert werden.

Zur Förderung der Proteinsynthese ist Spermidin ein wichtiger Faktor. Spermidin erhöht die Fähigkeit zur Synthese von RNA, hat eine regulatorische Rolle auf der Ebene der Genomtranskription und stabilisiert Proteine auf der Translationsebene.

• Spermidin erhöht die allgemeine Proteinsynthese um das 1,5- bis 2,0-fache

Proteine sind die wichtigsten Stoffe in den Zellen. Sie ermöglichen ihren Aufbau und Betrieb und sind damit die eigentlichen Moleküle des Lebens.

Proteine werden von hochmolekularen Proteinfabriken, den Ribosomen, hergestellt. Die biosynthetische Leistung der Ribosomen im Innern der Zellen besteht in der chemischen Verknüpfung, der Ausbildung von Peptidbindungen von zwanzig verschiedenen Aminosäurebausteinen zu einer linearen Polypeptidkette, die sich typischerweise aus mehreren hundert Aminosäuren zusammensetzt. Die Ribosomen führen die Synthese Schritt für Schritt durch, indem sie an einem Ende der Polypeptidkette beginnen und Aminosäure für Aminosäure verknüpfen, bis das andere Ende der Kette erreicht ist.

Damit ein Protein seine biologische Aktivität entwickeln kann, muss die Aminosäurekette allerdings erst zu einer dreidimensionalen Struktur „gefaltet“ werden. Die Faltung stellt die Reifung des Proteins dar und ist ein faszinierend komplexer Vorgang, der Generationen von Forschern beschäftigt hat. Er beruht auf Wechselwirkungen zwischen den Aminosäuren einer Polypeptidkette, die sich innerhalb von Sekunden bis Minuten ausbilden.

Die wachsende Polypeptidkette wird kontinuierlich vom Ort ihres Entstehens im Innern des Ribosoms durch einen engen Tunnel an die Oberfläche dieser molekularen Maschine geschleust. Hier beginnt nun die Faltung des Proteins. Dies ist ein komplexer Vorgang, der in hohem Maße für Fehler anfällig ist und zur Bildung von „missgefalteten“ Proteinen führen kann, die nicht funktionell und bisweilen sogar toxisch für die Zellen sind.

Um diesen Problemen zu entgegnen, besitzen Zellen ein Arsenal von molekularen Chaperonen, die rund zehn Prozent der gesamten Proteine der Zelle ausmachen. Chaperone binden und schützen die neu synthetisierten Proteine, bis sie ihre native dreidimensionale Struktur erhalten haben. Sie verhindern so unerwünschte Proteinaggregationen und die Bildung von „fehlgefalteten“ Proteinen.

Polyamine haben eine Bindungskapazität an DNA, RNA und verschiedenen Proteinmolekülen und sind an verschiedenen zellulären Funktionen wie Transkription, RNA-Modifikation, Proteinsynthese und Modulation von Enzymaktivitäten beteiligt. Es wird geschätzt, dass ein hoher Prozentsatz der gesamten Polyamine durch ionische Wechselwirkungen an Nukleinsäuren, Proteine und andere negativ geladene Moleküle in der Zelle gebunden ist, während die freie intrazelluläre Konzentration jedes Polyamins viel geringer ausfällt (7–15 % für Spermidin und 2–5 % für Spermin in Geweben und Organen).

Die Wechselwirkung von Polyaminen mit Nukleinsäuren und Proteinen kann sowohl die Struktur als auch die Stabilität der DNA beeinflussen.

Die Mehrzahl der zellulären Polyamine ist an RNA gebunden und die Strukturänderungen, die durch die Bindung an Ribosomen, tRNA und einigen mRNAs mit bestimmten Sequenzen hervorgerufen werden, beeinflussen die Proteinsynthese auf vielfältige Weise.

Wechselwirkungen von Polyaminen mit Proteinen, die Mikrotubuli bilden, können deren Zusammenbau und Form beeinflussen.

• Spermidinreiche Ernährung soll vor Krebs schützen

Epidemiologische Analysen und Interventionsstudien haben gezeigt, dass neben vielen Faktoren des Lebensstils auch die Unterschiede in den Ernährungspräferenzen und Ernährungsmustern zur Hemmung von altersassoziierten Erkrankungen und Seneszenz beitragen. Beispielsweise ist ein erhöhter Verzehr von Sojabohnen und ihren Nebenprodukten mit einer verringerten Inzidenz von Herz-Kreislauf- Erkrankungen und bösartigen Erkrankungen wie Brust- und Dickdarmkrebs verbunden ist.

Diese Ergebnisse weisen darauf hin, dass die in diesen Lebensmitteln enthaltenen Inhaltsstoffe eine wichtige Rolle bei der Hemmung altersbedingter Pathologien spielen.

Unter diesen Substanzen gelten die antioxidativen Polyphenole als wichtige Kandidaten für die Verlängerung der gesunden Lebenserwartung. Beispiele hierfür sind Isoflavone wie Genistein, aus dem Sojaverzehr als natürlicher selektiver Östrogenrezeptormodulator für die Prävention der Osteoporose. Genistein reduziert auch signifikant das Risiko für ein Prostatakarzinom. Resveratrol aus der roten Weintraube ist in der mediterranen Ernährung weit verbreitet.

• Tagesbedarf von Spermidin

Der Tagesbedarf von Spermidin bei einem erwachsenen, gesunden Menschen liegt bei 80µmol/Tag bzw. 11,62 mg/Tag.

Die jeweils höchste Spermidin-Dosierung, bei der langfristig nicht mit Nebenwirkungen zu rechnen ist, ist 83 mg/kg Körpergewicht pro Tag.

Betrachten Sie Nahrung als Medizin

Das beste Beispiel ist die Soja-Bohne. Sie enthält Spermidin. Spermidin erhöht die allgemeine Proteinsynthese um das 1,5- bis 2,0-fache und schützt so vor altersbedingtem Muskelverlust (ab dem 50. Lebensjahr kommt es zu einem Muskelverlust von 1 % pro Jahr), und induziert die Autophagie und fördert so die Zellgesundheit.

Dazu enthält die Sojabohne wertvolles Sojaprotein aus essentiellen Aminosäuren mit dem idealen Aminosäure-Score von 100, die unmittelbar dem Muskel- und Knochenstoffwechsel weitergegeben werden können.

Die insulinsensibilisierende Eigenschaft von Soja eröffnet die Möglichkeit einen insulinpflichtigen Diabetes zu verzögern oder zu verhindern.

Isoflavone aus Sojabohnen wie Genistein und das verwandte Daidzein waren und sind seit Jahren Teil der menschlichen Ernährung ohne Anzeichen negativer Effekte. Als natürlicher selektiver Östrogenrezeptormodulator kommt es am Knochen zur Prävention der Osteoporose und zur signifikanten Reduktion des Risikos für ein Prostatakarzinom.

Nur bei hormonabhängigem (ERα+) Brustkrebs sollten diese pflanzlichen Wirkstoffe wie Genistein und Daidzein in der Nahrung jedoch vermieden werden, denn es könnte zu einer unerwünschten Erhöhung von Östrogen als Wechselwirkung von Soja auf körpereigene Östrogene in hormonabhängigen (ERα+) Karzinomen kommen.

So ist eine der wichtigsten Entscheidungen, die Sie jeden Tag treffen, die Auswahl der Lebensmittel, die Sie essen. Vollwertige, nährstoffreiche Lebensmittel sind ein notwendiger Bestandteil eines gesunden Lebensstils. Darüber hinaus hat die Art und Weise, wie Sie sich ernähren, einen Einfluss auf das Wohlbefinden. Hetzen Sie durch Ihre Mahlzeiten und essen unterwegs? Oder setzen Sie sich mit Ihren Liebsten zusammen und genießen die gemeinsame Zeit?

Fettleibigkeit

Eine Ernährung in Kombination mit sitzender Lebensweise, großen Portionen und hohem Stress-Level wird für die Zunahme von Fettleibigkeit in unserer Gesellschaft verantwortlich gemacht.

Zu den mit Fettleibigkeit verbundenen Krankheiten gehören Typ-2-Diabetes, Bluthochdruck, koronare Herzkrankheit , Schlaganfall, Gallenblasenerkrankung, Osteoarthritis, Schlafapnoe, Atemprobleme und bestimmte Krebsarten, einschließlich Brustkrebs bei Frauen.

Hunger und diätetische Einschränkungen

Unter dem Begriff „diätetische Einschränkungen" kann die Kalorienaufnahme bis zu einem drastischen Grad missverständlich eingeschränkt werden, ähnlich wie bei extremen Diätformen der „gesund orientierten Ernährung" mit psychosozialen und somatischen Folgen (Orthorexia nervosa).

Eine solche kalorienreduzierte Diät soll es möglich machen eine maximale Lebensdauer zu erreichen.

Bei Rhesusaffen führt eine Reduzierung der gesamten Kalorienaufnahme um 25–60% bei einer gleichzeitigen Versorgung mit essenziellen Nährstoffen zu einer Steigerung der Lebensdauer um 50%. (Tollefsbol 2014)

Eine Form der diätetischen Einschränkung beinhaltet die Einschränkung der Glukose-Aufnahme. Die epigenetischen Ergebnisse der Glukose Einschränkung unterscheiden sich je nach Zelltyp. In den meisten Zellen verursacht Glukose-Restriktion einen Anstieg der hTERT (Human Telomerase Reverse Transkriptase) und eine Abnahme des CDK-Inhibitor 2A (cyclin dependent kinase inhibitor 2A, auch p16), ein Gen, das durch seine starke

Bindung an die Enzyme CDK4 und CDK6 den Zellzyklus reguliert. Beide Komponenten können die Lebensdauer verlängern.

Unterernährung (Mangelernährung) ist jedoch die diätetische Einschränkung von Makro- und Mikronutrition inklusive essenzieller Nährstoffe und hat daher negative Folgen für den Körper.

Seneszenz wird durch Mangelernährung beschleunigt: Rapamycin-Komplex 1 (TORC1) ist ein Proteinkomplex, der als Nährstoff/Energie/Redox-Sensor fungiert, die Proteinsynthese steuert und der Aufrechterhaltung der Telomerlänge in Organismen dient. Beim Menschen ist die Verkürzung der Telomere kumulativ und irreversibel: Akute Unterernährung des Fötus führt zu verkürzten Telomeren auch dann, wenn eine adäquate Ernährung wiederhergestellt ist.

INTERMITTIERENDES FASTEN UND ANXIOLYSE

Anxiolyse ist die Beseitigung von Angst- und Spannungszuständen durch Psychotherapie, Verhaltenstherapie und/oder spezielle Medikamente (Anxiolytika).

Nicht-pharmakologische Ansätze, wie intermittierendes Fasten, führen zur Verbesserung des mitochondrialen Metabolismus und vermindern angstähnliches Verhalten.

- Die Qualität und Quantität der Ernährung wie eine Ernährung mit Optimierung unseres Methylkapitals nach dem Vorbild der Kreta-Diät, vermehrter Phytonährstoffe, bis zur kalorienreduzierten „epigenetischen Diät".
- Eine kontrollierte Form der Nahrungskarenz ist das Dinner-Cancelling*, als eine Variante des Intervallfastens.

  Intervallfasten ist eine Art Diätmethode, bei der nur zwischen bestimmten Zeiten gegessen wird und im Anschluss über einen längeren Zeitraum bis zur nächsten festgelegten Zeit zu Essen gefastet wird.

  In acht der 24 Stunden eines Tages können wir essen und in der restlichen Zeit sollen wir nur warmes Wasser oder warmen Tee (Wärme ist ein einfaches Mittel gegen das Leeregefühl im Bauch), zu uns nehmen.

Johannes Huber, ein österreichischer Mediziner und Theologe, schlägt vor: *„ab 16 Uhr nichts mehr essen, denn unsere Hirnanhangsdrüse setzt zwischen null und ein Uhr das Wachstumshormon frei, das unser Gehirn und unseren Körper regeneriert. Je leerer unser Magen und je niedriger unser Blutzuckerspiegel ist, umso mehr Wachstumshormone bilden sich."*

Der häufigste Fehler beim Intervallfasten besteht darin, statt des Abendessens das Frühstück auszulassen, was uns aufgrund der Chronobiologie, also der an den Tag- Nacht- Rhythmus angepassten Abläufe in unserem Körper, sogar schaden kann.".

- Somit wäre Dinner-Cancelling die einfachste und billigste Art des Anti-Agings,
- auch die Zahl der Mitochondrien in unseren Muskelzellen wird vermehrt,
- das Stickstoffmonoxid in unseren Blutgefäßen wird stimuliert und
- der neurotrophe Faktor (Brain-derived neurotrophic factor, BDNF) in unserem Gehirn und damit dessen Plastizität verbessert.

GENISTEIN-SICHERHEITSBEWERTUNG

Isoflavone aus Sojabohnen wie Genistein waren und sind seit Jahren Teil der menschlichen Ernährung ohne Anzeichen auf negative Effekte.

In einigen asiatischen Bevölkerungsgruppen werden über die herkömmliche Ernährung tägliche Mengen von 65 Milligramm Isoflavonen ohne Nebenwirkungen aufgenommen.

In einer Studie an älteren Männern und Frauen wurden über 6 Monate 100 Milligramm pro Tag eingenommen und sehr gut vertragen.

SOJAKONSUM-EMPFEHLUNGEN FÜR BRUSTKREBSPATIENTEN

Nationale und internationale Fachgesellschaften sehen einen Sojakonsum von 1-2 Portionen pro Tag für Frauen, die an Brustkrebs erkrankt sind oder waren, als unbedenklich an. Eine Portion entspricht dabei beispielsweise 250

Milliliter Sojamilch oder 100 Gramm Tofu, wobei die aufgenommene Menge an Isoflavonen aus Soja bzw. Sojaprodukten zwischen 25 und 50 Milligramm liegt.

Zudem stellt eine medikamentöse Brustkrebstherapie mit Tamoxifen oder sogenannten Aromatasehemmern keinen Grund dar, sojahaltige Lebensmittel vom Speiseplan zu streichen.

Andererseits rät Walter Jäger, er lehrt und forscht am Department für Pharmazeutische Chemie der Universität Wien, bei hormonabhängigem Brustkrebs von isoflavonhaltigen Nahrungsergänzungsmitteln ab.

In einer Studie mit Frauen, die eine ausreichende Jod-Versorgung aufwiesen, führte die tägliche Gabe von 90 Milligramm Isoflavonen zu keinen negativen Effekten der Schilddrüse. Bei ausreichender Jod-Versorgung ist ein negativer Effekt auf die Schilddrüse durch die Aufnahme von Isoflavonen unwahrscheinlich.

SCHÜTZT SOJA VOR PROSTATAKARZINOM? - HINWEISE AUF POSITIVE EFFEKTE VON GENISTEIN

Prostatakrebs ist die am zweithäufigsten diagnostizierte Tumorerkrankung bei Männern weltweit. Interessanterweise ist die Inzidenz in der asiatischen Bevölkerung am niedrigsten. Forscher vermuten, dass die Ernährung mit Sojaprodukten, die Isoflavone enthalten, ein Grund dafür sein könnte.

In Laborversuchen zeigten Isoflavone je nach Zelltyp und Konzentration, schwache agonistische bzw. antagonistische Wirkungen am Östrogenrezeptor (ER).

Der Sojaverzehr insgesamt, die Isoflavone Genistein bzw. Daidzein, sowie nicht fermentierte Sojaprodukte waren signifikant mit einem reduzierten Risiko für das primäre Prostatakarzinom assoziiert. Beim fortgeschrittenen Prostatakarzinom konnte keine signifikante Senkung des Risikos festgestellt werden.

Johann Vollmann: SOJABOHNEN ALS QUELLE FÜR SPERMIDIN

SOJA-VISIONEN

Statt Sojabohnen zu verfüttern, könnte man allein mit den im Jahr 2020 weltweit geernteten Sojabohnen den gesamten Proteinbedarf von rund 75% der derzeitigen Weltbevölkerung für ein ganzes Jahr decken. Die hier angestellte Überlegung ist natürlich reine Utopie, eine Science Fiction, die weder gesellschaftliche noch wirtschaftliche Gegebenheiten wie etwa Produktionskosten und auch nicht die Gesetze des Marktes berücksichtigt. Aber sie macht die Dimension der derzeitigen Produktion sichtbar und auch das Verhältnis, in welchem die geernteten Soja-Mengen zum Welternährungsbedarf stehen.

Der menschliche Körper benötigt für Muskelaufbau, Zellfunktionen und Energiegewinnung ca. 0,8 g Protein pro kg Körpergewicht. Für einen Menschen von 80 kg Gewicht sind das 64 g pro Tag oder 23,4 kg pro Jahr. Im Jahr 2020 wurden weltweit 353,5 Millionen Tonnen Sojabohnen geerntet, das entspricht bei einem Proteingehalt von 40% etwa 141,4 Millionen Tonnen an reinem Protein. Damit allein könnten also knapp über 6 Milliarden Menschen ihren Proteinbedarf stillen. Da aber niemand ausschließlich von Sojaprotein leben kann oder will, und auch alle Kohlenhydrat-hältigen Lebensmittel wie Getreide, Mais, Reis oder Kartoffeln in gewissen Mengen ebenso Protein enthalten, würde schon eine wesentlich geringere Sojaanbaufläche für die Proteinversorgung der Weltbevölkerung ausreichen. Und schließlich würde eine mit diesem Szenario einhergehende Verringerung der Nutztierhaltung und des Gebrauchs tierischer Lebensmittel zu einer klimaneutralen Ernährungswirtschaft führen.

DIE SOJABOHNE ALS KULTURPFLANZE

Sojabohnen (Glycine max [L.] Merr.) sind die weltweit wichtigste Quelle von pflanzlichem Protein für menschliche Ernährung und Tierfütterung. Sie stammen ursprünglich aus China, wo sie im Nordosten des Landes, in der damaligen Mandschurei vor 3000-4000 Jahren domestiziert wurden. Wildformen und zahlreiche genetische Ressourcen der Sojabohne sind bis heute in deren chinesischen Verbreitungsgebieten auffindbar. Gegenwärtig werden Sojabohnen weltweit auf über 120 mio ha angebaut, neben den nord-und südamerikanischen Ländern ist in Asien noch immer China das wichtigste Anbauland. Auch in Europa, wo die Sojabohne im Gefolge der Wiener Weltausstellung von 1873 vom österreichischen Agrarwissenschaftler Friedrich Haberlandt eingeführt worden war, werden Sojabohnen kultiviert, in Österreich betrug die Anbaufläche im Jahr 2022 etwa 92.500 ha, und etwa 40% der Ernte wird zur Erzeugung von Lebensmitteln verwendet.

SYMBIOTISCHE STICKSTOFF-FIXIERUNG ALS BIOLOGISCHE BESONDERHEIT

Als Leguminose (i.e. Pflanzenfamilie der Hülsenfrüchtler oder Schmetterlingsblütler) ist die Sojabohne mit Ackerbohnen, Mungbohnen, Erbsen, Gartenbohnen, Käferbohnen, Kichererbsen, Linsen, Lupinen oder auch mit Erdnüssen verwandt. All diesen Pflanzen gemeinsam ist die Fähigkeit, in Symbiose mit bestimmten Rhizobien-Arten (Knöllchenbakterien) Stickstoff aus der Atmosphäre zu fixieren, im speziellen Fall der Sojabohne geschieht das mit dem Bakterium Bradyrhizobium japonicum [Kirchner] Jordan. Durch diese biologische Fixierung von Luftstickstoff (chemisch eine Reduzierung von N2 zu Ammonium) sind Leguminosen in der Lage, im Vergleich zu Getreide größere Mengen an Aminosäuren zu synthetisieren, die sodann der Proteinbiosynthese zur Verfügung stehen und im Zuge der Reifungsprozesse v.a. als Speicherproteine in Samenkörner eingelagert werden. Während Getreidekörner, Mais, Reis oder Hirse jeweils etwa 10-15% Protein enthalten, schwanken infolge der Stickstoff-Fixierung die Proteingehalte der Leguminosen in dem viel weiteren Bereich zwischen 20 und 50%. Da Stickstoff das wichtigste Nähr-Element für das Pflanzenwachstum ist, müssen Getreide-Arten auch mit Stickstoff gedüngt werden, wogegen dies bei Leguminosen nicht erforderlich ist.

KORN UND NUTZUNG

Sojabohnen enthalten etwa 40% Protein und 20% Öl bezogen auf Samentrockenmasse. Im weltweiten Anbau gelten sie als Ölpflanze, in Europa steht dagegen die Protein-Nutzung klar im Vordergrund. Der überwiegende Teil der geernteten Sojabohnen wird zur Fütterung von Nutztieren verwendet, ein kleinerer Teil dient der direkten menschlichen Ernährung. Dabei werden sowohl ganze Sojabohnen als auch einzelne Sojakomponenten genutzt und zu traditionell asiatischen wie auch modernen, neuen Lebensmitteln verarbeitet. Je nach Art der Verarbeitung werden unterschiedliche Soja-Sorten benötigt: Großkörnige Sorten eignen sich zur Verwendung im unreifen, noch grünen Zustand, dabei werden diese Gemüsesojabohnen (Edamame) kurz blanchiert und sodann die ganzen grünen Bohnen aus den Hülsen entnommen und verzehrt. Reife Sojabohnen werden traditionell zu Milch-ähnlichen Sojadrinks oder Tofu verarbeitet, dazu werden die Sojabohnen geschält, die Keime entfernt und nur die Kotyledonen (Keimblätter) zur Lebensmittelherstellung verwendet. Andere traditionelle Zubereitungen sind Sojasauce, Okara, Tempeh, Yuba oder Miso. Speziell selektierte, besonders kleinsamige Sojabohnen werden gekocht, bakteriell fermentiert und sodann als Natto verzehrt. Durch lebensmitteltechnologische Aufbereitung können Sojaöle und Sojalezithin gewonnen werden, die als Fettkomponente bzw. als natürlicher Emulgator Bestandteile in tausenden von modernen Lebensmittelrezepturen sind, so zum Beispiel in Schokoladen, Speiseölen, Mayonnaisen, Saucen, Eiscremes, Aufstrichen oder Margarine. Nach der Extraktion von Sojaöl verbleibt ein ölarmer, dadurch aber besonders proteinreicher Rückstand, der ebenfalls verschiedensten Lebensmitteln zugesetzt werden kann und damit deren Proteingehalt erhöht. Sojaprotein findet sich in Backzusätzen (somit auch in bestimmten Broten und anderen Gebäcken), in Fleisch- und Fleischersatzprodukten sowie in verschiedensten weiteren Lebensmitteln.

INHALTSSTOFFE

Käferbohnen, Erbsen, Kichererbsen oder Linsen weisen hohe Stärkegehalte von zumeist über 50% auf, sind also Stärkepflanzen. Sojabohnen dagegen sind Proteinpflanzen mit 40% Protein, Stärke ist in reifen Sojabohnen praktisch nicht vorhanden, die hauptsächlichen Kohlenhydrate sind hier Saccharose, Glukose und die Oligosaccharide Raffinose und Stachyose, weshalb der glykämische Index von Sojabohnen viel niedriger ist als jener der anderen Leguminosen.

Die hauptsächlichen Speicherproteinfraktionen in Sojabohnen sind Glycinin und beta-Conglycinin, die je nach Sorte in verschiedenen Untereinheiten vorliegen können und als 7S- und 11S-Fraktionen klassifiziert werden. Daneben sind verschiedenste weitere Proteine nachweisbar, unter anderem Trypsininhibitoren, Lipoxygenasen sowie auch allergene Proteine. Bei der Verarbeitung zu Lebensmitteln werden die meisten dieser antinutritiven Komponenten inaktiviert. Sojaallergene gelten generell als weniger relevant als die immunodominanten Allergene aus Erdnuss oder Schalenfrüchten oder anderen Lebensmitteln bzw. durch glutenhältige Getreide hervorgerufenen Unverträglichkeiten. Im Vergleich zu Getreide sind Sojaproteine reich an der essenziellen und ernährungsphysiologisch besonders wichtigen Aminosäure Lysin, wogegen die Gehalte an den ebenfalls essenziellen schwefelhältigen Aminosäuren Methionin und Cystein niedriger als in Getreide sind. An freien Aminosäuren liegt vor allem Arginin vor, daneben sind dies auch Asparagin, Glutaminsäure und Asparaginsäure.

Sojaöl enthält Linolsäure als Hauptfettsäure, daneben Ölsäure und die gesättigten Fettsäuren Palmitin- und Stearinsäure; α-Linolensäure (C18:3) ist meist zu weniger als 10% in Sojaöl vorhanden. In der Ölfraktion sind auch fettlösliche Vitamine enthalten, vor allem γ-Tocopherol (Vitamin E), daneben auch andere Fettbegleitstoffe. Lezithin, ein in der Lebensmitteltechnologie sehr häufig als Emulgator genutzter Fettbegleitstoff ist im Vergleich zu anderen Ölpflanzen in Sojabohnen besonders hoch konzentriert.

Neben zahlreichen weiteren Inhaltsstoffen sind die Soja-Isoflavone (Genistein, Daidzein, Glycitein und deren glykosidische Verbindungen) wegen ihrer positiven gesundheitlichen Wirkeigenschaften im Zusammenhang mit dem

Verzehr von Sojanahrungsmitteln von besonderem Interesse. Während sie als sog. „Phytoöstrogene“ neben antioxidativen und anderen Effekten auch eine leicht östrogene Wirkung im menschlichen Körper ausüben und dadurch etwa Wechselbeschwerden lindern können, ist ihre eigentliche biologische Funktion in der Sojabohne die eines Signalgebers für die Symbiose. Im Sojakorn werden Isoflavone besonders konzentriert in der Keimwurzel (Wurzelparenchym) eingelagert. Im Laufe der Keimung dringt die Sojawurzel in den Boden ein, dabei werden Isoflavone in die Rhizosphäre abgegeben, um dort befindliche Knöllchenbakterien zu stimulieren. Diese erkennen das Isoflavon-Signal und senden ihrerseits ein Nodulierungssignal an die Pflanzenwurzel zurück, worauf wirtspflanzenseitig die Bildung eines Wurzelknöllchens in Gang kommt. Im Inneren des Wurzelknöllchens finden die Knöllchenbakterien dann sauerstoffarme Bedingungen vor, unter denen sie schließlich Luftstickstoff durch eine Reduktionsreaktion fixieren und in Ammonium umwandeln können, aus dem die Aminosäure Glutamin bzw. Ureide synthetisiert wird.

SPERMIDIN

Sojabohnen enthalten signifikante Konzentrationen an den Polyaminen Putrescin, Cadaverin, Agmatin, Spermidin und Spermin. Es handelt sich hierbei um natürliche, im Stoffwechsel der Sojabohne synthetisierte Polyamine und nicht um „biogene“ Amine, die durch mikrobielle Abbau- oder Reifungsprozesse (wie z.B. in best. Käsesorten) entstehen. Polyamine spielen in allen lebenden eukaryotischen Zellen grundlegende Rollen beim Zellwachstum, vor allem bei der Regulation der Genexpression in Transkriptions- und Translationsprozessen, aber auch bei der Induktion von Autophagie, der Resistenz gegenüber Stress und als Signal-Molekül. Die Biosynthese von Spermidin verläuft dabei einerseits von der Ausgangsaminosäure Methionin über (-)-S-Adenosyl-L-Methionin, andererseits von Arginin, Ornithin und Putrescin zu Spermidin; ein weiterer Syntheseweg für Spermidin verläuft über Agmatin und Putrescin, dürfte aber nur in Pflanzen und Mikroorganismen eine gewisse Rolle spielen.

Spermidin wird ähnlich wie die Isoflavone als sekundärer Pflanzeninhaltsstoff der Sojabohne angesehen. Im Gegensatz zu Inhaltsstoffen des Primärstoffwechsels wie Proteinen, Triglyceriden oder Kohlehydraten, die arttypisch in relativ konstanten Konzentrationen gebildet werden, unterliegen sekundäre Pflanzeninhaltsstoffe größeren Schwankungen, die genetisch (Soja-Sorte) oder durch Umweltbedingungen (Witterung, Standort, Bodenbedingungen, Düngung usw.) verursacht sein können. Der Gehalt an Spermidin in reifen Sojabohnen schwankt daher nach verschiedenen Untersuchungen in einem weiten Bereich von 50 bis 400 mg/kg Samentrockenmasse, die Konzentration der anderen Polyamine ist zumeist deutlich niedriger. Spermidin wird in Pflanzen bzw. Samen verstärkt als Reaktion auf Stressfaktoren gebildet, um lebende Zellen, Zellmembranen oder DNA etwa vor oxidativem Stress (ROS) zu schützen. Daher ist bei Trockenstress oder auch unter kühlen Temperaturbedingungen ein erhöhter Spermidingehalt in der Sojabohne feststellbar.

SPERMIDIN IN SOJAPRODUKTEN

Verschiedene Untersuchungen haben gezeigt, dass Sojabohnen höhere Gehalte an Spermidin aufweisen als die meisten anderen pflanzlichen oder tierischen Produkte bzw. Lebensmittel. Der Spermidingehalt von einzelnen Sojanahrungsmitteln ist in seiner Höhe jedoch sehr unterschiedlich. Das liegt einerseits am Spermidingehalt des Ausgangsmaterials, andererseits aber sehr stark an der Verarbeitungsweise bzw. der Art des Sojaproduktes. Die weit verbreiteten Sojadrinks, aber auch Tofu und Sojaprotein-Isolate enthalten wenig Spermidin, währenddessen die zu Natto fermentierten Sojabohnen hohe Spermidingehalte aufweisen. Dabei kann Spermidin zum Teil aufgrund seiner hohen Wasserlöslichkeit bei der Verarbeitung verloren gehen, hauptsächlich liegt das wahrscheinlich aber an der ungleichen Verteilung die Spermidins und anderer Inhaltsstoffe in der ganzen Sojabohne. In den Kotyledonen der Sojabohne, die rund 80% der Samenmasse ausmachen, ist weniger Spermidin eingelagert als in der Embryoachse (Keimwurzel, Sprossachse). Daher sind die Spermidingehalte in Produkten, die ganze Sojabohnen enthalten (z.B. Natto, Edamame, Knabberkerne usw.) höher als in Produkten, vor deren Herstellung die Embryoachse technologisch entfernt wurde (Tofu, Sojadrinks, Aufstriche und viele Produkte, die Sojamehle oder Proteinisolate enthalten). Zudem kann in einzelnen dieser Sojanahrungsmittel der Spermidingehalt durch Fermentation weiter erhöht werden (speziell in Natto), und aus dem konzentriert vorhandenen freien Arginin der Sojabohne könnte im Verdauungstrakt noch zusätzliches Spermidin synthetisiert werden. Schließlich besteht auch eine müllereitechnische Möglichkeit, Spermidin weiter anzureichern. Durch die unterschiedliche Verteilung des Spermidins im Samenkorn der Sojabohne können bei der Verschrotung oder Vermahlung auch Fraktionen gewonnen werden, welche verstärkt die spermidinreichen Embryoachsen (Sojakeime) enthalten. Damit wird der Spermidingehalt in Produkten auch besser regulierbar, und solche Soja-Fraktionen können zur Herstellung von funktionellen Nahrungsmitteln mit besonders hohem Gesundheitswert Verwendung finden.

Literaturangaben sind auf Anfrage erhältlich. johann.vollmann@boku.ac.at

AUTOPHAGIE

• SPERMIDIN ist der Autophagie-Aktivator

Frank Madeo (Institut für Molekulare Biowissenschaften der Universität Graz) hat Spermidin als Autophagie-Aktivator erstmals beschrieben.

Spermidin ist dafür bekannt, die Proteinbildung am Endoplasmatischen Retikulum über mRNA-Stabilisierung zu fördern, die Stickoxidsynthase (NOS) zu hemmen und die Autophagie zu induzieren.

• Was ist Autophagie und wofür ist sie wichtig?

Eine vereinfachte Definition der Autophagie ist, dass es sich um einen äußerst komplexen Prozess handelt, der überflüssige (überschüssige) oder beschädigte zelluläre Makromoleküle (fehlgefaltete Proteine, DNA, RNA), ganze Zellorganellen und intrazelluläre Bakterien, Viren oder andere Mikroorganismen unter Verwendung von hydrolytischen Enzymen in - sackartigen Lysosomen - abbaut.

Damit kommt der Autophagie bei Infektionen, in Alterungsprozessen und bei der Entstehung von Tumoren und Krankheiten eine Schlüsselfunktion zu.

Der Japaner Yoshinori Ohsumi hat 2016 den Medizin-Nobelpreis für seine Arbeit zu Abbau- und Recyclingprozessen in Zellen bekommen.

Autophagosomen fusionieren mit Lysosomen zu Autolysosomen, bei denen der Abbau des Vesikelinhalts zusammen mit der inneren Membran des Autophagosoms stattfindet. 50-70 % des zellulären Proteinabbaus findet in den Lysosomen in einem sauren Milieu statt.

Fünfzehn ATG-Gene (autophagy-related genes) steuern entscheidend die Autophagie-Vorgänge. Denn der Prozess unterliegt einer ständigen Kontrolle, damit weder zu wenig Müll entsorgt wird noch gesunde Strukturen fälschlicherweise als Müll identifiziert werden.

Während der Autophagie treiben mehrere zytosolische ATG- autophagiebezogene und ATG-assoziierte Proteine die Bildung der umschließenden Organelle voran. ATGs (autophagy-related genes) spielen eine Schlüsselrolle bei der Bildung des anfänglichen Membranvesikels oder Membranphagophors und dessen anschließender Verlängerung, die zum Einschluss von Zellbestandteilen führt. Das resultierende Autophagosom fusioniert mit Lysosomen und ermöglicht so den Abbau des Sequestrierungsgehaltes.

- ## Autophagie als Reaktive Sauerstoffspezies (ROS)- modulierter Signalweg

Ein weiteres Beispiel für Reaktive Sauerstoffspezies (ROS)- modulierte Signalwege stellt die Autophagie dar.

Autophagie ist ein Lysosom-vermittelter Abbauprozess, der für die Aufrechterhaltung der zellulären Homöostase bei Nährstoffmangel und Organellenschädigung entscheidend ist.

Die ATG4-Proteasen sind Schlüsselregulatoren der Autophagie. Menschliche ATG4s fördern die Bildung von Autophagosomen unabhängig von ihrer Proteaseaktivität und der Prozessierung der ATG8-Familie.

Aktiviert wird diese Form der zellulären Qualitätskontrolle durch die Oxidation des Enzyms ATG4 durch H_2O_2. Auch in diesem Fall sind Reaktive Sauerstoffspezies (ROS) entscheidend an der Aufrechterhaltung der physiologischen Zellhomöostase beteiligt.

- ## Autophagie ist der wichtigste Mechanismus bei der Widerstandskraft der Astrozyten

Im Gehirn gibt es zwei wichtige Zellpopulationen: Neurone und Gliazellen. Neuesten Schätzungen zufolge gibt es im Gehirn etwa 86 Milliarden Neurone und ebenso viele Gliazellen.

Astrozyten gehören zu den Gliazellen.

Die elektrische Aktivität von Nervenzellen entdeckte LUIGI GALVANI bereits 1789. Ihre elektrisch weitgehend inaktiven Helfer jedoch beschrieb RUDOLPH VIRCHOW erst 1856 als passive Stützen. Er sah in ihnen eine Art „Nervenkitt" und gab ihnen den griechischen Namen für Klebestoff: „Glia".

Da Neurone nicht in der Lage sind, Glukose in erforderlicher Menge direkt aus dem Blut zu beziehen und auch nicht über eigene Energiespeicher verfügen, versorgen die Astrozyten sie mit der benötigten Energie. So braucht ein Neuron insgesamt etwa 3,3 Milliarden Glukosemoleküle pro Minute, das ganze Gehirn damit 129 Gramm pro Tag. Zudem sorgen die Astrozyten auch für eine an den Bedarf angepasste, effiziente Steuerung der Glukose-Zulieferung im Gehirn, da sie die Gefäßweite und damit den lokalen Blutfluss regulieren können.

Astrozyten sind wichtiger Teil der Blut-Hirn-Schranke. Sie steuern die Ausbildung von Tight-junctions an den Endothelzellen, welche die Blutgefäße auskleiden. Eine mitochondriale Dysfunktion der Astrozyten ist zugleich mit einer Dysfunktion der Blut-Hirn-Schranke verbunden, die dann das Eindringen von gehirnfremden Bakterien und Viren ermöglicht.

MIKROGLIA

Schon 1919 entdeckte Pio del Rio Hortega die Wächterzellen. Es sind die Mikrogliazellen, die im gesunden Gehirn zu Hunderttausenden vorkommen. Sie arbeiten wie Wächter auf einem Beobachtungsposten und bleiben dabei mit ihrem Zellkörper an einer Stelle im Gewebe, in ihrem eigenen Territorium. Die Mikrogliazelle hat jedoch sehr feine Tentakel, mit denen sie ständig das Gewebe ringsum abtastet und so zu der am schnellsten beweglichen Struktur in unserem Gehirn zählt. Dadurch wird das Gehirn von jenen Zellen im Stundentakt gänzlich „durchforstet". Aktiviert schütten Mikroglia entsprechende Signalstoffe aus und setzen Sauerstoff und Stickstoff-Radikale frei. So können sie auch eigenmächtig Bakterien und Zellen abtöten. Nicht zuletzt wird an Ort und Stelle aufgeräumt: Bakterien-Bestandteile oder abgestorbene Zellen nehmen die Mikrogliazellen zu diesem Zweck in ihr Inneres auf. Dieser pathologische Vorgang wird als Neuroinflammation beschrieben und soll die eigentliche Ursache aller neurodegenerativen Erkrankungen sein, wenn man die Fehlsteuerung der Blut-Hirn-Schranke durch die epigenetisch erworbene Mitochondriopathie (mitochondriale Dysfunktion) der protoplasmatischen Astrozyten und Perizyten als die eigentliche Ursache mit ein bezieht.

Astrozyten bilden Barrieren, indem sie einzelne Synapsen räumlich voneinander trennen. In vielen Hirngebieten sitzen die feinen Ausläufer der protoplasmatischen Astrozyten direkt am synaptischen Spalt und ummanteln ihn, sodass dieser zu einem funktionellen Raum wird. Unter bestimmten Bedingungen sind die Ausläufer der Astrozyten plastisch und beweglich. So können Astrozyten die synaptische Transmission der Neurotransmitter einzelner Synapsen direkt und unmittelbar verändern.

Allen Astrozyten gemein ist eine enge Verwandtschaft zu Nervenzellen, denn sie alle gehen auf gemeinsame Vorläuferzellen zurück. Radiale Gliazellen sind die Vorläuferzellen des Nervensystems, aus denen ein Großteil der Nervenzellen des Gehirns sowie Astrozyten und Oligodendrozyten hervorgehen.

Das Proteom der Mitochondrien von Neuronen und Astrozyten unterscheidet sich zu 20%. Dies bedeutet, dass im direkten Vergleich zwischen den beiden Zelltypen jedes fünfte mitochondriale Protein verschieden ist.

BLUT-HIRN-SCHRANKEN-DYSFUNKTION - DAS TOR ZUR NEUROINFLAMMATION

Die Blut-Hirn-Schranke (BHS) ist eine anatomische Barriere, die von spezialisierten nicht-fenestrierten Endothelzellen des Gehirns gebildet wird und durch eine gemeinsame Basallamina der Endothelzellen, den flächigen Fortsätzen der zytoplasmatische Astrozyten und kapillaren Perizyten umgeben ist.

Neue Studien identifizierten Blut-Hirn-Schranken -spezifische Transportwege, die den Eintritt und Austritt von Molekülen in das und aus dem Gehirn streng regulieren. Sie zeigen eine hochgradig plastische Barriere, in der dynamische Veränderungen in Blut-Hirn-Schranken -Komponenten wie parazelluläre Tight-Junction-Komplexe zur Aufrechterhaltung der Blut-Hirn-Schranke beitragen können.

Zur Dysfunktion der Mitochondrien der Astrozyten und der Perizyten führt eine exzessive MAO-Expression, dem entspricht ein MAO-Aktivitätsanstieg, bei bestehender Hypomethylierung der Genorte für MAO B und MAO A durch (-)-S-Adenosyl-L-Methionin-Mangel. (-)-S-Adenosyl-L-Methionin als Methyl-Gruppen-Spender fehlt zur Transmethylierung der MAO-Genorte. Die Mitochondrien der Astrozyten und Perizyten erleiden so einen „oxidative burst" (ROS-Überbelastung) und der spontane Energiemangel durch den Rückgang der ATP-Produktion sorgt für den Ausfall der Lenkungsfunktion der Astrozyten und Perizyten auf die Endothelzelle und wird zur Ursache einer defekten neurovaskulären Einheit. Die Blut-Hirn-Schranken-Dysfunktion ermöglicht dann das Eindringen von gehirnfremden Bakterien und Viren, welche die Mikroglia, eine Gruppe von Immuneffektorzellen, aktivieren, wodurch jene an Ort und Stelle im Gehirn aufräumen: Bakterien-Bestandteile oder abgestorbene Zellen werden von Mikrogliazellen zu diesem Zweck in ihr Inneres aufgenommen, beschrieben als chronische Entzündung des zentralen Nervensystems, und bezeichnet als „Neuroinflammation des Gehirns".

- Die Mitochondrienfunktion ist essentiell für das Überleben der Astrozyten

Astrozyten spielen eine wichtige Rolle bei der Reparatur von Gehirngewebe. Akute Verletzungen und Störungen der Blut-Hirn-Schranke führen zur Bildung eines prominenten mitochondrienreichen Kompartiments in den astrozytischen Endfüßen.

Die Funktion der Mitochondrien ist von zwei verschiedenen Dynamiken abhängig: Verschmelzung und Spaltung. Diese beiden Reaktionen sind der Schlüssel für die Aufrechterhaltung der mitochondrialen Architektur und Funktion.

Eine fehlerhafte Regulation der mitochondrialen Dynamik resultiert in einer Störung der Mitochondrienfunktion, die wiederum zu Zellalterung führt und eine Reihe von neurodegenerativen Erkrankungen auslösen kann.

Autophagie ist der wichtigste Mechanismus bei der Widerstandskraft der Zelle. Wenn die Autophagie abnimmt, verlieren Astrozyten ihre Fähigkeit der Netzwerkregeneration - das führt zum Zelltod der Astrozyten.

Im gesunden Gehirn interagieren Astrozyten direkt mit den Synapsen – den Verbindungsstellen zweier Nervenzellen - und mit den Blutgefäßen (siehe Blut-Hirn-Schranke) und steuern so den Energiestoffwechsel. Die zentrale Rolle eines gesunden, fibrillären und/oder protoplasmatischen Astrozyten als Versorger- und Entsorger zwischen Gehirnkapillaren und den Gehirnzellen ist evident.

Somit steuern Astrozyten die synaptische Plastizität und sind an der Regulation höherer Gehirnfunktionen wie Lernen und Gedächtnis beteiligt. Polyamine, Spermidin und Spermin, werden in Neuronen und Astrozyten synthetisiert und in sekretorischen Vesikeln gespeichert. Das Protein SLC18B1 codiert einen eigenständigen vesikulären Polyamintransporter (VPAT). Astrozyten verfügen auch über Rezeptoren für Neurotransmitter und können selbst neuroaktive Substanzen sezernieren.

Morphologisch wird dieses Zusammenwirken durch Beteiligung am Synapsenaufbau deutlich (tripartite Synapsen): An diesen werden Astrozyten durch Neurotransmitter (via Bindung an Rezeptoren) aktiviert, was intrazellulär Ca++ mobilisiert und zur Freisetzung von Gliotransmittern führt.

• Ist die Alzheimer-Krankheit eine Autophagie-Dysfunktion?

Die Rolle des Lysosomensystems bei der Amyloidogenese war bisher unklar: Innerhalb von Neuronen bilden sich Autophagosomen und Endosomen in Synapsen und entlang neuritischer Fortsätze aus.

Die Makroautophagie wird im Alzheimer-Demenz-Gehirn induziert, was zur Akkumulation von Aβ-haltigen autophagischen Vakuolen (AVs) in stark aufgedehnten dystrophen Neuriten führt, welche dann zu den Hauptorganellen in den betroffenen Neuronen werden. Die ausgedehnte neuritische Dystrophie bei Alzheimer-Demenz mit den charakteristisch stark gedehnten Neuriten, die fast vollständig mit autophagischen Vakuolen gefüllt sind, sind aber nicht typisch für neurodegenerative Erkrankungen, die kein β-Amyloid erzeugen.

Die Beeinträchtigung der Clearance von autophagischen Vakuolen (AVs) und ihres Inhalts durch Lysosomen* ist möglicherweise ein noch entscheidenderer Faktor als die Autophagie- Induktion bei der Entwicklung der Alzheimer-Krankheit-Pathologie. Es wurde beobachtet, dass in diesen „Lysosomen“ sogar ganze Zellbestandteile vorhanden sein können und abgebaut werden.

*Christian René de Duve *entdeckte zwei neue Zellbestandteile: die Lysosomen und die Peroxisomen und erhielt 1974, zusammen mit Claude und Palade, den Nobelpreis für Physiologie oder Medizin.*

MITOCEUTICALS SIND MITOCHONDRIEN-THERAPEUTIKA

Mitoceuticals® sind mitotrope Substanzen der „mitochondrialen Medizin", die zum natürlichen Stoffwechselsystem einer Zelle gehören, mit deren Hilfe versucht wird präventiv oder therapeutisch eine vorhandene mitochondriale Dysfunktion auszugleichen.

Das Wissen um die Wichtigkeit der Mitochondrien hat deshalb auch einen neuen Zweig der Medizin entstehen lassen: „Die mitochondriale Medizin". Darunter versteht man heute Erkrankungen und Alterungsprozesse, die in entscheidendem Maße von einer Störung der Mitochondrien geprägt sind.

Zu wichtigen oder bekannten Mitoceuticals® zählen:

(-)-S-Adenosyl-L-Methionin (Ademetionin), das neben ATP als Schlüsselmolekül in der Biologie fungiert und das wichtigste Glied des Ein-Kohlenstoff-Zyklus ist. Als singulärer Methylgruppen-Donor an DNA, Histonproteine und microRNA hat (-)-S-Adenosyl-L-Methionin (Ademetionin) eine unverzichtbare evolutive Aufgabe und sorgt unmittelbar für die Mitochondrien-Gesundheit.

Spermidin: Im Ein-Kohlenstoff- Zyklus, bei der Amino-Propylation, ist das decarboxylierte (-)-S-Adenosyl-L-Methionin (DCSAM) auch als Aminopropylgruppendonor für die Bildung von Polyaminen bekannt. Aus Putrescin und decarboxyliertem (-)-S-Adenosyl-L-Methionin (Ademetionin) entsteht Spermin und als dessen Vorstufe Spermidin.

Resveratrol

B-Vitamine: Vitamin B_{1} (Thiamin), B_{2} (Riboflavin), B_{3} (Niacinamid), Biotin und B_{12}

Magnesium

Coenzym Q_{10}: Die wichtigste Ursache eines Coenzym Q10 -Mangels sind bestehende chronische Entzündungserkrankungen.

L-Carnitin:

Carnitin ist ein wichtiger Kofaktor im mitochondrialen Transport für langkettige Fettsäuren in die Mitochondrienmatrix, in welcher ß-Oxidation und der Tricarbonsäure-Zyklus ablaufen.

Carnitin wird endogen aus den essenziellen Aminosäuren Methionin und Lysin in Nieren, Leber und Gehirn gebildet. Hierbei sind die Vitamine B-3, B-6 und C sowie Eisen Cofaktoren.

L-Carnitin fungiert als Rezeptormolekül für aktivierte Fettsäuren im Zytosol und in Zellorganellen wie den Mitochondrien. Es übt diese Funktion im Wechselspiel mit Coenzym A aus. Coenzym A ist ein Coenzym, das zur „Aktivierung" von Alkansäuren und deren Derivaten dient und unmittelbar am Fettstoffwechsel, sowie mittelbar am Zucker- und am Proteinstoffwechsel beteiligt ist.

Langkettige Fettsäuren können nur an L-Carnitin gebunden durch die Mitochondrienmembranen transportiert werden, wo sie in der β-Oxidation (besonders in der Muskulatur) verstoffwechselt werden. Da es die Bereitstellung von Energie in der Zelle besonders in Skelettmuskeln und im Myokard fördert, wirkt L-Carnitin einer Skelettmuskelapoptose entgegen. Es hemmt proinflammatorische Zytokine, aktiviert T-Lymphozyten sowie Natürliche Killerzellen (NK)-Zellen und fungiert als mitochondrialer Schutz gegen freie Radikale. Natürliche Killerzellen werden zum angeborenen Immunsystem gezählt, weil sie unmittelbar virusinfizierte Zellen oder Tumore eliminieren können.

Physiologischerweise beginnt die Umwandlung der Muskulatur in Fett bereits ab dem 30. Lebensjahr. Dann kommt es zu einem Verlust der Muskelmasse bis zu einem Prozent jährlich. Ab dem 30. bis zum 50. Lebensjahr nimmt die maximale Muskelkraft langsam ab.

Gingko biloba: (Extrakte aus Ginkgo-Biloba-Blättern) Soll eine reversible Hemmung der Monoaminooxidasen (MAOs) bewirken. Für die regelmäßige Anwendung von Ginkgo-Biloba-Extrakt EGb 761 als Antidementivum finden sich widersprüchliche Ergebnisse.

GEHIRN UND SEELE

„Wenn das menschliche Gehirn so einfach wäre, dass wir es verstehen könnten, wären wir so dumm, dass wir es trotzdem nicht verstehen würden“

(Sofies Welt*)

Es ist weich, wiegt 1245 -1375 Gramm, fasst rund eine Billion Nervenzellen, von denen jede einzelne über Synapsen mit 15.000 anderen verbunden ist und zeigt sich viel plastischer, als bisher vermutet: Das menschliche Gehirn.

Das Gehirn ist keine deterministische Maschine. Es arbeitet dezentral, wobei sich viele Zentren des Gehirns miteinander absprechen und synchronisieren. Ein Netzwerk aller Nervenzellen verarbeitet dabei die Informationen.

Wirklichkeit und Information verhalten sich wie die beiden Seiten einer Münze zueinander und erst die Beobachtung konstituiert die Wirklichkeit.

Das Gehirn kann weit mehr als eine Maschine: Mit dem Gehirn denkt und fühlt der Mensch, hier liegen die Wurzeln seiner Intelligenz.

**Sofies Welt ist ein Roman von Jostein Gaarder über die Geschichte der Philosophie.*

ÜBER DIE BIOMECHANIK UNSERES GEHIRNS – DAS „VIER-EBENEN-MODELL" DER PERSÖNLICHKEIT UND DER PSYCHE VON GERHARD ROTH*

Mit Metaphysik hat die menschliche Seele nichts zu tun – wohl aber viel mit dem limbischen System

Unsere Wahrnehmung geschieht in Schichten. Dem Erkennen äußerer Umstände und unserer Existenz liegt die Welt der Gefühle zu Grunde. Sie arbeitet nicht mit Logik, sondern in Bildern und freien Assoziationen und bildet die Grundlage unserer Ideen und Fantasie. Sie erlaubt uns gar manches gleichzeitig intuitiv zu erfassen, dringt aber nur teilweise in unser Bewusstsein ein.

Der Mensch als geistig-soziales, auf Erfassung des Sinnes seiner selbst und seiner Lebenswelt ausgerichtetes Wesen, ist gebunden an seine evolutionsgeschichtlichen Antiquiertheit und die Limitationen, die sich durch das „Vier-Ebenen-Modell" der Persönlichkeit und der Psyche (GERHARD ROTH), ergeben:

Aus anatomischer und funktionaler Sicht ist das limbische System des Menschen aus einer unteren, einer mittleren und einer oberen limbischen Ebene aufgebaut.
Die vierte Ebene ist die kognitiv-sprachliche:

Auf der untersten limbischen Ebene findet die Steuerung lebenserhaltender Funktionen statt. Dazu gehört neben der Kontrolle der Körperorgane (Herz, Lunge, Leber, Darm, Niere u.s.w.) das Stillen biologischer Grundbedürfnisse, die sich in psychischen Grundaffekten ausdrücken, zum Beispiel im Drang zu trinken, wenn wir durstig sind, zu schlafen, wenn wir müde sind, sexuelle Bedürfnisse zu befriedigen, uns zu verteidigen oder zu fliehen, wenn wir uns bedroht fühlen, unsere Interessen hartnäckig und manchmal

**GERHARD ROTH zählt zu den bekanntesten Hirnforscher Deutschlands. Er hat in Philosophie und Zoologie promoviert und lehrt seit 1976 als Professor für Verhaltensphysiologie an der Universität in Bremen. Seine Forschungsschwerpunkte sind neurobiologische Grundlagen der kognitiven und emotionalen Verhaltenssteuerung bei Wirbeltieren, neurobiologische Grundlagen psychischer Zustände und Erkrankungen, theoretische Neurobiologie und Neurophilosophie. Er hat neben zahlreichen Fachartikeln und Büchern auch eine ganze Reihe erfolgreicher Sachbücher veröffentlicht darunter „Über den Menschen" 2021.*

mit körperlichem Einsatz zu verwirklichen, mit Wut zu reagieren, wenn sich Hindernisse in unseren Weg stellen, andere Menschen aufzusuchen, wenn wir uns einsam oder schutzlos fühlen.

Die Hauptzentrale hierfür ist der Hypothalamus, der sich im unteren Teil des Zwischenhirns befindet und eng mit der Hirnanhangsdrüse, der Hypophyse, verbunden ist. Beide sind an der Produktion beziehungsweise der Ausschüttung von Hormonen verschiedenster Art beteiligt. Der Hypothalamus ist zudem das oberste Steuerzentrum für das sympathische und parasympathische Nervensystem, die zusammen das vegetative, autonome Nervensystem bilden.

Angeborene Verhaltensweisen auf Seiten des Kindes und der Mutter wie das gegenseitige Anlächeln, das Entgegenstrecken der Arme, das In-den-Armen-Wiegen, das Liebkosen, das Produzieren von Lauten der Säuglingssprache und dergleichen, vollziehen sich auf der mittleren limbischen Ebene und stellen in der Regel enge Bindungsverhältnisse zwischen Mutter und Kind sicher. Es finden auch weitere wichtige Entwicklungsschritte statt, wie zum Beispiel die Verknüpfung emotional und motivational relevanter Ereignisse mit angeborenen Grundgefühlen wie Freude, Furcht, Angst, Ärger, Neid, Trauer und Überraschung (Sieben Grundemotionen). Hier entwickelt sich auch die Fähigkeit zur nonverbalen Kommunikation via Mimik, Gestik, Sprachintonation und Körperhaltung. Ebenso vollzieht sich auf der mittleren limbischen Ebene die vorerst unbewusste Verarbeitung natürlicher Belohnungsereignisse als dessen, was uns guttut und Spaß macht. Auf diese Weise bildet sich das grundlegende Motivationssystem heraus, das Belohnungen „in Aussicht stellt". Auch wird gelernt, was weh tut und deshalb auch zu meiden ist. Wir nennen diesen Prozess die primäre Sozialisation.

Innerhalb dieser frühen Bindungserfahrungen prägen die primären Bezugspersonen das Kleinkind durch ihr Verhalten, ihre eigene Gefühlswelt und Persönlichkeit. In diesem Zusammenhang entstehen die Grundstrukturen unseres Selbstbildes und Selbstvertrauens und unser Grundverhältnis zu den Mitmenschen, also Empathie und Feinfühligkeit. An diesen Vorgängen auf der mittleren limbischen Ebene sind Zentren im Inneren des Endhirns und des Zwischenhirns beteiligt, die zu den Basalganglien im weiteren Sinne gehören. Hierzu gehört der Mandelkern, Amygdala genannt. Die Amygdala ordnet den Erlebnissen bestimmte Bewertungen, insbesonders jene negativer

- oder überraschender Art zu. Dabei arbeitet sie eng mit dem Nucleus accumbens (lateinisch für „anliegender Kern") zusammen, der die positiven oder negativen Folgen unsere Erlebnisse bewertet und zur Grundlage von Handlungstendenzen, also Motiven macht. Wir erfahren von dieser äußerst wichtigen Arbeit aber erst einmal nichts, sondern erst dann, wenn die genannten Zentren Impulse in die assoziative Großhirnrinde senden. Das ist aber nicht zwangsläufig so, denn die Arbeit des Hypothalamus, der Amygdala und des Nucleus accumbens kann auch dauerhaft im Unterbewussten bleiben, etwa wenn der Erregungszustand nicht stark genug ist, um die Bewusstseinsschwelle zu überschreiten, oder wenn die unbewussten Informationen von „Zensoren" am Eintritt ins Bewusstsein gehindert werden.

Einen weiteren wichtigen Teil der mittleren limbischen Ebene bilden die Basalganglien im engeren Sinne, dazu gehören vor allem der große kompakte Streifenkörper (Corpus Striatum) und der ihm anliegende bleiche Körper (Globus pallidus), zusammen meist „Striato-Pallidum" genannt. Die Basalganglien sind zusammen mit den motorischen Zentren der Großhirnrinde und des Kleinhirns Orte des Bewegungs-und Handlungslernens, sowie des entsprechenden Gedächtnisses, das auch prozeduales Gedächtnis genannt wird. Das Ergebnis solcher Lernvorgänge wird in den Basalganglien gespeichert, welche kontrollieren, dass Abläufe, die wir einüben, immer effektiver ablaufen, bis wir gar nicht mehr darüber nachdenken müssen.

Schließlich sind für diese Vorgänge auf der mittleren und zum Teil sogar auf der unteren limbischen Ebene Teile des Hippocampus wichtig. Er hat zwei sehr unterschiedliche Funktionen. Zum einen ist er Zwischenspeicher für Inhalte des deklarativen Gedächtnisses, zum anderen ist er ein wichtiger Teil der Stressregulation.

Obwohl die genannten Zentren der unteren und mittleren limbischen Ebene unbewusst arbeiten, steuern sie doch nachhaltig die körperlichen und psychischen Abläufe und unser Verhalten durch, die Beeinflussung der Basalganglien und des vegetativen Systems. Sofern sie keine Meldung an bewusstseinsfähige Strukturen in der Großhirnrinde überliefern, erfahren wir davon bewusst nichts Konkretes und wundern uns, warum wir uns in einer bestimmten Weise verhalten, so etwa das Spüren einer namenlosen Unruhe. Wir nennen diesen Zustand das primäre Unbewusste.

Es kann aber auch sein, dass schon beim Säugling und dann beim Kleinkind bewusste Erfahrungen gemacht werden, während die Interaktion zwischen Teilen des Hippocampus und dem Cortex als „Sitz" des Langzeitgedächtnisses noch nicht ausgereift ist. Diese bewussten Erfahrungen können deshalb nicht dauerhaft abgespeichert werden, da die assoziative Großhirnrinde als Ort des deklarativen Langzeitgedächtnisses eben noch nicht vollständig ausgebildet ist. Deswegen können wir uns an diese frühen Erfahrungen später nicht mehr erinnern. Freud hat diese Tatsache „infantile Amnesie" genannt, also kindliche Gedächtnislücke, die ungefähr die ersten beiden Lebensjahre umfasst. Wir nennen es das sekundäre Unbewusste, weil es zwar bewusst erfahren wurde, aber nicht erinnerbar ist.

In einem Alter von drei bis vier Jahren, gelegentlich auch früher, treten wir in einen größeren Kreis von Personen ein, etwa im Kindergarten und dann in der Schule. Wir schließen Freundschaften, lernen weitere Vertrauenspersonen kennen usw. In diesem Zusammenhang findet die sekundäre Sozialisation statt. Es entwickeln sich ab diesem Zeitpunkt im Normalfall Impulshemmung, Risikowahrnehmung, das bewusste Belohnungs- und Bestrafungsgedächtnis, das kognitive und emotionale Verstehen des Fühlens, Denkens und Handelns der anderen („Theory of Mind" genannt) und Empathie.In diesem Zusammenhang werden nun die Regeln sozialen und moralisch-ethischen Verhaltens verinnerlicht. Auf diese Weise wird das egozentrierte Verhalten des Kleinkindes zunehmend an die Erfordernisse des gesellschaftlichen Zusammenlebens angepasst – erst im kleineren, dann im größeren Kreis. Hier lernen wir, wie wir uns zu verhalten haben, damit uns die Zuneigung und Hilfsbereitschaft anderer Menschen erhalten bleibt, mit denen wir nicht verwandt sind oder zusammen aufgewachsen sind. Dazu gehört auch die Art, wie wir miteinander kommunizieren, uns darstellen und verhalten müssen, damit wir unsere Ziele verwirklichen.

Die bei diesen Vorgängen beteiligten Hirnzentren der oberen limbischen Ebene gehören alle der Großhirnrinde an. Ihre Entwicklung beginnt zwar während der ersten Lebensjahre, ist aber zum Teil noch nicht einmal zu Beginn des Erwachsenenalters abgeschlossen. Zu diesen Zentren gehört der insuläre Cortex, ein tief eingesenkter Teil der Großhirnrinde zwischen dem frontalen, parietalen und temporalen Cortex. Er hat teils mit der Körper- und Eingeweidewahrnehmung, sowie mit dem Schmerzempfinden zu tun, teils aber auch mit dem Vermögen der Empathie. Ein weiteres Zentrum bildet der cinguläre Cortex, der an der Innenfläche der Großhirnhemisphären liegt und sich wie ein Gürtel (lateinisch cingulum) um den Balken (Corpus callosum), als Verbindungsglied zwischen den Hemisphären ,und die im Inneren des Endhirns liegenden subkortikalen Zentren zieht. Sein vorderer Teil, der anteriore cinguläre Cortex (ACC), ist zum einen mit der Steuerung von Aufmerksamkeit und Fehlerkontrolle befasst, zum anderen mit Schmerzerwartung, Empathie und Risikoabschätzung, also mit dem Erkennen und Beurteilen tatsächlicher und möglicher negativer Ereignisse. Der mittlere Bereich des ACC steuert die affektiven Lautäußerungen wie Lachen, Weinen, Schreien und Stöhnen, wohingegen der hintere Bereich des ACC mit dem autobiografischen Gedächtnis zu tun hat.

Im unteren Stirnhirn über den Augenhöhlen den Orbitae, liegt der orbitofrontale Cortex (OFC). Er integriert alle bewussten emotionalen und kognitiven Zustände und vergleicht sie mit der gegenwärtigen Situation, insbesondere in Hinblick auf den sozialen Kontext. Als Sitz der Regeln erwünschten Verhaltens im engeren und im weiteren sozialen Kontext zügelt er unangemessene Verhaltensweisen in Form von Unhöflichkeit und „Danebenbenehmen" bis hin zu kriminellem Verhalten. Entsprechend kann eine Erkrankung oder Zerstörung dieses Areals aufgrund von Unfällen oder eines Schlaganfalls dazu führen, dass ein bislang friedlicher und hilfsbereiter Mensch plötzlich zu einem rücksichtslosen und egozentrischen Zeitgenossen wird. Auch bei Schwerverbrechern finden sich häufig Fehlentwicklungen oder Verletzungen des OFC. Insofern kann man diesen Teil des limbischen Systems als neuronales Substrat der sozialen Normen ansehen. Dieses Areal benötigt zur völligen Ausreifung mindestens 20 Jahre, was sich auch daran zeigt, dass ein gesetzes- und normenbrechendes Verhalten in den meisten Fällen dem jungen Erwachsenen zugeschrieben wird.

Diesen drei limbischen Ebenen steht die kognitiv-sprachliche Ebene gegenüber. Sie wird vornehmlich vom oberen Stirnhirn, dem dorsolateralen präfrontalen Cortex (dlPFC) repräsentiert. Hier findet sich das etwas vordere Arbeitsgedächtnis und mit ihm die Grundlage von Intelligenz und Verstand, sowie von planvollem und kontextgerechtem Handeln, insbesondere was die zeitliche Abfolge von Teilschritten angeht. Bezeichnenderweise steht der dlPFC in engem Kontakt mit dem benachbarten Broca-Spracheareal, das zusammen mit dem weiter hinten liegendem Wernicke-Sprachareal die Grundlage der menschlichen Sprache, einschließlich des grammatikalisch-syntaktisch korrekten Hörens, Lesens und Sprechens bildet.

Wichtig ist, dass der dlPFC keinen direkten Einfluss auf die Verhaltenssteuerung hat, sondern einen indirekten in Verbindung mit Gefühlen und Motiven. Dies zeigt sich beispielsweise im Missachten von Ratschlägen, die wir rational jedoch als vernünftig erachten. Etwas als vernünftig anzusehen, heißt nicht automatisch entsprechend zu handeln. Zugleich steht dies rational-sprachliche Ebene unter starkem Einfluss der Emotionen bewusster und unbewusster Natur. Nur mühsam lernen wir, bei starken Belastungen und emotionalem Stress einen kühlen Kopf zu bewahren, wir haben dann oftmals Mühe, uns klar auszudrücken. Es herrscht zwischen Verstand und Gefühl also eine recht einseitige Beziehung entweder zugunsten oder zulasten der Gefühle.

Zitiert nach: Gerhard Roth. Über den Menschen. Gebundene Ausgabe – 18. April 2021. Seiten 57 – 62.

NERVENZELLEN IM GESPRÄCH

Um die 86 Milliarden Neurone müssen ständig miteinander kommunizieren, damit der Mensch fühlen, handeln und denken kann. In Millisekunden finden an tausenden Zellen komplexe chemische und elektrische Prozesse statt, damit Handlungen oder Emotionen ermöglicht werden.

Ein Neuron besteht in der Regel aus dem Zellkörper und mehreren Verästelungen, die mit anderen Nervenzellen in Kontakt stehen, über welche Informationen empfangen oder gesendet werden. Der sendende (je Nervenzelle ein) Fortsatz heißt Axon, er kann bis zu einem Meter lang sein. Die empfangenden (je Nervenzelle mehrere) Fortsätze nennt man Dendriten. Ein Neuron kann mit 100.000 bis 200.000 Fasern anderer Nervenzellen in Austausch treten.

Sind die ankommenden Signale von anderen Nervenzellen stark genug und wird ein bestimmter Schwellenwert der Erregung überschritten, feuert das Neuron: Ein elektrischer Impuls, das so genannte Aktionspotenzial, schießt am Axon entlang in Richtung Synapse und erreicht schließlich das Ende des Axons, das synaptische Endknöpfchen. Dies ist die Kontaktstelle zu einer anderen Nervenzelle.

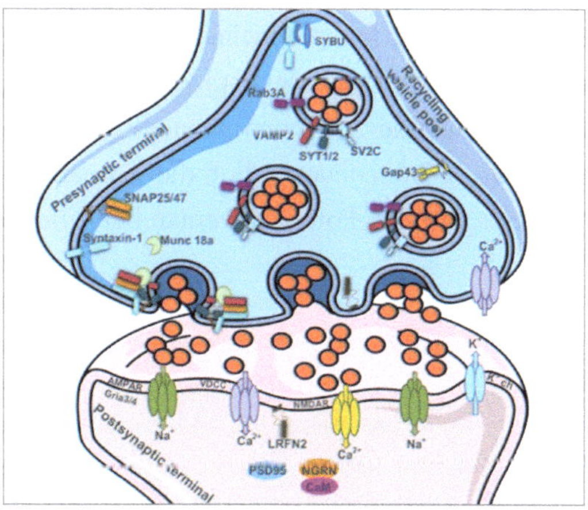

ABB. 45:
SYNAPSE

Quelle: Proteomics for synaptic markers of cognitive decline in neurodegenerative diseases: scientific commentary by Johannes Attems & Kurt Jellinger.

Synapsen sind die zentralen Schaltstellen der Informationsübertragung im Gehirn. Jede Nervenzelle hat bis zu 10.000 davon, im Extremfall sogar mehr als 100.000. Weil aber die synaptischen Endigungen der Senderzelle die Empfängerzelle nicht direkt berühren, bleibt ein winziger Spalt von 20 bis 50 Nanometern zwischen beiden bestehen. Um diese Barriere zu überwinden, nutzen die meisten Synapsen chemische Botenstoffe, wenngleich es auch einige gibt, die rein elektrisch ihre Information weiterleiten.

Bei chemischen Synapsen fusionieren nach der Ankunft eines Aktionspotenzials die so genannten synaptischen Vesikel – etwa 40 Nanometer kleine Bläschen – mit der Zellmembran der Präsynapse und schütten Botenstoffe in den synaptischen Spalt aus. Die freigesetzten Neurotransmitter können den Spalt überqueren, der die präsynaptische von der postsynaptischen Zelle trennt.

Am postsynaptischen Neuron gibt es kompetente Annahmestellen für die eingelangte Information: Die Rezeptormoleküle. Jeder Rezeptor ist auf einen bestimmten Neurotransmitter spezialisiert, wie ein Schlüssel zu einem passenden Schloss. Die Neurotransmitter erzeugen in der Empfängerzelle das sogenannte postsynaptische Potenzial, eine Veränderung im Membranpotenzial des Neurons: Das chemische Signal wird also wieder in ein elektrisches zurückübersetzt. Und hier gilt wieder: Erhält die Zelle ein ausreichend starkes Signal oder ist die Summe der gleichzeitig eingehenden, verschiedenen Signale groß genug, erzeugt die postsynaptische Zelle im Anfangsteil ihres Axons, dem Axonhügel, ein neues Aktionspotenzial – der Impuls wird im anschließenden Neuron weitergeleitet. Besonders starke Reize lösen besonders viele und dicht aufeinanderfolgende Aktionspotenziale aus. Pro Sekunde kann eine Nervenzelle bis zu 500mal feuern. Für die Empfängerzelle heißt dies, dass jede Menge postsynaptische Potenziale entstehen und sich summieren.

GEDÄCHTNISSPUREN

Warum also gibt es diese Synapsen? Auf diese Frage hat die Neurowissenschaft heute eine klare Antwort: weil sich Synapsen dauernd ändern, je nachdem, ob sie gebraucht werden oder nicht. Synapsen werden dicker, wenn sie beansprucht werden und verkümmern und sterben schließlich ab, wenn sie nicht genutzt werden.

Wie sehr Synapsen dauernd angebaut, umgebaut, abgebaut, weggeräumt und wieder ganz neu gebildet werden, zeigen gerade Studien aus der Gehirnforschung der vergangenen Jahre sehr deutlich. Das Gehirn ist also nicht statisch, sondern eine Art Dauerbaustelle: Dauernd wird nach Kräften versucht, die Struktur des Informationsverarbeitungssystems Gehirn den wachsenden Anforderungen anzupassen.

Aufgrund geistiger Aktivität ändert sich das Gehirn fortlaufend, wodurch es sich von den anderen Organen des menschlichen Organismus deutlich unterscheidet. Im Laufe weniger Tage werden neue Synapsen gebildet und bereits vorhandene wieder abgebaut. Wenn wir lernen, werden durch neue Erfahrungen neue Synapsen gebildet. Das menschliche Gehirn bildet somit einen Ort des Erlebens und Lebens und wird zur Schaltstelle unserer Erfahrungen.

Unser Erleben, Fühlen, Denken und Handeln hinterlässt Spuren in unserem Gehirn: „Gedächtnisspuren". Wie gut diese Bezeichnung passt, wurde erst durch die moderne Neurowissenschaft besonders deutlich. Dadurch, dass elektrische Impulse über Nervenverbindungen (Synapsen) verlaufen, verändern sich diese Synapsen und leiten besser. Dies bewirkt langfristig, dass Impulse sich „Trampelpfade" durch unser Gehirn bahnen. Diese Trampelpfade sind strukturelle Spuren, was als Neuroplastizität bezeichnet wird. Es gibt jedoch auch einen ganz einfachen Namen dafür: Lernen.

NEUROPLASTIZITÄT UND NEUROGENESE

„Nicht das, was du nicht weißt, bringt dich in Schwierigkeiten, sondern das, was du sicher zu wissen glaubst, obwohl es gar nicht wahr ist.“

Im Sinne eines MARK TWAIN Zitates waren Neurowissenschaftler jahrzehntelang der Ansicht, das Gehirn eines Erwachsenen sei in Form und Funktion weitgehend fixiert. Heute wissen wir, dass die Vorstellung eines festgefügten, sich nicht verändernden Gehirns falsch ist. Das Gehirn verfügt vielmehr über die Eigenschaft, sich extrem schnell in Hinblick auf Gehirnstruktur und Funktion signifikant neu zu organisieren. Solche Veränderungen können als Reaktion auf neue Erfahrungen und neue Gedanken entstehen.

Der Medizin-Nobelpreisträger ERIC KANDEL hat nachgewiesen, dass Nervenzellen im Gehirn, durch die Signale geschickt werden, schneller wachsen. Werden Neurone in einem Nervenbündel immer wieder stimuliert, kann sich die Anzahl der synaptischen Verbindungen in gerade einmal einer Stunde verdoppeln.

Dieser Prozess der sogenannten Neuroplastizität zeigt sich deutlich beim Erlernen neuer mechanischer oder intellektueller Fertigkeiten. Immer finden im Gehirn Aufbau- und Abbauarbeiten statt. Neuronale Schaltkreise, die wir ständig nützen, werden ausgebaut, während jene, die wir kaum beachten, verkümmern. Ist ein vorhandener neuronaler Signalpfad drei Wochen lang inaktiv, beginnt der Körper ihn abzubauen, um diese Bausteine für aktive Schaltkreise nutzen zu können (KANDEL, 1998).

Die Verbindungen zu unseren Erinnerungen bauen sich ab, nicht die Erinnerungen an sich. Wir erleben dies, indem Erinnerungen in Vergessenheit geraten.

So erzeugt der Geist buchstäblich das Gehirn.

Schließlich nehmen ganze Gehirnareale, die aktiv genutzt werden, an Masse zu. Anhand von Kernspintomogrammen kann man die Größe aller Teile eines lebenden menschlichen Gehirns messen. Wie man dabei festgestellt hat, haben Menschen, die ihr Gedächtnis aktiv nutzen, beispielsweise Londoner Taxifahrer, die sich in dem extrem komplexen Netz von 25.000 Straßen zurechtfinden müssen, mehr Gehirngewebe im Hippocampus, also jenes Areal, das mit Kontext und räumlicher Erinnerung assoziiert wird. Tänzer wiederum entwickeln mehr Gehirnmasse in dem Bereich, der für die sogenannte Propriozeption, die Wahrnehmung von Körperbewegung und -lage im Raum verantwortlich ist.

Das Faszinierende ist, dass sich diese neuronale Umstrukturierung auch rein mental bewirken lässt. Mithilfe von Achtsamkeitsübungen und Aufmerksamkeitstrainings können wir unser Gehirn so beeinflussen, dass wir feinfühliger für zwischenmenschliche Signale ebenso wie für unsere eigenen Emotionen werden und zu einer insgesamt positiveren Grundeinstellung gelangen.

Wir können nicht nur die Aktivitätsmuster, sondern sogar die Struktur unseres Gehirns dahingehend verändern, dass wir einen anderen emotionalen Stil entwickeln, mit dem es sich leichter leben lässt.

Neuroplastizität und Neurogenese kann als die Fähigkeit des Nervensystems definiert werden, auf intrinsische oder extrinsische Reize zu reagieren, indem Struktur, Funktion und Verbindungen neu organisiert werden.

Auf funktioneller Ebene ist die Langzeitpotenzierung (LTP) der Hauptmechanismus, der die Plastizität vermittelt. Die Transkriptionsregulation von Genen, die an der Neuroplastizität durch epigenetische Mechanismen beteiligt sind, trägt ebenfalls zur synaptischen Plastizität bei. Insgesamt vermitteln diese Prozesse die dynamischen und adaptiven Veränderungen der synaptischen Stärke.

Die epigenetische Programmierung während der Entwicklung ermöglicht es einem Genom, mehrere Zelltypidentitäten zu exprimieren. Die nächste epigenetische Markierung zur DNA ist eine kovalente Modifikation der DNA selbst durch enzymatische Addition von Methyleinheiten. Zelltypspezifische DNA-Methylierungsprofile werden während der Schwangerschaftsentwicklung erstellt und definieren zell- und gewebespezifische Phänotypen. Die Programmierung von neuronalen Phänotypen mit geschlechtsspezifischen Unterschieden im Hypothalamus wird durch entwicklungsgesteuerte Umordnung von DNA-Methylierungsprofilen erreicht. In ähnlicher Weise beinhalten andere Stationen in der Lebensbahn wie Pubertät und Alterung eine vorhersagbare und geplante Reorganisation von DNA-Methylierungsprofilen. DNA-Methylierung und andere epigenetische Markierungen sind entscheidend für die Aufrechterhaltung der Zelltypidentität im Gehirn, im ganzen Körper und während des gesamten Lebens.

Neurogene Nischen

Gehirnregionen, von denen die adulte Neurogenese ausgeht, werden als neurogenic niche, neurogene Nischen, bezeichnet. In diesen entwickeln sich Progenitorzellen aus neuronalen Stammzellen. Während 10-30 % der Progenitorzellen zu Gliazellen differenzieren, entwickelt sich der Hauptanteil zu Neuronen.

Es werden verschiedene fördernde und hemmende Faktoren der adulten Neurogenese beschrieben. Eine wichtige Rolle scheinen allgemeine Wachstumsfaktoren wie VEGF (Vascular endothelial growth factor) und IGF-1 (Insulin-like growth factor) einzunehmen. Der vaskuläre endotheliale Wachstumsfaktor, ursprünglich als vaskulärer Permeabilitätsfaktor bekannt, ist ein Signalprotein, das von vielen Zellen produziert wird und die Bildung von Blutgefäßen anregt. Das von IGF-1-Gen codierte Protein ähnelt in Funktion und Struktur dem Insulin und gehört zu einer Familie von Proteinen, die an der Vermittlung von Wachstum und Entwicklung beteiligt sind.

Ein hoher Cortisolspiegel bedingt durch Stress und hohes Alter wirkt sich negativ auf die adulte Neurogenese aus. Jedoch scheinen auch unspezifische Stimuli einen großen Effekt auf die Aktivierung der adulten Neurogenese zu haben. Eine abwechslungsreiche Umwelt und körperliche Aktivität wirken sich positiv auf das Langzeitüberleben der Zellen aus.

Adulte Neurogenese im Gyrus dentatus

Der Gyrus dentatus bildet den medialen Abschluss der Großhirnhemisphäre und ist gleichzeitig Bestandteil der Hippocampusformation.

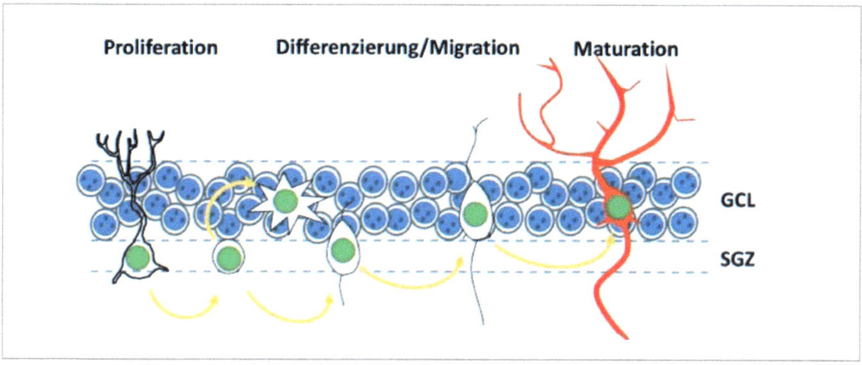

ABB. 46:
DIE ADULTE NEUROGENESE SETZT SICH AUS DEN STADIEN DER PROLIFERATION, DIFFERENZIERUNG, MIGRATION UND MATURATION ZUSAMMEN. IN DER SGZ DES GYRUS DENTATUS ENTWICKELN SICH NPCS, DIE IN DER MIGRATIONPHASE ZU IHREM BESTIMMUNGSORT WANDERN. ANSCHLIESSEND ENTWICKELN SICH AUS DIESEN ZELLEN U.A. ASTROZYTEN UND NEURONE. GCL: GRANULAR-CELL-LAYER, SGZ: SUBGRANULÄRZONE, NPC: NEURONAL PROGENITOR CELLS, PROGENITORZELLEN (VORLÄUFERZELLEN). **Quelle: https://d-nb.info/1229691812/34**

Unsere Gehirnreserve basiert auf Neuroplastizität, Neurogenese und Neuroprotektion

Die zerebrale Alterung ist ein komplexer und heterogener Prozess, der mit einer Vielzahl molekularer Veränderungen verbunden ist, an denen mehrere neuronale Netzwerke beteiligt sind. Veränderungen von Neuronen (Synapsen, Axone, Dendriten usw.) betreffen strategisch wichtige Regionen wie den Hippocampus und präfrontale Bereiche.

Ein erheblicher Anteil nicht dementer, kognitiv nicht beeinträchtigter älterer Probanden zeigt mindestens leichte bis mittelschwere und selten sogar schwere Alzheimer-bedingte Läsionen, die wahrscheinlich eine asymptomatische präklinische Alzheimer-Krankheit darstellen. Das Substrat der Widerstandfähigkeit (Resilienz) gegenüber kognitivem Verfall bei Vorhandensein zahlreicher Pathologien konnte mit dem Konzept „Gehirnreserve" besser verstanden werden, basierend auf Neuroplastizität, der Fähigkeit des Gehirns altersbedingte Veränderungen oder Pathologien zu bewältigen und ihnen entgegenzuwirken, indem es seine Struktur, Verbindungen und Funktionen über komplexe molekulare Wege und Mechanismen neu organisiert. Teil der Neuroplastizität ist die adulte Neurogenese in bestimmten Bereichen des Gehirns, insbesondere der für die Gedächtnisfunktion wichtigen Hippocampusformation, deren Rückgang auch bei „gesundem" Altern üblich ist.

Weitere Einblicke in die Mechanismen der Gehirnplastizität und der adulten Neurogenese als Grundlage für Prävention und mögliche Therapieoptionen zu gewinnen, ist eine große Herausforderung der modernen Neurowissenschaften.

Neuroneogenese und das Konzept der Neurotransmission

Das Phänomen der Neuroneogenese, also des Entstehens neuer Nervenzellen im erwachsenen Gehirn, spielt vermutlich eine wichtige Rolle bei der Entstehung von psychiatrischen Erkrankungen, bei denen degenerative Veränderungen, neuronale Entwicklungsstörungen bzw. Alterationen der neuronalen Plastizität als pathophysiologisch relevant angesehen werden. Insbesondere für Demenzerkrankungen, Suchterkrankungen, sowie schizophrene und affektive Psychosen könnte daher eine gestörte Neuroneogenese einen wesentlichen ätiopathogenetischen Faktor darstellen.

Neuronen und Astrozyten stammen von gemeinsamen neuralen Vorläufern ab (neuronale Stammzellen: NSC), die nacheinander Phasen der Expansion, Neurogenese und Astrogenese durchlaufen. Der Zeitpunkt des Wechsels von der neurogenen zur Astrozytendifferenzierung ist entscheidend für die Bestimmung der Neuronenzahlen.

Neuroprotektion ist der Versuch, Nervenzellen und Nervenfasern durch pharmakologisch oder molekularbiologische Methoden vor dem Absterben zu bewahren.

Als Beispiele:

Donepezil als ein starker, nicht kompetitiver und reversibler Hemmer der Acetylcholinesterase, bei der Alzheimer-Krankheit als Therapeutikum bekannt, hat eine neuroprotektive Wirkung.

Auch Melatonin fördert die Neurogenese und die Neuroprotektion durch die Blockierung der Aβ-Produktion, Aβ-Oligomerisierung und Aβ -Fibrillation,

Tau-Hyperphosphorylierung, synaptischer Dysfunktion, von oxidativem Stress und neuronalem Tod und mildert so die Alzheimer-Krankheits-Progression.

Oxytocin, das Relaxpeptid, wirkt dem Stress entgegen und scheint eine wichtige Rolle bei der Glukokortikoid-vermittelten Neurogenese zu spielen.

Die Therapiemaßnahmen in der Zukunft werden sich an Neurogenese und Neuroprotektion orientieren – hier am Beispiel der Major Depression:

Die Konzeptualisierungen der zugrunde liegenden Neurobiologie der Major Depression haben ihren Fokus von Störungen der Neurotransmission (Antidepressiva) auf Störungen der Neurogenese und Neuroprotektion verlagert.

Im adulten, ausdifferenzierten Gehirn werden ständig neue Neurone gebildet. Chronischer Stress mit überaktiver HPA-Achse führt in vielen Hirnregionen zum Umbau von Dendriten und synaptischen Verbindungen, darunter nicht nur im Hippocampus und dessen hippocampale Stammzellnische mit Neuroblasten, sondern auch in der Amygdala und im medialen präfrontalen und orbito-frontalen Kortex.

Hohe Konzentrationen an Cortisol hemmen die Neurogenese. Unter chronischem Stress mit überaktiver HPA-Achse und als Reaktion auf Cortisolspiegelanstieg unterliegt der Gyrus dentatus einer Verringerung seiner Zellzahl, wohingegen körperliche Aktivität und ein angereichertes Umfeld das Volumen des Gyrus dentatus und die Neuronenzahl erhöhen.

Es wurde gezeigt, dass die Neurogenese durch körperlichen, psychischen und sozialen Stress, Depressionen, oxidativen Stress (ROS-Belastung), eine Verringerung des neurotrophen Faktors aus dem Gehirn (BDNF) und durch Verkürzung der Telomere sowie einer hohen Konzentration an Cortisol gehemmt wird.

Der vom Gehirn abgeleitete neurotrophe Faktor (BDNF) scheint eine wichtige Rolle in der Neurogenese-Hypothese der Depression zu spielen. BDNF hat auch entzundungshemmende und antioxidative Wirkungen.

Melatonin beeinflusst die Neurogenese, indem es die circadiane Störung, die Aβ-Bildung sowie die Tau-Hyperphosphorylierung abschwächt.

Ebenso belegen Studien, dass die Neurogenese durch körperlichen und sozialen Stress, Depressionen und einer Behandlung mit Antidepressiva gehemmt wird.

Mögliche Wirkmechanismen, die Depressionen mit einer Funktionsstörung in der Neurogenese in Verbindung bringen, sind psychischer Stress, Glukose- und Insulinregulation, oxidativer Stress, eine Verringerung des neurotrophen Faktors aus dem Gehirn und eine Verkürzung der Telomere.

Patienten mit Depressionen zeigen eine vorzeitige Verkürzung der Telomere, wahrscheinlich aufgrund von Entzündungsprozessen.

SPIEGELNEURONE

Spiegelneurone fungieren als somatisches Resonanzsystem im Gehirn.

Spiegelneurone wurden bereits 1992 durch DI PELLEGRINO et al. nachgewiesen.

Eines der aufregendsten Ereignisse in den Neurowissenschaften der letzten Jahre war die Entdeckung eines Mechanismus, der Handlungswahrnehmung und Handlungsausführung vereint

1996 untersuchten GIACOMO RIZZOLATTI und Kollegen, wie es das Gehirn schafft, Handlungsplanung durchzuführen sowie diese Handlungen zielgerichtet zu lenken. In einem ihrer Experimente hatten die Forscher einen Makaken-Affen als Probanden. Es wurden Elektroden an den inferioren präfrontalen Schläfenlappen (linkshemisphärischen Areal F5) des Affen befestigt. Dadurch konnten sie die neuronale Steuerung seiner Hände untersuchen, z.B. wenn sich der Makake Futter mit den Händen holte. Es handelt sich beim Areal F5 um eine Hirnregion, in der Handlungen geplant und angestoßen werden. Die Forscher untersuchten bestimmte Neuronen im Cortex cerebri genauer. Das Ergebnis war unerwartet und der „Spiegel"-Mechanismus war entdeckt: Motorische Nervenzellen waren aktiv sowohl bei der eigenen Handlungsausführung, als auch wenn der Affe lediglich andere beim Handeln beobachtete. Diese Entdeckung tauften die Wissenschaftler „Spiegelneurone".

Drei Jahre nach der Entdeckung der Spiegelneuronen bei den Makaken wurde durch WILLIAM HUTCHISON (University of Toronto) erstmals ein Spiegelneuron beim Menschen im anterioren cingulärem Cortex (ACC) nachgewiesen.

Trotz aller Schwierigkeiten Spiegelneurone auf direktem Weg nachzuweisen, zeigen Experimente eine Tendenz dahin, dass diese in unterschiedlichen Arealen des Gehirns existieren (Primärer motorischer Cortex, Broca-Areal, unterer Scheitellappen, vorderer singulärer Cortex, oberer Schläfenlappen, vordere Insel).

Die Handlungsneurone, die sich in den Arealen Brodmann A44 und A45 befinden, sind dafür zuständig, bestimmte Handlungsabläufe zu speichern. Diese Handlungsneuronen sind mit den danebenliegenden Bewegungsneuronen des motorischen Cortex vernetzt, welche die Muskeln in Bewegung setzen. Eine Handlung wird somit von einer bestimmten Region vorbereitet und in einer anderen Region wird die Ausführung gesteuert. Nicht jede Aktivität der Handlungsneurone zieht zwingend die Aktivität der Bewegungsneuronen nach sich. Wichtig ist hier noch einmal zu betonen, dass Handlungsneuronen Nachbarzellen von den Neuronen sind, welche für die Muskelbewegung verantwortlich sind, ein Verhalten, das von neuronalen Kreisläufen mit Interozeption herrühren könnte.

Nachgewiesen wurde, dass die planende Neuronengruppe als erste feuert (Sitz im prämotorischen Cortex) und erst danach die bewegungssteuernden motorischen Neurone.

Dieser Aufbau des Gehirns ermöglicht dem Menschen das Planen von Handlungen, ohne diese sofort ausführen zu müssen, oder das Wahrnehmen von Handlungen, ohne sie selbst auszuführen. So führen auch wahrgenommene Handlungen, die nicht selbst ausgeführt wurden, bei handlungsplanenden Neuronen trotzdem eine Reaktion aus. Aus diesen Gründen kamen Forscher zu der Annahme, dass Spiegelneurone eine innere Simulation der wahrgenommenen Handlung darstellen können.

Dadurch, dass immer mehr Spiegelneurone in unterschiedlichsten Arealen gefunden wurden, kam es 2002 zur Erklärung, dass beim Menschen ein Spiegelneuronensystem (SNS) vorliegt. Dieses SNS brachte man zum einen mit Imitation, zum andern auch mit der Wiedererkennung von Handlungen (action recognition) in Verbindung.

Die gegenwertig vorherrschende Theorie spricht somit von einem SNS, welches Projektionsfasern besitzt und darüber anatomisch und funktionell verbunden ist.

EMPATHIE UND FEINFÜHLIGKEIT

Empathie ist die Fähigkeit, Gefühle anderer zu verstehen und zu teilen, indem man sich vorstellt, an ihrer Stelle zu sein.

Ob Trauer, Freude oder Schmerz: Sich in die Gefühle anderer Menschen hineinzuversetzen und entsprechend zu reagieren, ist ein wichtiger Baustein unseres sozialen Miteinanders. Das zeigt sich vor allem dann, wenn diese Fähigkeit zur Empathie eingeschränkt ist, beispielsweise bei Menschen mit Autismus. Umgekehrt gibt es auch Menschen, die besonders sensibel auf die Emotionen anderer reagieren. Die Forschung zeigte beispielsweise, dass die überwiegende Mehrzahl der Hochbegabten nicht nur auf geistiger Ebene „hoch ansprechbar", sondern auch auf emotionaler und sensorischer Ebene hoch empfindsam sind. Hochsensible Personen reagieren nicht nur psychologisch anders auf ihre Umwelt, sondern können aufgrund ihrer veränderten Hirnfunktionen ihre Umgebung tatsächlich intensiver wahrnehmen und emotionaler darauf reagieren. Ihre Hirnregionen zeigen größere Aktivität in jenen Bereichen, die für Aufmerksamkeit und Verarbeitung von Sinneseindrücken verantwortlich sind.

In der „Geschichte der Gefühle" des 20. Jahrhunderts ist die Empathie eine erst in jüngerer Zeit „neu erfundene" Emotion. UTE FREVERT (deutsche Historikerin), die das Forschungsgebiet der Emotionsgeschichte gegründet hat, spricht von «lost and found emotions».

So scheint es im Gehirn bezogen auf das empathische Vermögen verschiedene Ebenen zu geben, die dazu beitragen, dass zwischenmenschliches Miteinander funktioniert. Eine Ebene stellt vermutlich jene der Spiegelneurone dar, welche als eine Art Fundament betrachtet werden können, da diese eine innere Simulation der wahrgenommenen Handlung darstellen.

Von Economo-Neurone (Spiegelneurone) sind im anterioren cingulären Cortex (ACC) und in der frontalen Insel (FI) für Empathie zuständig. Von Economo-Neurone (Spiegelneurone) sind dünn und länglich, mit nur einem Dendriten an jedem Ende. Die Zellen sind viermal größer als die meisten anderen Gehirnzellen und sind nach einem in Wien ansässigen Neuroanatomen, Constantin von Economo, benannt, der die Neuronen im menschlichen Gehirn bereits 1926 genau beschrieben hat.

Spiegelneurone sollten die Basis für die „Theory of Mind (ToM)", Nachahmung und Mitgefühl - also die Empathie als solche, sein. Als Theory of Mind bezeichnet man das instinktive Wissen, dass andere Menschen andere Vorstellungen haben als man selbst. Der Frontalcortex wird als jenes Zentrum gesehen, in welcher sich Prozesse in Zusammenhang mit der Theory of Mind und der Kontrolle kognitiver Fähigkeiten abspielen. Der Frontalcortex, wie auch der Parietalcortex (Aufmerksamkeitsprozesse) verändert sich am stärksten in den Entwicklungsphasen eines Kindes. Die Grundform, Gedanken eines anderen zu erfassen, entsteht durch eine gemeinsame Aufmerksamkeit („joint attention"). Diese ist laut dem US-amerikanischen Philosophen Alvin Goldman die Grundlage für Empathie.

Sogar gegenüber unbelebten Objekten kann Empathie erzeugt werden. Möglicherweise erklärt dies auch, warum man Eigentum oft auf emotionale Weise schützen möchte.

Lange Zeit ging man davon aus, dass der Grad des Mitgefühls eher unflexibel ist, was jedoch widerlegt werden kann:

Empathieschalter – wir lernen Emotionen an- und auszuschalten

Psychopathen zeigen gegenüber ihren Opfern beträchtliche Gewissenlosigkeit, fehlendes Schuldgefühl und keinerlei Mitgefühl. Gleichzeitig können sich Psychopathen in andere Menschen einfühlen, für ihre Zwecke einspannen und manipulieren, denn Psychopathen können ihre Empathie ein- und ausschalten.

Dementsprechend muss die Psychopathie, fast schon als eine Art „besondere Fähigkeit" gesehen werden, da durch sie das Mitgefühl mit dem Betroffenen „gezielt" abgerufen werden kann. Zuvor ging man jedoch von einer Funktionsstörung aus.

Im Grundzustand ist der Empathieschalter bei Psychopathen ausgeschaltet. Unterschiedlichste Berufe (Chirurgen, Rechtsmediziner, Soldaten, Kriegsberichterstatter etc.) müssen beim Zufügen von realen Schmerzen oder bei aspektivem Schrecken und Ekel lernen die eigene Empathie an- und auszuschalten.

PSYCHOEPIGENETIK DES SOZIALVERHALTENS

> *„Ignoranten und Ichlinge bestimmen unseren Alltag, das Klima wird rauer. Sozialforscher sehen den Kitt der Gemeinschaft bröckeln. Was ist los mit uns? Die Stiftung für Zukunftsfragen spricht von einer hilflosen Gesellschaft, in der die Menschen immer häufiger neben, statt miteinander lebten.*
> *Wie schön, dass es wenigstens eine Arznei gegen Asozialität gibt. Der Botenstoff Oxytocin nämlich baut Stress in unserem Hirn ab und fördert prosoziales Verhalten. Eine Firma in Florida füllte das Mittel vor einigen Jahren in Flaschen und verkauft es seither als „Liquid Trust“: ein Spray, das Menschen wieder menschlicher machen soll.“*
>
> (Florian Schindler, Der Spiegel, 2012)

Gene werden eingeschaltet, welche Neuropeptide wie Vasopressin oder Oxytocin produzieren. Ebenso werden Neurotransmitter wie Phenylethylamin, Dopamin oder Serotonin bei sozialem Verhalten epigenetisch reguliert.

Vieles an unseren Emotionen ist gar nicht so universal, sondern von Moral und Sozialisierung bestimmt.

OXYTOCIN BERUHIGT UND MACHT SOZIAL KOMPETENTER

Das Oxytocin-System ist das wahrscheinlichste biologische Substrat, das der stresspuffernden Wirkung sozialer Unterstützung zugrunde liegt und hat ein außergewöhnlich vielfältiges Aufgabenspektrum in unserem Körper, vom Regulator des Geburtsvorgangs hin zum Regulator der Gesellschaft. Es stellt die neurohormonelle Basis der individuellen Soziabilität dar, der Fähigkeit, sich in eine Gemeinschaft einzufügen und wirkungsvoll mit anderen zusammenzuarbeiten.

Oxytocin stammt aus dem Griechischen und bedeutet „schnelle Geburt". Es ist ein zyklisches Neuropeptid mit neun Aminosäuren, das im Gehirn hergestellt wird und gut charakterisierte Funktionen sowohl im peripheren Fortpflanzungsgewebe als auch im Zentralnervensystem aufweist. Dieses Molekül hat eine beeindruckende Geschichte in den Biowissenschaften. Im Jahr 1906 stellte Sir Henry Dale fest, dass Extrakte des hinteren Hypophysenlappens Substanzen enthalten, welche die kontraktile Aktivität der Gebärmutter fördern. Oxytocin war das erste Peptid, dessen Struktur im Labor chemisch identifiziert und synthetisiert wurde. Dies führte 1955 zu einem Nobelpreis für Vincent du Vigneaud.

Im Gegensatz zu klassischen Neurotransmittern, die hauptsächlich in die Synapsenspalte freigesetzt werden, wird das Neuropeptidneuron Oxytocin mit seiner gesamten Oberfläche freigesetzt, weshalb das Hormon aufgrund seiner langen Halbwertszeit durch den extrazellulären Raum diffundieren kann. Die Peptidspezifität wird durch eine hohe Bindungsaffinität für die Rezeptoren erreicht, die etwa 1000x höher ist als bei klassischen Neurotransmittern.

Oxytocin ist ein evolutionär hoch konserviertes Neuropeptid, das an sozialen und reproduktiven Prozessen über verschiedene Arten hinweg beteiligt ist. Soziale Interaktionen können die Freisetzung von Oxytocin aus dem paraventrikulären Kern des Hypothalamus auslösen.

Tatsächlich scheinen Oxytocin und Vasopressin, zwei oft mit sozialem Verhalten in Verbindung gebrachte Hypothalamus-Hormone, eine wichtige Rolle bei der Empathie zu spielen, also der Fähigkeit, Gefühle anderer nicht nur nachzuvollziehen, sondern diese auch mitzufühlen.

So ist bekannt, dass die Oxytocin-Ausschüttung im Gehirn etwa beim Sex als Treuehormon wirkt oder auch bei Eltern nach der Entbindung ihres Kindes besonders groß ist. Das Hormon steigert zudem die Großzügigkeit und das Vertrauen zu den Mitmenschen.

Oxytocin als Treuehormon wirft die interessante Frage auf, ob Oxytocin eine Rolle bei der Bindung menschlicher Paare spielt. Es konnte gezeigt werden, dass Oxytocin im Plasma während der sexuellen Erregung und Ejakulation, wie auch während des Orgasmus beim Menschen erhöht ist. Die menschliche Sexualität hat sich möglicherweise dahingehend entwickelt, dass sie die Paarbindung dadurch fördert, dass Verhaltensweisen berücksichtigt werden, welche die Häufigkeit und das Ausmaß der Oxytocin-Freisetzung während der Intimität maximieren. Beispielsweise ist die sexuelle Empfänglichkeit von Frauen eng mit dem Fortpflanzungszyklus verbunden. Bei Frauen ist das sexuelle Verlangen jedoch von der Fruchtbarkeit abgekoppelt, was zu häufigeren Kopulationen führt. Der Mensch kopuliert von Angesicht zu Angesicht und maximiert die Exposition gegenüber visuellen Reizen des Partnergesichtes. Darüber hinaus sind Menschen die einzige Säugetierart, bei denen die weibliche Brust zu einem sekundären, sexuellen Merkmal geworden ist. In der Tat kann die Stimulation der Brustwarzen sowohl Männer als auch Frauen sexuell erregen, denn sowohl die vaginozervikale Stimulation als auch die Stimulation der Brustwarzen erhöht die Oxytocin-Freisetzung im Plasma. So rekapituliert die sexuelle Intimität beim Menschen die physiologischen Stimuli der Entbindung und des Stillens und maximiert die Freisetzung von Oxytocin, was dazu dienen kann, die Bindung zwischen der Frau und dem Mann zu stärken. Wenn diese Spekulation richtig ist, würde es der Hypothese entsprechen, dass die Mechanismen, die der Paarbindung zugrunde liegen, durch Änderungen der Mechanismen entstanden sind, die der Mutter-Kind-Bindung zugrunde liegen.

NEUROTRANSMITTER BEI SOZIALEM VERHALTEN

- Phenylethylamin ist ein natürliches Monoaminalkaloid und wirkt beim Menschen als Stimulans zum Entstehen von Lust- und Glücksempfindungen, wahrnehmbar als Kribbeln im Bauch, Schwebegefühl und rauschartiger Sorglosigkeit.
- Dopamin ist ebenfalls ein Hedonikum, das für Denken, Entscheiden und Handeln mit den Regelbereichen Antrieb, Motivation (Belohnungsverhalten), Aufmerksamkeit, Aktivität, Feinmotorik, Verhaltenssteuerung und Affektkontrolle zuständig ist.
- Serotonin: Die soziale Erkennung wird durch ein Netzwerk von Oxytocin-sensitiven Neuronen im Hippocampus reguliert. Ausreichend Serotonin im Gehirn führt zu einem Oxytocin - Anstieg.

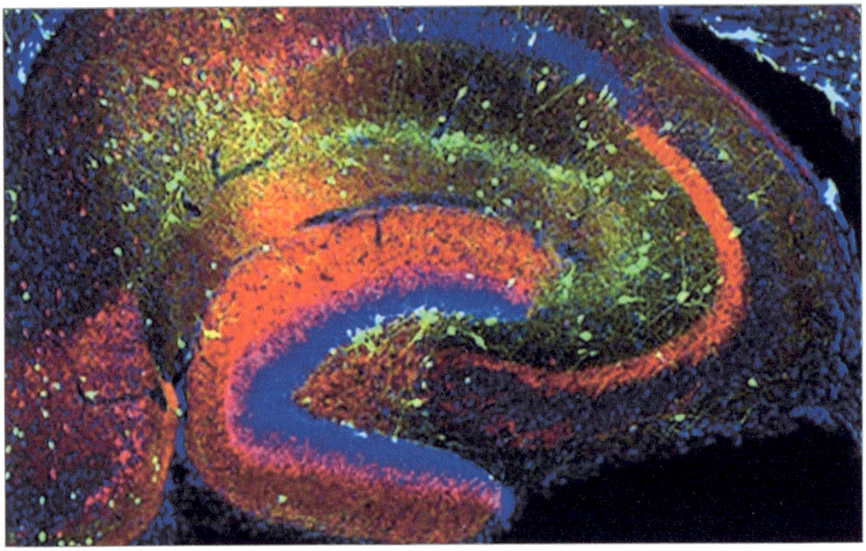

ABB. 47:
OXYTOCIN-SENSITIVE NEURONE DES HIPPOCAMPUS ERMÖGLICHEN SOZIALE ANERKENNUNG Quelle: epigenetik.at

Ein „normaler“ Serotoninspiegel im Hippocampus ist notwendig, um die Oxytocin-sensitiven Neuronen im Hippocampus zu stimulieren und so ein soziales Verhalten zu ermöglichen und den Oxytocin-Anstieg fördern.

Die Berechnung der sozialen Reize erfolgt im Gyrus-CA3-Schaltkreis einer Untereinheit des hinteren Hippocampus. DG-CA3 ist ein Netzwerk von Oxytocin-sensitiven Neuronen.

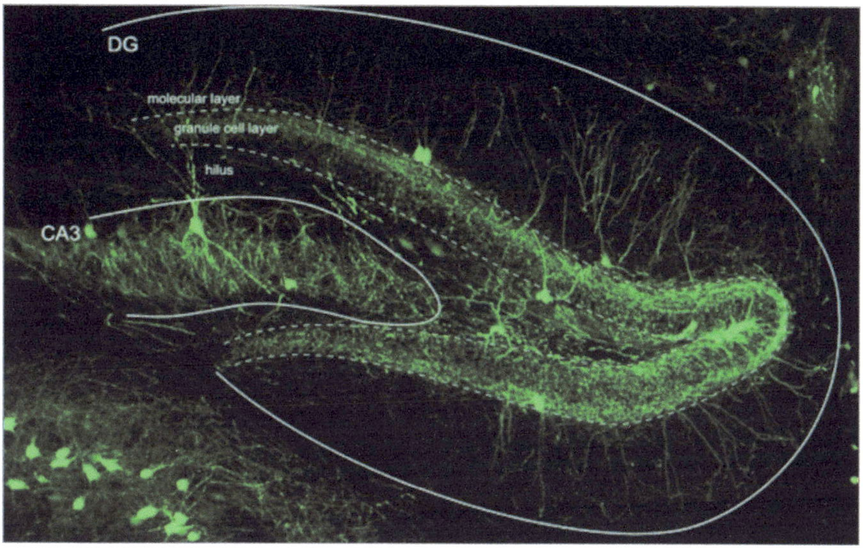

ABB. 48:
DER HIPPOCAMPUS IST FÜR GEDÄCHTNIS UND LERNEN MASSGEBLICH. DAS BILD ZEIGT SEINE CHARAKTERISTISCHE FORM. HERVORGEHOBEN SIND DIE INTERNEURONEN IN GRÜN, DURCH WEISSE LINIEN MARKIERT SIND DAS „AMMONSHORN" (CA3) SOWIE DER GYRUS DENTATUS (DG). Quelle: Bild: M. Bartos

Von dort werden die sozialen Signale außerhalb des Hippocampus an einen Bereich im Vorderhirn weitergeleitet, der als Nucleus accumbens bezeichnet wird und bekanntermaßen eine Reihe sozialer Verhaltensweisen steuert und eine Rolle in der Belohnungssuche, Abneigung, Sucht und Vergnügen spielt.

FASZINIERENDE EINBLICKE: WIE MOLEKULARE VERÄNDERUNGEN IM GEHIRN DAS VERHALTEN STEUERN KÖNNEN:

• Zur Ausreifung der Regulationssysteme des Gehirns

Dysregulationen wirken bereits im Uterus auf die Entwicklung der Stressbewältigungssysteme des Fötus ein. So regulieren mütterliche Hormone die Genexpression im fetalen Gehirn. Störungen bei dieser Regulation sind bis ins Erwachsenenalter nachweisbar.

• Eine Vielfalt an „Systemen" ist daran beteiligt:

HPA-Stress-Achse, Sympathikus-Aktivität und Vagotonus, Enkephaline, bindungsstiftendes Oxytocin, Glutamat, orbito-frontales System als Konvergenzzone und Furchtsystem, Disstress bei Vokalisation (Trennungsangst), aber auch Bindungserfahrungen.

Neben einer Adrenalin- und Cortisol-Erhöhung spielt ein erhöhter Oxytocin-Spiegel geschlechterspezifisch eine wichtige Rolle und unterstützt Frauen bei der Stressbewältigung. Während Männer unter Stress aggressiv gegen den Stressor ankämpfen oder sich in aussichtsloser Situation durch Flucht aus der unangenehmen Lage befreien, reagieren Frauen unter Oxytocin-Einfluss deutlich anders, indem sie auf Gespräche und gegenseitige Hilfe setzen.

• Stresshormone passieren die Plazenta

Hohe Spiegel von mütterlichem CRF (Corticotropin Releasingfactor) während der Schwangerschaft beeinflussen die fetale Gehirnentwicklung negativ und reduzieren die postnatale Fähigkeit, auf Stressanforderungen angemessen zu reagieren. Eine in der Schwangerschaft übermäßig gestresste Mutter wird also wahrscheinlich ein Kind zur Welt bringen, welches in der Säuglingszeit auch besonders viel Stress macht.

Bestimmte Noxen beeinflussen die Entwicklung des Stresssystems beim Säugling negativ. So beeinflussen Alkohol, Tabak/Nikotin und Drogen die fötale HPA-Stress-Achse negativ, was eine bleibende neurophysiologische Vulnerabilität hinterlassen kann. Außerdem kommt es durch diese Noxen zu einer verzögerten postnatalen Gehirnentwicklung. Bei der Geburt kann häufig ein niedrigeres Geburtsgewicht vorliegen sowie zu einer geringer ausgeprägten Fähigkeit des Kindes, interaktiv auf die Umwelt Einfluss zu nehmen.

• Das „Ausjäten“ der Synapsen

Die postnatale Organisation des Gehirns und die postnatale Konsolidierung von Schleifen, „circuits“ zwischen autonomem Nervensystem, limbischem System und Kortex, folgen einem sehr spezifischen Muster.

Während einer kritischen Periode des regionalen Gehirnwachstums kommen über Genexpression genetisch angelegte Programme zur Wirkung, die zu einer Überproduktion von Synapsen in den zur Reifung anstehenden Hirnarealen führen. Darauf folgt ein Prozess der umweltabhängig ist. Durch die Umwelterfahrungen werden jene synaptischen Verbindungen erhalten und gefestigt, die für diese Umwelt funktional sind.

Es folgt die Organisation und Verfestigung von Funktionskreisläufen und -schleifen. Dieser Vorgang ist sehr energie-abhängig. Wir produzieren genetisch bedingt also zunächst zu viele Synapsen, die „ausgejätet/getrimmt“ werden müssen. Was erhalten bleibt, wird von der Erfahrung des Säuglings mit seiner konkreten Umwelt bestimmt. Damit ist der Mensch an jede Umgebung relativ gut adaptierbar.

MRT- SCAN EINER FRAU MIT IHREM BABY

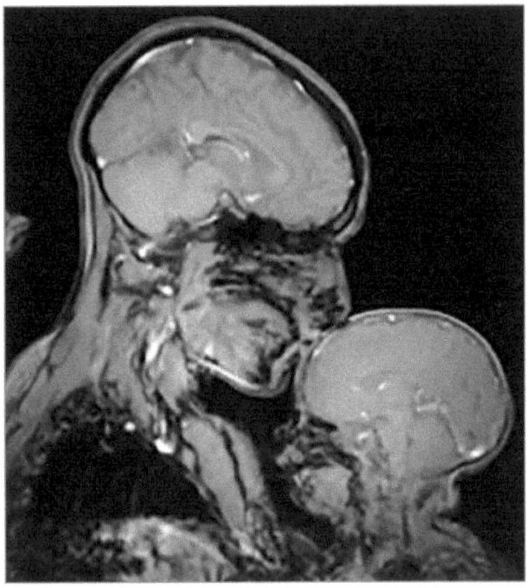

ABB. 49:
MRT- SCAN EINER FRAU MIT IHREM BABY

Quelle: REBECCA SAXE - Brain and Cognitive Sciences – MIT (Massachusetts Institute of Technology)

„Durch ein körniges Spektrum von Schwarz und Grau wird das anscheinend exponierte und verletzliche Gehirn des Säuglings von einem größeren und robusteren Erwachsenengehirn gehalten".

KUSCHELN MIT BABY: LIEBE VERÄNDERT DIE DNA DES SÄUGLINGS

Oxytocin wird als „Bindungshormon", auch als "Kuschelhormon", bezeichnet.

Man weiß, dass bei Säuglingen, die wenig Kontakt mit Bezugspersonen hatten, eine größere kindliche Belastung mit einem jüngeren epigenetischen Alter verbunden ist.

Der Körper-zu-Körper-Kontakt und der Kuss eines liebevollen Elternteils lösen sofort Neuroplastizität und Entwicklung des Gehirns des Babys aus. Liebevolle Zuneigung verändert sogar die DNA des Säuglings.

Im Rahmen einer Studie der University of British Columbia und dem BC Children's Hospital Research Institute wurde festgestellt, dass die körperliche Nähe zwischen Mutter und Säugling die DNA beeinflussen kann.

Für diese Studie wurden insgesamt 94 Kinder untersucht. Als die Säuglinge fünf Wochen alt waren, wurde den Eltern aufgetragen, täglich Tagebuch über das Verhalten der Babys zu führen. Sie dokumentierten wie viel und lange das Baby schlief, schrie und gefüttert wurde. Zusätzlich wurden sie angehalten zu notieren, wie lange sie mit ihrem Baby täglich kuschelten. Als die Kinder viereinhalb Jahre alt waren, untersuchten die Forscher anschließend ihre DNA – und kamen zu erstaunlichen Ergebnissen.

MOORE und ihre MitarbeiterInnen untersuchten zunächst methylierte DNA an Kandidatengenen: dem Glukokortikoid-Rezeptorgen (NR3C1), μ-Opioid-Rezeptor M1 (OPRM1), Oxytocin-Rezeptor (OXTR, für die Neurobiologie sozialer Bindungen) und den neurotrophen Faktor (BDNF, beteiligt an der postnatalen Plastizität).

Dokumentiert wurden der Zusammenhang zwischen dem Kontakt der Mütter mit Säuglingen und die epigenetischen Signaturen bei Kindern mit 4–5 Jahren: Beim frühen postnatalen Kontakt zeigte sich keine Änderungen im Methylierungsmuster, aber bei den 4 – 5 Jahre alten Kindern wurden bei der Untersuchung von methylierter DNA im gesamten Genom, unterschiedlich methylierte Regionen zwischen der hohen und niedrigen Kontaktgruppe identifiziert.

Quelle: SARAH R. MOORE Epigenetic correlates of neonatal contact in humans. Biological and Behavioral Effects of Early Adversity on Multiple Levels of Development. Volume 29 - Special Issue 5 - December 2017

Brain-Scanning-Studien haben ergeben, dass der anteriore cinguläre Cortex (ACC) und der frontoinsulare (FI) Cortex besonders aktiv sind, wenn Menschen Emotionen erleben, beispielsweise wenn eine Mutter ein schreiendes Baby hört.

Beide Bereiche scheinen auch für die „Selbstkontrolle" wichtig zu sein, etwa um körperliche Schmerz- und Hungerempfindungen wahrzunehmen oder zu erkennen, dass man einen Fehler gemacht hat.

Der anteriore cinguläre Cortex scheint im Großen und Ganzen an fast jeder geistigen oder körperlichen Anstrengung beteiligt zu sein.

UREMOTIONEN - KOMFORTZONEN UND UNBEHAGENSZONEN

Die Emotionen, schlug STEPHEN PORGES in seiner Polyvagal-Theorie vor, könnten als „evolutionäres Nebenprodukt" eines Prozesses angesehen werden, durch den das vegetative Nervensystem reguliert wird, bei dem der Vagusnerv eine zentrale Rolle spielt. Während sich das sympathische Nervensystem mit der Mobilisierung des Organismus zum Handeln befasst, beschäftigt sich der Parasympathikus mit sozialer Kommunikation, Selbstberuhigung und körperlicher Beruhigung und hemmt die „Kampf-oder-Flucht"-Reaktion in Situationen, in denen diese unangemessen ist.

Der herausragende Neurowissenschaftler ERIC KANDEL, seit 1974 Professor an der Columbia University in New York, und im Jahr 2000 mit dem Nobelpreis für Medizin ausgezeichnet, weist darauf hin, dass die Verbindung zwischen „mind" (Geist) und „brain" ein Umdenken in der Medizin erfordert. Denn eine Medizin für einen „Körper ohne Seele" macht ebenso wenig Sinn wie eine Psychologie für eine „Seele ohne Körper" (KARL KUNO THURE VON UEXKÜLL). Der kognitiven oder bewussten Erfahrung eines Gefühls geht eine physiologische Reaktion des Körpers voran.

Forscher haben sich seit den Anfängen der psychologischen Wissenschaft gefragt, wie das Gehirn Emotionen erzeugt. Zwei Ansätze stehen zur Verfügung: Einerseits könnte eine spezifische Gehirnregion Ort einer Emotion sein, andererseits könnte diese einem Gehirnnetzwerk, sozusagen als neuronaler Referenzraum, entsprechen.

EMOTIONALE GRUNDSYSTEME (GRUNDLEGENDE EMOTIONEN)

QUARTETTTHEORIE MENSCHLICHER EMOTIONEN

Die Quartetttheorie menschlicher Emotionen ist ein integratives und neurofunktionelles Modell. Speziesübergreifende affektive neurowissenschaftliche Studien bestätigen, dass emotionale Gefühle als Primärprozesse in subkortikalen Regionen des Gehirns organisiert sind, die anatomisch, neurochemisch und funktionell bei allen untersuchten Säugetieren homolog sind.

Emotionale Kernsysteme bilden ein Quartett von Affektsystemen: die Hirnstamm-, Zwischenhirn-, Hippocampus- und orbitofrontal-zentrierten Affektsysteme. Die Affektsysteme wurden im Laufe der Evolution immer differenzierter, und jedes dieser Systeme erzeugt eine bestimmte Klasse von Affekten (z. B. aufsteigende Aktivierung, Schmerz/Lust, bindungsbezogene Affekte, moralische Affekte). Die Affektsysteme interagieren miteinander, und die Aktivität der Affektsysteme hat Auswirkungen auf – und interagiert mit – biologischen Systemen, die als emotionale Effektorsysteme bezeichnet werden. Zu diesen Effektorsystemen gehören motorische Systeme (die Aktionen, Aktionstendenzen und motorischen Ausdruck von Emotionen hervorrufen), periphere physiologische Erregung sowie Aufmerksamkeits- und Gedächtnissysteme. Die Aktivität von Affektsystemen und Effektorsystemen wird zu einer Emotionswahrnehmung (präverbales subjektives Gefühl) synthetisiert, die in einen symbolischen Code wie Sprache transformiert werden kann. Darüber hinaus kann eine bewusste kognitive Bewertung die Aktivität von Affektsystemen und Effektorsystemen regulieren, modulieren und teilweise initiieren.

EMOTIONALE GEFÜHLE (AFFEKTE)

Jene sogenannten Affekte sind intrinsische Werte, die Tiere und den Menschen darüber informieren, wie es ihnen im Streben nach Überleben geht. Die positiven Affekte weisen darauf hin, dass Tiere und Menschen sich in „Komfortzonen“ befinden, die das Überleben unterstützen. Negative Affekte spiegeln „Unbehagenszonen“ wider, die darauf hinweisen, dass sich Tiere und Menschen in Situationen befinden, die das Überleben beeinträchtigen können.

Emotionen waren Lebenswerkzeuge der Vorfahren, evolutionäre Erinnerungen von solcher Bedeutung, dass sie in grober Form (als primäre Gehirnprozesse) in das Genom kodiert wurden, die sowohl durch grundlegende Lernmechanismen (Sekundärprozesse) als auch durch Kognitionen und Gedanken höherer Ordnung (Tertiärprozesse) verfeinert wurden.

Mutter Natur spricht zu allen Säugetieren und Menschen in der ältesten Sprache, der Sprache der emotionalen Affekte. Diese evolutionär- genetisch ausgestatteten, emotionalen Gehirnsysteme mit primären Prozessen sind jedoch keine festen Funktionen. Stattdessen sind sie in der Lage, während des gesamten Lebens eines Individuums zu lernen und sich an neue Umwelterfahrungen anzupassen, denn der Neokortex wird durch Erfahrung „programmiert“, wobei er von den subkortikalen Funktionen des Gehirns organisiert wird.

Mit dem fortwährenden, geführten Erwerb von Erfahrungen bietet der Neocortex sicherlich viele Verfeinerungen und Erweiterungen unserer grundlegenden subkortikalen emotionalen Fähigkeiten, mit der Einschränkung, dass ein immer wachsames subkortikales Gehirn seine Vorherrschaft als Reaktion auf genetisch erworbene Weisheit gegenüber dem Neocortex behaupten kann.

Das Ross gibt die Richtung an

Am 24. April 1923 erschien Sigmund Freuds Schrift über ›Das Ich und das Es‹. Drei Jahrzehnte lang hatte er an seiner Systematik der menschlichen Seele gearbeitet.

Dieses „Unbewusste“ oder „Es“ fasste SIGMUND FREUD in ein Bild: Er verglich das Es mit einem Pferd und das Bewusstsein (Ich) mit dessen Reiter, der die Kraft des Pferdes zügelt. Anders ausgedrückt: Das Es liefert unbewusste Motivationen, die das Ich kanalisiert.

Diese Vorstellung ist heute etwas anders. Hirnforscher nehmen an, dass der Reiter sich lediglich die Intention des Tieres zu eigen macht. Der Reiter glaubt, dass er bestimmt, wohin das Pferd läuft. In Wirklichkeit gibt jedoch das Tier die Richtung vor. Dem Unbewussten wird somit im heutigen Verständnis eine größere Rolle zugesprochen als bei Sigmund Freud.

POSITIVE AFFEKTE IM NISCHENDASEIN DER „KOMFORTZONE“

WARUM LIEBT DAS GEHIRN ÜBERRASCHUNGEN?

Es handelt sich um eine grundlegende Emotion, die durch einen unvorhergesehenen Reiz ausgelöst wird. Wenn eine Überraschung nicht angenehm ist, entsteht daraus eine negative Emotion wie Angst, Wut oder Traurigkeit.

Aber wenn die Überraschung positiv ist, dann ist auch die Reaktion und das Resultat positiv. Dadurch aktivieren sich bestimmte Bereiche im Gehirn sehr stark. Diese Bereiche sind für andere Emotionen wie beispielsweise Zufriedenheit verantwortlich.

Der Nucleus accumbens wird aktiviert, wenn sich ein unerwarteter Reiz manifestiert.

Interessanterweise ist der Nucleus accumbens auch ein äußerst wichtiger Bereich im Gehirn in Bezug auf das Vergnügen. Das ist möglicherweise auch der Grund dafür, dass das Gehirn Überraschungen liebt.

Wie erwähnt entstehen negative Emotionen, wenn die Überraschung nicht angenehm ist. Andererseits können Überraschungen, die nicht schmerzvoll oder unangenehm sind, zu mitunter langanhaltenden positiven Emotionen führen.

Darüber hinaus erfordern negative Überraschungen normalerweise eine schnelle Reaktion, positive hingegen verursachen Ruhe und Glücksgefühle.

LUST / WUNSCH: DIE NEURONALEN SYSTEME DER BELOHNUNGSSUCHE

Eines der wichtigsten affektiven neuronalen Systeme bezieht sich auf Gefühle des Verlangens oder den Appetit auf Belohnungen. Forscher bezeichnen diese appetitlichen Prozesse mit Begriffen, wie „Wollen", „Suchen" – Seeking- System, Desire, Euphoria oder „Verhaltensaktivierungsempfindlichkeit".

Wenn der Appetit auf Belohnung geweckt wird, zeigt der Organismus Begeisterung, Interesse und Neugier.

Zu den Regionen im Lustsystem gehören der laterale Hypothalamus, die Amygdala, der Nucleus accumbens und der frontale Kortex. Der Neurotransmitter Dopamin, der im mesolimbischen und mesokortikalen Dopamin-Kreislauf gebildet wird, aktiviert diese Regionen und schafft ein Gefühl der Aufregung, Sinnhaftigkeit und Vorfreude.

„LIKING": DIE NEURONALEN SCHALTKREISE VON VERGNÜGEN UND GENUSS

Die Erfahrung für angenehme Belohnungen enthält tatsächlich unterschiedliche psychologische Prozesse des „Mögens" (hedonische Wirkung) und des „Wollens" (Auffälligkeit des Anreizes).

Überraschenderweise muss das Ausmaß des Verlangens, das ein Individuum nach einer Belohnung empfindet, nicht dem entsprechen, wie sehr er oder sie diese Belohnung mag. Dies liegt daran, dass die neuronalen Strukturen, die mit dem Genuss von Belohnungen verbunden sind, sich von jenen Strukturen unterscheiden, die mit dem Wunsch nach Belohnung verbunden sind. Zum Beispiel wünschen Drogenabhängige oft Drogen, auch wenn sie wissen, dass die verfügbaren Drogen keine Freude bereiten. „Liken" bezieht sich speziell auf die positive hedonische Wirkung einer Belohnung auch ohne bewusste Wahrnehmung.

Liking-Schaltkreise (mesolimbisches System, „Belohnungssystem") konzentrieren sich auf einen kleinen Bereich innerhalb des Nucleus accumbens und auf die hintere Hälfte des ventralen Pallidums. Diese Hirnregionen reagieren auch empfindlich auf Opioide und Endocannabinoide.

Die Erfahrung des Vergnügens bezieht auch den orbitofrontalen Kortex mit ein. Beim Menschen wird diese Region durch angenehme Reize wie Geld, positiv konnotierte Gerüche und attraktive Gesichter aktiviert.

LIEBE: DIE NEURONALEN SYSTEME DER PFLEGE UND BINDUNG

„Lieben ist eine Kunst, die gelernt sein will“.

Liebe ist lernbar. ERICH FROMM sah in der Kunst des Liebens die große Aufgabe des Menschseins.

Die Nächstenliebe liegt Fromm zufolge allen anderen Formen der Liebe zugrunde. Sie basiert auf der Erfahrung, dass wir alle eins sind: Sie ist Liebe zwischen Gleichen, die aus der gegenseitigen Hilfe resultiert. Liebe zum Nächsten entwickelt sich aus dem Mitgefühl zum Hilflosen, erfordert also Empathie.

Alles was wir lernen, erfahren und erleben, vollzieht sich in Zusammenhang mit zwischenmenschlichen Beziehungen. Zwischenmenschliche Beziehungserfahrungen und das, was sie sowohl an Emotionen als auch an Lernerfahrungen hervorbringen, werden in den Zellen des Gehirns gespeichert und moduliert.

Zwischenmenschliche Beziehungen werden aus der Erklärung der Verhaltensweisen und der Struktur und Funktionsweise des Gehirns bestimmt, denn „Es gibt keinen Abstand zwischen dem Sozialen und dem Biologischen“ (MARCEL MAUSS), wenn wir die Nächstenliebe als Verhalten lernend üben.

Aus dem, was wir über die biologische Bedeutung sozialer Beziehungen heute wissen, ergibt sich eine neue Dimension der Verantwortung.

Epigenetik unterstützt unseren Veränderungswillen. Durch Methylierung des Chromatins, als epigenetisches Gedächtnis, kann unser Verhalten des Liebens und die Erfahrung des Geliebt-Seins nachkommenden Generationen durch epigenetische Vererbung weitergeben werden.

Die Bindung an Mitmenschen führt zu der positiven Emotion von Liebe, zu warmen Gefühle und Zuneigung

Soziales Verhalten, das die zwischenmenschliche Bindung erleichtert, wird in der Regel belohnt. Daher spielen Verhaltensweisen, die viel Fingerspitzengefühl mit sich bringen, wie z.B. soziales Spielen, Pflegen und Kuscheln eine besonders zentrale Rolle bei der sozialen Bindung.

Die Emotionen, die das Ernährungsverhalten motivieren (z. B. die Betreuung von Müttern), unterscheiden sich von denen, die dazu motivieren, sich in der Nähe einer Bezugsperson aufzuhalten, um Pflege und Schutz zu erhalten (z. B. die Bindung von Säuglingen).

Wichtige Regionen für die mütterliche Fürsorge sind der dorsale präoperative Bereich und der Nucleus Striae terminalis (auch als „bed nucleus of the stria terminalis oder extended amygdala" bezeichnet). Der Nucleus Striae terminalis ist von Bedeutung bei Anspannung, Stress und bei der Sexualität. Dieser Kern ist bei Männern größer als bei Frauen.

Diese Regionen überlappen sich mit den am sexuellen Verlangen beteiligten Bereichen und reagieren empfindlich auf Oxytocin, Arginin-Vasopressin und endogene Opioide. Endorphin und Enkephalin sind Komponenten des endogenen Opioidsystems und beeinflussen die Schmerzempfindung (Nozizeption).

NEGATIVE AFFEKTE SPIEGELN „UNBEHAGENSZONEN" WIDER

SCHAM UND VERLEGENHEIT

Scham wird zu den Primäremotionen gezählt. Außerdem kann man sie als „erweiterte Emotion" bezeichnen, das heißt sie wird nicht biologisch ausgelöst, sondern durch soziale „Trigger" hervorgerufen. Fast immer ist ein negatives Selbstwertgefühl eine Folge starker Scham. Scham löst Schmerz, so genannten Sozialschmerz, in der Amygdala aus. Damit Menschen Verlegenheit empfinden braucht es den „Blick der anderen" und gewisse gesellschaftliche Konventionen.

ANGST UND PANIK - DAS NEURONALE SYSTEM DES EINFRIERENS UND FLIEHENS

„Die Grundbefindlichkeit des Menschen ist die Angst!"

(Martin Heidegger)

Angst ist eine unangenehme Emotion, die das Vermeiden potenziell schädlicher Situationen motiviert.

Angsterkrankungen zählen gemeinsam mit Depressionen zu den häufigsten Erkrankungen auf dem Gebiet der Psychiatrie. Die Komorbiditäten bei Angststörungen, meist mit Depression, aber auch mit einer bipolaren Störung verbunden, sind mit bis zu 60% in der Literatur angegeben.

Der Begriff „Major Depression" kommt ursprünglich aus dem angloamerikanischen Sprachraum und hat sich auch im deutschsprachigen Raum eingebürgert. Er kennzeichnet eine schwere Depression. „Unipolare Depression" wiederum bedeutet, dass die Beschwerden ausschließlich depressiver, aber nicht manischer Natur sind.

Eine Bipolare Störung ist eine psychische Erkrankung. Bei dieser schwankt die Stimmung zwischen zwei entgegengesetzten Extremen, in extremen Hochphasen (Manie) und depressiven Flauten.

Während vor etwa 30 Jahren lediglich zwischen Angstneurosen und Phobien unterschieden wurde, finden sich nun in der Fachliteratur Unterscheidungen wie z.B. spezifische Phobie, soziale Phobie, Panikstörung mit/ohne Agoraphobie, generalisierte Angsterkrankung, Mutismus, posttraumatische Belastungsstörung sowie Zwangsstörung.

Angst und Furcht sind - auch im Sinne der evolutionären Neurobiologie - ein sinnvolles und notwendiges affektives Erregungsmuster. In der vom Physiologen Walter Cannon erstbeschriebenen „Kampf- oder Flucht-Reaktion“ erscheint diese affektive Erregung als physiologische Stressreaktion, die eine schnelle Anpassung eines Individuums an Gefahrensituationen ermöglicht.

Stress erhöht den Dopaminspiegel im medialen präfrontalen Kortex, Striatum und Nucleus accumbens.

- Biologische Grundlagen der Angststörungen

Angststörungen gelten hinsichtlich ihrer Pathogenese als multifaktorielle Erkrankungen, an deren Entstehung eine genetische Prädisposition sowie epigenetisch wirksame Umweltfaktoren beteiligt sind.

Die Heritabilität von Angststörungen beträgt zwischen 25% und 75%, je nach spezifischer Angststörung und Studie. Genomweite Assoziationsstudien haben Gene, unter anderem aus den serotonergen, dopaminergen und noradrenergen Systemen, mit der Entstehung der Angst in Verbindung gebracht.

- Angsterkrankung und Panikstörung zeigen eine signifikante DNA-Hypomethylierung des Monoaminooxidase A- (MAO A-) Gens

Die Epigenetik beschreibt die Veränderung der Expression verschiedener Gene durch Mechanismen wie Gen-Methylierung und Regulation der Histonprotein-Acetylierung. Epigenetische Veränderungen einiger Gene, zum Beispiel der MAO A, wurden bei Angststörungen gezeigt. Angststörungen werden neurobiologisch in Zusammenhang mit Balancestörungen der Neurotransmitter Serotonin, Noradrenalin, Dopamin, GABA und Glutamat diskutiert.

Das Enzym Monoaminooxidase A (abgekürzt: MAO A) ist am Abbau bestimmter Hirnbotenstoffe beteiligt, etwa Serotonin, das unter anderem Angstzustände dämpft. Sinkt der Serotoninspiegel, kann es zu Panikattacken kommen. In ganz bestimmten Bereichen des MAO A-Gens »kleben« zahlreiche so genannte Methylreste (chemische Formel: -CH3). Diese fehlen bei den Erkrankten jedoch zum Teil. Wissenschaftler sprechen von einer Hypomethylierung (»hypo« bedeutet »unter«, in diesem Fall also »unter dem Normalwert«). An diesen speziellen Genpositionen hat das Fehlen der Methylgruppen zur Folge, dass die betreffende Erbanlage leichter abgelesen werden kann. Die Betroffenen bildeten also mehr MAO A, mit der Folge eines Serotoninmangels aus der oxidativen Desaminierung von Serotonin, hervorgerufen durch MAO A- Expressionsüberschuss, was wiederum die Panikstörung befördert. Dabei ist die Hypomethylierung umso stärker ausgeprägt, je mehr negative Lebensereignisse die Patientinnen in den vergangenen sechs Monaten durchgemacht hatten.

Ein Trauma kann Risikogene aktivieren und so psychische Erkrankungen fördern.

„Grundsätzlich sichert die epigenetische Anpassungsfähigkeit dem Organismus das Überleben. Aber sie kann auch negative Auswirkungen haben: Traumata (eine schmerzhafte Trennung, der Verlust des Jobs, der Tod eines nahen Angehörigen), chronischer Stress oder bestimmte Drogen können das Epigenom so verändern, dass sich dadurch möglicherweise die Anfälligkeit für Depressionen, Zwangserkrankungen oder eben eine Panikstörung erhöht“. (KATHARINA DOMSCHKE, Universitätsklinik für Psychiatrie und Psychotherapie in Freiburg)

Spezifisch mit Blick auf Angsterkrankungen wurden bislang DNA-Methylierungsmuster bei der Posttraumatischen Belastungsstörung untersucht, wobei Gene des Immunsystems, das Alpha-Mannosidase 2C1 (MAN2C1) und das 5-Hydroxytryptamintransporter (5-HTT) -Gen, z.T. in Abhängigkeit von der Anzahl traumatischer Erfahrungen, differenziell methyliert gefunden wurden.

EPIGENETISCHE PILOTSTUDIE BEI PANIKSTÖRUNG

Eine erste epigenetische Pilotstudie bei Panikstörung zeigte eine signifikante DNA-Hypomethylierung des Monoaminooxidase-A- (MAO A-) Gens insbesondere bei Frauen, wobei negative Lebensereignisse mit einer Hypomethylierung und positive Lebensereignisse mit einer relativen Hypermethylierung einhergingen.

Zudem werden Genvarianten der Monoaminooxidase A (MAO A), der Serotoninrezeptoren 5-HT1A und 5-HT2A, des Serotonintransporters, des Noradrenalintransporters und der Catechol-O-Methyltransferase Bedeutung zugeschrieben. Auch nicht monoaminerge Gene, zum Beispiel aus dem GABA-ergen System, Gene der HPA-Achse, und Varianten des Brain Derived Neurotrophic Factors (BDNF) wurden mit der Entstehung unterschiedlicher Angststörungen in Verbindung gebracht.

Medikamentöse Strategien bei Angsterkrankungen, die diese Neurotransmittersysteme beeinflussen, sind daher auch aus neurobiologischer Sicht sinnvoll. Aber auch Meditation reduziert die Angststörung.

Entsprechende Hinweise zur Abstützung dieser neurobiologischen Hypothesen konnten mittlerweile durch moderne molekulare bildgebende Verfahren (z.B. Positronenemissionstomographie (PET)) gewonnen werden. Beispielsweise wurde mittels PET gezeigt, dass Patienten mit Angststörungen Veränderungen der Dichte und Verteilung des Serotonintransporters und des 5-HT1A -Rezeptors im Gehirn aufweisen. Veränderungen im GABA-ergen System, wie eine veränderte Rezeptorverteilung und verminderte GABA-Konzentrationen, konnten ebenfalls im Gehirn von Angstpatienten nachgewiesen werden. Letztere wurde mittels Magnetresonanzspektroskopie nachgewiesen.

Funktionelle Bildgebungsmethoden wie die funktionelle Magnetresonanztomographie (fMRT) erlauben einen Einblick in Veränderungen der Hirnaktivität und funktioneller Verbindungen. Bei Angststörungen werden vor allem eine Hyperaktivität der Amygdala und eine Hypoaktivität präfrontaler Regionen bei der Verarbeitung emotionaler Reize diskutiert. Funktionelle Konnektivitätsstudien analysieren die funktionelle Konnektivität von Subkompartimenten des linken inferioren frontalen Gyrus im Rahmen einer fMRT-Studie, bei der verschiedene Stimuli (Wörter, Pseudowörter, Buchstabenketten, Pseudofonts) lexikalisch beurteilt werden müssen, und zeigen eine verminderte Konnektivität zwischen diesen Gehirnregionen. Diese Veränderungen werden als Beweis für die Theorie der verminderten präfrontalen Regulation (Top-down-Kontrolle) der Emotionsverarbeitung bei Angstpatienten gesehen.

WUT - DIE SCHALTKREISE VON WUT UND ANGRIFF

Wut ist ein Gefühl, heftiger als Ärger und schwerer zu kontrollieren als Zorn. Wer wütend ist, handelt oft ohne groß nachzudenken – und noch dazu aggressiv.

Das lateinische Wort für Wut, furor, beschreibt den Ausnahmezustand ziemlich gut: furor bedeutet Raserei, Wahnsinn, Leidenschaft.

Wut versetzt den Körper in Alarmbereitschaft, er schüttet die Stresshormone Adrenalin und Noradrenalin aus. Der Blutdruck steigt, und auch der Puls klettert in die Höhe.

Manchmal steckt nichts anderes dahinter als: Hunger. Das haben US-amerikanische Wissenschaftlerinnen von der Universität von North Carolina herausgefunden. So oder so verbirgt sich hinter Wut jedoch oft ein anderes Gefühl.

Ein Teil des limbischen Systems ist die linke Amygdala, das Angstgedächtnis. Sie ist mit dem Thalamus als „Informationsvermittler" vernetzt, wie auch mit der Großhirnrinde, die unsere Sinneswahrnehmungen verarbeitet, und mit dem Hypothalamus, der unsere Atmung, den Kreislauf und die Temperatur regelt. Normalerweise hat die Großhirnrinde den Job, die Amygdala in Schach zu halten, damit wir bedacht handeln.

Die neuronalen Netzwerke für Wut und Angst sind nahe beieinander, aber getrennt. Sie erstrecken sich von der Amygdala über bestimmte Teile des Hypothalamus bis in das periaquäduktale Grau des Mittelhirns.

Die Wutkreise sind mit den Appetitkreisläufen verbunden, so dass das Fehlen einer erwarteten Belohnung Wut hervorrufen kann. Darüber hinaus zeigen Menschen, wenn sie verärgert sind, eine erhöhte Aktivierung der linken frontalen Kortikalis. Diese Erkenntnis stützt die Hypothese, dass Wut eine mit dem Ansatz verbundene Emotion ist - Affekte mit niedriger Motivationsintensität erweitern den kognitiven Spielraum, während Affekte mit hoher Motivationsintensität den kognitiven Spielraum einschränken, unabhängig von der Positivität oder Negativität des affektiven Zustands.

Die Neurotransmitter, die an der Wut beteiligt sind, sind noch nicht genau bekannt, jedoch könnte Substanz P eine wichtige Rolle spielen. Substanz P mit seinem breiten Wirkungsspektrum wirkt auf das hypothalamisch-hypophysäre System und ist verwandt mit Enkephalinen, Endorphinen und Neurotensin. Andere Substanzen, die möglicherweise an Ärger beteiligt sind, sind Testosteron und Arginin-Vasopressin. Opioide und hohe Dosen von Antipsychotika wie Chlorpromazin hemmen das Wutsystem.

EKEL UND VERACHTUNG

Die Grundlage zum Ekeln ist jedem Menschen angeboren und ist eng mit dem Würge- und Brechreflex verbunden. Auch der Gesichtsausdruck ist universell: Die Nase wird gerümpft, die Oberlippe hochgezogen, die Mundwinkel wandern nach unten.

In der ersten Hälfte des 20. Jahrhunderts wurde Ekel oft ausdrücklich benannt. Heute dagegen ist Ekel tabubehaftet.

So wollte man etwa in den 20er Jahren Patienten mit fortgeschrittenen Tumoren nicht auf die normalen Stationen legen, weil die Absonderungen ihrer Körper als ekelerregend empfunden wurden. Zugleich wurde darüber diskutiert, was getan werden könnte, damit der Ekel weniger groß ist. Heute sind solch weit fortgeschrittene Tumore nur noch selten zu sehen, aber bei Mund- und Kieferkrebs ist Ekel noch ein Thema. Darüber sprechen Ärztinnen und Pfleger allerdings fast nur fachintern, weil es öffentlich kaum vermittelbar ist.

Charles Darwin sah im Ekel eine kommunikative Geste: So sollen andere vor potenziellen Gefahren gewarnt werden.

Im Gehirn ist der Ekelreflex im limbischen System angelegt, wo Emotionen und Triebe verarbeitet werden.

Neurobiologische Korrelate sind für das Gefühl Ekel nachgewiesen. Das psychische Empfinden des Ekels steht in engem Kontext mit der Insula und der Amygdala.

PET-Befunde zeigen, dass beim Riechen von sowohl angenehmen als auch ekelerregenden Gerüchen die Amygdala in derselben Weise angeregt wird. Übelriechende Substanzen werden eher über die linke Hirnhälfte wahrgenommen.

TRAURIGKEIT (MELANCHOLIE) UND TRAUER

Traurigkeit, Schwermut bzw. Schwermütigkeit, früher Melancholie genannt, ist ein Gemütszustand, der von großer Niedergeschlagenheit, Traurigkeit oder Depressivität gekennzeichnet ist, aber sich nicht eines Menschen in einer umfassenden Weise bemächtigt.

Häufig könnte man sagen, dass die Melancholie Menschen kreativ werden lasse, erklärt die Psychologin ANNA-MARIE RAITH: „Wenn man die Möglichkeit hat, sich künstlerisch auszudrücken, dann kann man die Melancholie positiv für sich nutzen".

In Shakespeare's „Kaufmann von Venedig", entstanden zwischen 1596 und 1598, spricht der betroffene Antonio diesen Gemütszustand der Traurigkeit im Gespräch mit seinem Freund Salarino deutlich aus.

ANTONIO:

Fürwahr, ich weiß nicht, was mich traurig macht;

Ich bin es satt; ihr sagt, das seid ihr auch.

Doch wie ich dran kam, wie mir's angeweht,

Von was für Stoff es ist, woraus erzeugt,

Das soll ich erst erfahren.

Und solchen Dummkopf macht aus mir die Schwermut,

Ich kenne mit genauer Not mich selbst.

• Trauer: Die neuronalen Netze der Einsamkeit und Panik – PANIC/Grief- System (Schmerz und Depression)

Die neuronalen Netze, die an der Bindung beteiligt, sind beginnen im periaquäduktalen Grau des Mittelhirns in unmittelbarer Nähe des Bereichs, der physische Schmerzreaktionen („der seelische Schmerz ist unerträglich") hervorruft, was darauf hindeutet, dass es möglicherweise von Schmerzkreisläufen mit Interozeption herrührt.

In der Hypophyse wird ein Makromolekül aufgeteilt, wodurch im Anschluss Adrenocorticotrophes Hormon ACTH und Betaendorphin zur Verfügung stehen. Immer dann, wenn ein Molekül ACTH entsteht, entsteht chemisch zwingend auch ein Molekül Betaendorphin. Endorphine beruhigen das Panik-System.

Panikattacken scheinen eine intensive Form von Trennungsnot zu sein.

Auch Testosteron reduziert Trennungsprobleme, möglicherweise durch Reduzierung des Bindungsbedarfs. In Übereinstimmung damit sind Panikattacken bei Frauen häufiger als bei Männern.

• Vesperbilder in der Volksfrömmigkeit für den affektiven Schmerz und die Tränen der Mutter, die das Milchbildungshormon Prolaktin enthalten

Ob aus Trauer, Wut, Angst oder Freude: Fast jeder Mensch muss ab und zu weinen. Bei Frauen geschieht dies bis zu 64-mal im Jahr, Männer weinen im Durchschnitt bis zu 17-mal. Dies haben Augenärzte der Deutschen Ophthalmologischen Gesellschaft (DOG) ermittelt. Meistens sind es intensive Gefühle, die Tränen strömen lassen.

Forscher nennen diese Form des Weinens daher auch „emotionale Tränen". Körperlicher Stress, wie psychischer Schmerz, erhöhen den „Prolaktin"-Spiegel. Das Milchbildungshormon „Prolaktin" liegt in den emotionalen Tränen in höherer Konzentration vor.

Die Darstellung der Pietà, auch Vesperbild genannt, hat ihren Ursprung in der persönlichen Frömmigkeit des ausgehenden Mittelalters. Um 1300 entstanden jene Andachtsbilder, die auf das Bedürfnis nach innigem Mitgefühl und Mitleid eingehen und in ergreifender Weise den intimen Moment des Abschiednehmens von Mutter und Sohn darstellen.

Die Pietà-Verehrung fand sicherlich auf Wunsch und Verlangen der Gläubigen, allen voran wohl der Mütter, am Karfreitag zur Zeit der Vesper statt. Zu späterer Zeit vermischt sich das Motiv mehr und mehr mit der Marienklage und der affektive Schmerz der Mutter tritt in den Vordergrund.

So verwundert es nicht, dass der Pietà-Typus bis in die Neuzeit beispielsweise in der Gestalt von Kriegerdenkmälern im 20. Jahrhundert der Ausdruck für menschliches Leid ist.

INTEROZEPTION

DIE VERBORGENE ROLLE DER INTEROZEPTION FÜR DEN SCHMERZVOLLEN AFFEKT

Der in der Psychosomatik verwendete Begriff der Interozeption bedeutet: Wahrnehmung innerorganismischer Prozesse und präsentiert sich organbezogen. Bisweilen wird zwischen Viszerozeption, also Eingeweidewahrnehmung, und Propriozeption, der Wahrnehmung muskulärer Stellungen bzw. Abläufe unterschieden. Zu diesen beiden Unterbegriffen kommen, nicht klar zuordenbar, Wahrnehmungen der Hautsinne und der Schmerzwahrnehmung hinzu.

INTEROZEPTION UND EMOTIONEN

Viele Forschende sind heute davon überzeugt, dass Interozeption eine Voraussetzung für emotionales Empfinden ist. Die These, dass Gefühle körperliche Wurzeln haben, formulierte der US-Psychologe William James bereits 1880. Im Prozess der Emotionsentstehung betrachtete er körperliche Veränderungen nicht als Resultat emotionalen Erlebens, sondern als seine Ursache.

Der portugiesische Neurowissenschaftler Antonio Damasio hat diese Theorie in den 1990er Jahren an der University of Iowa entscheidend weiterentwickelt. Mit seinen Forschungen zur Neuropsychologie gilt er als international anerkannte Autorität.

Emotionen gehen Damasio zufolge immer mit körperlichen Reaktionen einher. Bei jedem emotionalen Erlebnis, zum Beispiel, wenn wir einem gefährlichen Tier begegnen, werden im Gehirn bestimmte Strukturen aktiv, bei Gefahren etwa die Amygdala. Diese versetzt den übrigen Körper durch die Ausschüttung von Hormonen, sowie über die Nervenbahnen in Alarmbereitschaft: Das Herz pocht schneller, die Muskeln spannen sich an, Blutzucker wird freigesetzt, die Blutgerinnung wird hochgefahren. Gefühle entstehen erst, wenn wir diese körperlichen Veränderungen wahrnehmen.

EPHAPSEN - „ÜBERSPRECHEN“ ZWISCHEN NERVENFASERN

An Ephapsen, pathophysiologische Kontaktstellen im zentralen und peripheren Nervensystem, kann es zum elektrischen Übersprechen zwischen Nervenfasern kommen.

Als Ephapse bezeichnet man eine Verbindung markloser Nervenfasern, bei der es zu einem direkten Überspringen der Erregung kommt, ohne dass eine Transmitterausschüttung erfolgt. Die Ephapse ist in diesem Sinne eine elektrische Synapse.

Die Folge ist ein so genannter „Crosstalk” oder Kurzschluss.

An mehreren Knoten der Neuraxis (autonome Ganglien, Rückenmark, Medulla, Pons, Hypothalamus, Thalamus, Basalganglien, einschließlich Amygdala und Cortex) findet ein Übersprechen zwischen spezifischen Kanälen interozeptiver und exterozeptiver Information statt.

BEISPIELE VON PATHOPHYSIOLOGISCHEN KONTAKTSTELLEN:

Da die beteiligten Neuronen meist ganz unterschiedliche Funktionen haben, kann es sein, dass ein Crosstalk zwischen motorischer Aktivität eines Motorneurons und Schmerzimpulsen eines sensiblen Neurons entsteht.

- Bei der Trauer liegen die neuronalen Netze, die an der Bindung beteiligt sind und im periaquäduktalen Grau des Mittelhirns beginnen, in unmittelbarer Nähe zu Neuronen der Schmerzkreisläufe und können so eine physische Schmerzreaktionen wie „der seelische Schmerz ist unerträglich“ hervorrufen.
- Eine Ephapse kann sich durch mikrovaskuläre Kompression im Bereich der Trigeminuswurzel ausbilden, dieser „Janetta-Mechanismus“ durch die

Arteria cerebelli superior im Hirnstamm soll zu 80% die Ursache einer Trigeminusneuralgie sein. Die mikrovaskuläre Dekompression der Eintrittszone des Nervus Trigeminus am Hirnstamm ist die einzige chirurgische Therapieform, die an der Ursache der klassischen Trigeminusneuralgie ansetzt. Ziel dabei ist es, die Eintrittszone der Trigeminuswurzel am Hirnstamm von der hinteren Schädelgrube aus komprimierenden Blutgefäßen zu isolieren.

DIE WELTMEISTER DER INTEROZEPTIVEN AKKURANZ (WAHRNEHMUNGSGENAUIGKEIT)

Wenn diese Hypothese als wahr betrachtet wird, ist es für das Erleben wichtig, den Zustand des eigenen Körpers spüren zu können: Wie schnell schlägt das Herz gerade? Wie fühlt sich der Bauch an? Heute wissen wir, dass Menschen dazu sehr unterschiedlich in der Lage sind. Wir sprechen in diesem Zusammenhang von der interozeptiven Akkuranz oder Wahrnehmungsgenauigkeit - dabei verweist die buddhistische Lehre und Übermittlung auf den „inneren Lehrer“, der dem fortgeschrittenen Praktizierenden zur Verfügung stehe.

NEUE THERAPIECHANCEN DURCH EPIGENETIK?

Obwohl die Stärke der epigenetischen Modifikationen, Krankheiten zu vermeiden, in der Prophylaxe liegt, wird auch über epigenetische Therapien als langfristiges Ziel geforscht.

Klinische Reaktionen scheinen sowohl durch epigenetische Veränderungen als auch durch Induktion von Zellzyklusstillstand und/oder Apoptose ausgeübt zu werden. Abnorme DNA-Methylierung ist eines der frühesten und häufigsten Kennzeichen von Krebs. Da die Addition oder Entfernung der Methylgruppe an die CpG-Inseln ein dynamischer und reversibler Prozess ist, liegt es nahe, dass das Angreifen am Methylom als attraktive Antikrebsstrategie dienen kann.

Ein hervorragendes Beispiel ist Valproinsäure, ein Medikament, das seit Jahrzehnten als Stimmungsstabilisator und Antiepileptikum verwendet wird. Valproinsäure hemmt auch Histon-Deacetylase (HDAC) und erhöht die Histonacetylierung und stimuliert gleichzeitig die DNA-Demethylierung, wahrscheinlich durch Erleichterung des Zugangs von regulatorischen Regionen an Genen zu Demethylasen.

Als bekanntes Teratogen kann Valproinsäure auch latente Wirkungen haben, selbst wenn es bei der Geburt keine erkennbaren, offende Wirkungen gibt. „Normale" Neugeborene von Müttern, die Valproinsäure ausgesetzt waren, können Methylierungsveränderungen aufweisen, die später im Leben zu Krankheiten oder Verhaltenspathologien führen.

Vor einigen Jahren noch hielt man die meisten Krankheiten für hauptsächlich genetisch begründet. Große Meta-Studien zeigen, dass 10 bis 30% des Risikos für eine chronische Krankheit vom Genom (vererbbar) determiniert ist, während der Rest im weiteren Sinn durch Umwelteinflüsse (zeitlich begrenzt vererbbar) verursacht wird. Dieses Ergebnis führte man auf Mutationen oder Anomalien der Gene, verursacht durch karzinogene Produkte wie Tabak, Asbest, Benzol, Trichlorethylen, Strahlung und bestimmte Viren, zurück. Heute wissen wir, dass zahlreiche Umweltfaktoren, die für schwere Erkrankungen wie Krebs verantwortlich sind, keine Mutationen verursachen und die DNA- Sequenz nicht beschädigen. Diese Faktoren wirken, indem sie das Epigenom deregulieren und jene epigenetischen Marker verändern, welche die Genaktivität steuern. Sie stehen in Zusammenhang mit den Arbeits- und Lebensbedingungen und den persönlichen Erfahrungen.

Diese Erkenntnis veränderte radikal die Sicht auf Krankheiten und eröffnete neue diagnostische und therapeutische Perspektiven. Zum einen ist das Epigenom dynamisch, wodurch epigenetische Veränderungen damit potenziell reversibel sind. Es wäre also möglich, Krankheiten an ihrem epigenetischen Ursprung zu behandeln, indem man die epigenetischen Abweichungen korrigiert, um eine normale Genaktivität wiederherzustellen. Dazu müsste aber die Änderung der individuellen Lebensbedingungen mit krankheitsinduzierenden Gewohnheiten eine wichtige Voraussetzung sein, denn es gibt kein richtiges Leben im falschen.

Zum anderen existieren chemische Verbindungen, die größtenteils auf natürliche Produkte zurückgehen und die Fähigkeit besitzen, auf das Genom einzuwirken, insbesondere auf die DNA- und Histonprotein- Methylierung. Sie sind als chemische Verbindungen in vielen Lebensmitteln enthalten und könnten als „Epimedikamente“ mit einer definierten Dosierung für Prophylaxe, als vorbeugende Maßnahme einer Erkrankung, und Therapie von epigenetisch induzierten Erkrankungen zum Einsatz kommen.

In Osterreich sind bereits erste epigenetisch wirksame Medikamente zur Behandlung von Krebserkrankungen zugelassen (seit 2008 der Wirkstoff Azacitidin und seit 2012 der Wirkstoff Decitabin zur Behandlung akuter myeloischer Leukämie (AML) verwendet).

Sowohl 5-Azacytidin (Azacitidin, Vidaza®) als auch 5-Aza-2‘-Desoxycytidin (Decitabine, Dacogen®) sind die am häufigsten verwendeten medikamentösen Inhibitoren der DNA-Methylierung, die eine Demethylierung auslösen, welche zur konsekutiven Reaktivierung von epigenetisch stummgeschalteten Tumorsuppressorgenen führt.

DNA-Methylierungsinhibitoren als antineoplastische Mittel führen zum Abwürgen der DNA-Synthese und schließlich zum Abbau von DNA-Methyltransferasen. Die Wiederaufnahme der DNA-Replikation in Abwesenheit von DNA-Methyltransferasen führt zu einer Gen-Hypomethylierung und Reaktivierung der Genexpression, wie für mehrere epigenetisch inaktivierte Genloci gezeigt wurde.

DNA-Methyltransferase-Enzyme katalysieren die Übertragung einer Methylgruppe auf die DNA und die DNA-Methylierung erfüllt eine Vielzahl biologischer Funktionen.

Alle bekannten DNA-Methyltransferasen verwenden (-)-S-Adenosyl-L-Methionin (Ademetionin) als Methylgruppen-Donor.

Der hypomethylierende Wirkstoff Decitabin zielt auf die DNA-Methyltransferase (DNMT, DNA-MTase) ab. Interessanterweise kehrt die Behandlung von Krebszellen mit dem universellen Methyldonor (-)-S-Adenosyl-L-Methionin (Ademetionin) diese Effekte durch Hypermethylierung der Promotoren der prometastatischen Gene um.

Somit zeigt (-)-S-Adenosyl-L-Methionin (Ademetionin) in Kombination mit Decitabin verstärkte Antikrebswirkungen bei der Unterdrückung von Brustkrebswachstum und Metastasierung.

Auch die kombinierte Anwendung niedriger Dosen von HDAC- und DNA-Methyltransferase -Inhibitoren kann ihre antitumorigene Wirkung verstärken.

Die Anwendung von Decitabin in der Schwangerschaft kann den Fötus schädigen, weshalb während der Behandlung mit Decitabin eine wirksame Empfängnisverhütung und die Vermeidung einer Schwangerschaft empfohlen wird. Es ist nicht bekannt, ob Decitabin oder seine Metabolite in die Muttermilch übergehen, weshalb der Wirkstoff während der Stillzeit kontraindiziert ist.

Auch Autoimmunerkrankungen, Asthma bronchiale, COPD (chronisch obstruktive Lungenerkrankung), Typ-2-Diabetes und Autismus weisen eine abweichende epigenetische Genexpression auf.

Als Beispiele:

- Erste Studien liefern bereits Hinweise auf fehlerhafte epigenetische Mechanismen. So ist bei Betroffenen mit Asthma bronchiale die Aktivität des

Enzyms Histonacetylase (HAT) erhöht. Histonacetylasen sind im Gegensatz zu den Histondeacetylasen (HDAC) nicht für die Deacetylierung der Histonproteine, sondern für die Acetylierung, also die Anheftung einer Acetylgruppe verantwortlich. Eine erhöhte HAT-Aktivität führt vermutlich zu einer verstärkten Aktivierung von Entzündungsgenen, die an der Entwicklung von Asthma bronchiale beteiligt sind.

- Bei Chronisch obstruktiver Lungenerkrankung (COPD) ist dagegen die Aktivität eines bestimmten HDAC-Enzyms (HDAC2) erniedrigt. Die verringerte Aktivität des Enzyms in Lungengewebe, Bronchial- und Immunzellen korreliert mit der Schwere der Krankheit und dem Entzündungsstatus.

GLÜCKLICHER ZUFALL UND SERENDIPITÄT

Der Zufall ist hier ein subjektiver (relativer), das heißt, es ist nur subjektiv unbekannt, was genau abläuft, es gibt aber eine kausale Erklärung dafür.

Wie Zufall und Intuition eine wichtige Rolle in Forschung und Wissenschaft spielen, zeigt die lange Liste an Entdeckungen, die dem Zufall zu verdanken sind. Die Entdeckung von Penicillin gehört beispielsweise dazu. Der schottische Bakteriologe ALEXANDER FLEMING lässt seine Staphylokokken-Kulturen offen im Labor stehen und fährt auf Urlaub. Als er zurückkommt, entdeckt er, dass zufällig hineingeratene Schimmelpilze der Gattung Penicillium notatum die Bakterien getötet haben. Auch zu erwähnen ist die zufällige Entdeckung der Röntgenstrahlung. Weitere Zufallsentdeckungen in der Medizin sind häufig. Den Anfang machten Abenteurer wie die Spanier, die in Peru zufällig eine Medizinalpflanze entdeckten: Um 1630 berichteten sie, dass die China-Rinde Fieber senke. 1981 spritzte der amerikanische Mediziner ALAN SCOTT seinen schielenden Patienten Botox, ein Gift benannt nach dem Bakterium Clostridium botulinum, in bestimmte Augenmuskeln, nachdem er den therapeutischen Nutzen der Substanz entdeckt hatte. Nach der Spritze entspannten sich die Muskeln und das Schielen verschwand. Botox wurde bald als Krampflöser in Gesichtsmuskeln, bei Schiefhals oder anderen spastischen Erkrankungen eingesetzt. Schönheitschirurgen kennen inzwischen Botox als Standard-Faltenglätter. Viagra wurde ursprünglich als Mittel gegen die koronare Herzerkrankung entwickelt, der Wirkstoff Sildenafil sollte die Gefäße im Herz entspannen und so die Beschwerden der Angina pectoris mindern oder als Mittel gegen Bluthochdruck helfen. Als Wirkstoff gegen Erektionsstörungen getestet, wurde Viagra 1998 als Potenzmittel auf den Markt gebracht. Lithium, das Salz eines Alkalimetalls, hilft etwa einem Drittel aller Patienten bei Bipolarer Depression, ein gemäßigteres und glücklicheres Leben zu führen. 1912 sank die Titanic – und durch Zufall entdeckte der Wiener Kardiologe PROF. WENCKEBACH das erste Medikament gegen

Herzrhythmusstörungen. Ein Patient bereitete ihm Kopfzerbrechen, da seine Herzarrhythmien nicht unter Kontrolle zu bringen waren. Der Patient war allerdings weit weniger verzweifelt und erklärte dem Arzt, dass er seine Rhythmusstörung innerhalb einer halben Stunde stoppen kann - mit der Einnahme von einem Gramm Chinin. Auf diese Weise entdeckte die Ärzteschaft den antiarrhythmischen Effekt von Chinin. Des Weiteren verdankt man die Entdeckung von Sulfonamiden – antibakteriell und antiparasitär wirksame Antibiotika, einem Zufall. GERHARD DOMAGK, ein deutscher Wissenschaftler und Nobelpreisträger untersuchte die Möglichkeiten zur Behandlung der Blutvergiftung mit Streptokokken. 1932 fand er in Versuchen heraus, dass eine Verdünnung des Azofarbstoffes „Prontosil" bei Mäusen wirkte. Dafür erhielt er 1939 den Nobelpreis für Medizin. Benzodiazepine (Gruppe von Schlaf- und Beruhigungsmitteln) wurden entdeckt, weil man nach Antiinfektiva (Arzneimittel zur Behandlung von Infektionen) suchte. Ziel des Österreichers DR. MAX BERGER war es 1943, ein Antibiotikum vor den Abbaueffekten von Enzymen bestimmter Bakterien (Penicillinasen) zu schützen. Während der Tests an Mäusen entdeckte das Ärzteteam, dass bestimmte Substanzen Muskelkrämpfe auflösen können. Die Mäuse waren immer dann besonders zahm, wenn eine bestimmte Substanzgruppe eingesetzt wurde. Es handelte sich dabei um den Wirkstoff Chlordiazepoxid, welches später in ein Medikament namens Librium floss.

Die Aufnahme der MAO- Hemmer als erste überzeugend antidepressiv wirksame Substanz- Gruppe in das damals 1960 begrenzte Spektrum an psychopharmakologischen Therapien, geht auf die klinisch zufällige Beobachtung der stimmungsaufhellenden Wirkung des Hydrazidderivats Iproniazid bei Tuberkulosekranken in die Fünfzigerjahre zurück.

Der Grundstein für die Entwicklung der ACE-Hemmer wurde 1956 mit der Aufklärung der Funktion des Angiotensin Converting Enzyme (ACE) durch LEONARD T. SKEGGS und JOE KAHN gelegt. Die Bedeutung dieses Enzyms für die Blutdruckregulation wurde anfangs nicht erkannt und ACE-Hemmer wurden bei Stenocardie-Beschwerden verordnet.

Solche überraschenden Entdeckungen, auf die eine korrekte Erklärung folgt, werden als Serendipität bezeichnet. Ursprünglich stammt der Begriff Serendipität aus dem 18. Jahrhundert.

Der britische Autor HORACE WALPOLE hat ihn verwendet, um einem Freund einen Zufallsfund zu schildern. Entlehnt hat er ihn dem persischen Märchen: „Die drei Prinzen von Serendip“. In dieser Geschichte finden drei Königskinder auf Grund ihrer Offenheit für das Neue und Unbekannte, durch ihre ausgeprägte Beobachtungsgabe und ihres Scharfsinns Dinge, die sie gar nicht gesucht hatten.

Dieser glückliche Zufall und die Intuition, etwas instinktiv zu verstehen, ohne dass bewusste Überlegungen erforderlich sind, haben individuelle Voraussetzungen. Bei den drei Königskindern waren es jene ausgeprägte Beobachtungsgabe und ihr Scharfsinn, in der Forschung wären es Fleiß, Forschergeist und der Freiraum Unerwartetem nachzugehen. Entscheidend ist aber die Fähigkeit, den praktischen Wert eines Zufalls auch erklären zu können.

EXPOSOM

Das Leben besteht aus Augenblicken und Alternativen.

Das Exposom kann als das Maß aller Expositionen einer Person im Laufe ihres Lebens und dessen Zusammenhang mit der Gesundheit definiert werden.

Das „Exposom"-Konzept zielt darauf ab, die Vielfalt und Bandbreite der Exposition gegenüber synthetischen Chemikalien, Nahrungsbestandteilen, psychosozialen Stressoren und physikalischen Faktoren, sowie deren entsprechenden biologischen Reaktionen zu erfassen.

Das Exposom mit seinen Konsequenzen führt zu Überlegungen, die um folgende zentrale Fragen kreisen:

✓ Welchen Körper und welchen Geist möchten Sie formen?

✓ Welches Erbe möchten Sie gern weitergeben?

✓ Wollen Sie Teil einer gesunden Gemeinschaft sein oder der Gemeinschaft Kosten aufbürden, die durch Sie vermeidbar wären?

Diese drei Fragen könnten das

FUNDAMENT EINER NEUEN ART ZU DENKEN UND EINER NEUEN IDEE VON GESUNDER LEBENSFÜHRUNG SEIN.

Entscheidend für Gesundheit, Krankheit und einer gesunden Lebensspanne des Menschen ist, von wenigen zufallsbedingten Ausnahmen wie seltene Erbkrankheiten abgesehen, nicht die Frage, ob jemand „gute" oder „schlechte" Gene geerbt hat, sondern wie Gene im Leben eines einzelnen Menschen in ihrer Aktivität reguliert werden. Darauf kann jeder Mensch selbst Einfluss nehmen.

Gene sind Kommunikatoren: Das Erbgut richtet die Aktivität seiner Gene fortlaufend danach aus, welche Signale - aus der Sicht der Gene – „von außen" (von außerhalb der Zelle) eintreffen.

Gene sind jedoch nicht nur Kommunikatoren, sondern auch Kooperatoren: Damit der Bauplan eines Gens abgelesen werden und es zur Entstehung eines Proteins kommen kann, müssen Dutzende von Molekülen zusammenarbeiten und beim Ablesen des Gens hilfeleisten. Diese Helfermoleküle müssten ihrerseits von der Proteinsynthesemaschinerie des Endoplasmatischen Retikulums zuvor hergestellt werden.

WELCHE ANDEREN LEBENSSTIL-FAKTOREN SPIELEN EINE ROLLE?

Das Exposom eines Individuums ist während seines gesamten Lebens sehr variabel und dynamisch. Die Auswirkungen von Expositionen können auch mit dem Lebensabschnitt des Einzelnen variieren. Beispielsweise verursacht die Exposition gegenüber dem Medikament S-Thalidomid während bestimmter Entwicklungsphasen des Fötus, Missbildungen von Gliedmaßen. Bleiexposition bei Säuglingen und in der frühen Kindheit kann zu kognitiven Defiziten führen. Expositionen in jungen Jahren, wie Kindesmisshandlungen, können eine Person auch für bestimmte chronische Krankheiten im späteren Leben prädisponieren.

Die Exposition einer Person beginnt vor der Geburt und umfasst Beleidigungen aus Umwelt- und Berufsquellen, Erfahrungen und Handlungen. Das Verständnis, wie Belastungen durch unsere Umwelt, Ernährung, Lebensstil usw. mit unseren eigenen einzigartigen Merkmalen wie Genetik, Physiologie und Epigenetik interagieren, beeinflusst unsere Gesundheit und gesunde Lebenserwartung.

DIE AUSWIRKUNGEN DER DNA-METHYLIERUNG - ZELLTYPSPEZIFISCHE METHYLIERUNGSMUSTER

Das Genom wird durch das Epigenom konfiguriert. Es ist ein „Gestalten" auf der Basis verfügbarer genetischer Einstellungen mit epigenetischen Mechanismen, um eine Auswahl für den Bedarf zu treffen. Tatsächlich sind es spezielle Anpassungen an die eigenen äußeren Nötigungen und Nutzungsgewohnheiten und inneren Bedürfnisse, Wünsche und Vorlieben mit gesundheitserhaltenden oder Krankheits-induzierenden Folgen.

Zwei der grundlegenden Komponenten des Epigenoms sind die Chromatinstruktur und die kovalente Modifikation des DNA-Moleküls durch dessen Methylierung.

DNA-Methylierungsmuster werden während der Entwicklung geformt. Dabei besteht die Hypothese, dass sie nach der Geburt in somatischen Geweben stabil bleiben. Die DNA-Methylierung in postmitotischen Zellen wie Neuronen im späteren Leben ist jedoch dynamisch und spricht während des gesamten Lebens auf verschiedene endogene, wie exogene Umwelteinflüsse, individuelle Erfahrungen und Handlungen an.

DNA-Methylierung ist im Vergleich zur Histonprotein-Methylierung eine äußerst stabile epigenetische Markierung. Der Verlust der DNA-Methylierung wird als Hypomethylierung der DNA bezeichnet.

Die globalen Veränderungen von Genkörpern und intergenischen Regionen in der DNA-Methylierung spielen auch eine Rolle bei einer Kontrolle höherer Ordnung, der Genexpression und Genomfunktion. Es wird jetzt besonders deutlich, dass Gene in interagierenden Netzwerken agieren, an denen mehrere Gene sowie Netzwerke höherer Ordnung beteiligt sind.

Das DNA-Molekül enthält in seiner chemischen Struktur zwei Informationsschichten. Die DNA-Sequenz, die aus der genetischen Information der

Vorfahren besteht, sowie das Verteilungsmuster in der DNA, das sich aus kovalent gebundenen Methylgruppen an Cytosinen zusammensetzt.

Was die DNA-Methylierung bei allen Wirbeltieren, wie auch beim Menschen, auszeichnet ist, dass nicht alle potenziell methylierbaren Sequenzen in allen Zellen eines bestimmten Individuums methyliert sind. Dieselbe Stelle kann in mehreren Zelltypen methyliert sein, in anderen jedoch nicht. Dadurch entsteht ein zelltypspezifisches Methylierungsmuster.

DNA-Methylierungsmuster werden durch ein angeborenes Programm während der Schwangerschaft erzeugt, sind aber auf die Umwelt abgestimmt, sowohl während der Schwangerschaft als auch während des gesamten Lebens, einschließlich Phasen physischer und sozialer Belastungen.

Die DNA-Funktion und der Gesundheitszustand können durch die Einwirkung von Umwelteinflüssen stabil verändert werden, ohne die DNA- Sequenz am Genom zu ändern, einzig durch eine Änderung des Zustands der DNA-Methylierung.

Das steht ganz im Gegensatz zu der Langzeittoxizität von Chemikalien, die durch den Prozess der Mutagenese Veränderungen in der DNA-Sequenz erzeugen.

Die Erkenntnis, dass weitreichende Schäden verursacht werden könnten, ohne die DNA-Sequenz zu verändern, hat wichtige Auswirkungen auf die Art und Weise, wie wir die Sicherheit von Chemikalien, Arzneimitteln und Lebensmitteln bewerten und erweitert den Definitionsbereich von toxischen Stoffen.

FREUNDE UND FEINDE DES LEBENS

„Wir sind beständig von Freunden und Feinden des Lebens umgeben. Wer es mit den Freunden des Lebens hält, wird alt; wer hingegen die Feinde vorzieht, verkürzt sein Leben."

CHRISTOPH WILHELM HUFELAND (1762 – 1836), ARZT

Wenn das Epigenom unser genetisches Erbe konfiguriert, wird der Zustand unserer momentanen biologischen Existenz (lateinisch existentia „Bestehen, Dasein") auch von uns selbst mitbestimmt, denn zwei Einflussgrößen, Genetik und Epigenetik, bestimmen uns substanziell. So werden DNA-Methylierungsmuster von uns beeinflusst.

Wir stehen vor der Wahl zwischen Gesundheit und gesunder Lebensspanne, sowie Krankheit und Leiden.

„Es gibt kein richtiges Leben im Falschen."

THEODOR W. ADORNO

Dieser Satz gilt, neben seiner gesellschaftlichen Bedeutung, umso mehr für unsere Gesundheit.

Epigenetik ermöglicht natürliche Lebensvorgänge, denen normale biochemische, vor allem aber biophysikalische Funktionsweisen des Organismus zugrunde liegen.

Epigenetik ist als Teil der Natur nicht verhandelbar. Erfülle ich die Voraussetzungen und ihre Anforderungen, habe ich eine bessere Möglichkeit gesund zu sein und gesund zu bleiben, wenn nicht, ist die Tür zu Krankheiten und Leiden offen.

EPIGENETISCH WIRKSAME MILIEUS, DIE KRANKMACHENDE DNA- UND HISTON – METHYLIERUNGS-DEFIZITE ZUR FOLGE HABEN

HIPPOKRATES VON KOS (460 - 370 v. Chr.) hat die wissenschaftliche Medizin begründet. Seine Lehre hat vor allem durch die Vermittlungstätigkeit Galens mehr als zweitausend Jahre ärztliches Denken und Handeln in Europa und in der arabischen Welt beeinflusst. In der modernen Medizin sind nur noch wenige Spuren der hippokratischen Heilkunde zu entdecken. Eine dieser Spuren führt uns hin zum ersten Umweltmediziner, der Hippokrates selbst war, indem er Luft, Wasser und Ortslage in seine medizinischen Überlegungen miteinbezog.

PSYCHOEPIGENETIK DES SOZIALVERHALTENS

• Wenn das soziale Umfeld gestört wird, können die Folgen für das psychische Gleichgewicht gravierend sein. Das gilt ganz besonders für die ersten Lebensjahre. Schlechte sozioökonomische Bedingungen in der Kindheit bedingen Veränderungen der Genexpression, die zu einer frühen Zellalterung im Erwachsenalter führen.

• Kindheitstraumata, wie sie durch ein unstrukturiertes Umfeld, prekäre und instabile Bedingungen und kindliche Not durch Gewalttätigkeiten verursacht werden spielen dabei eine entscheidende Rolle.

• Auch schädigende soziale Erfahrungen während kritischer frühkindlicher Entwicklungsperioden, Kindesmissbrauch - die WHO hat Kindesmissbrauch inzwischen zu einem wichtigen Gesundheitsproblem weltweit erklärt. Die Folgen für das weitere Leben der Kinder sind oft katastrophal. Vernachlässigung führen zu permanenten epigenetischen Veränderungen. Sie sind die Basis für die Anfälligkeit für posttraumatische Belastungsstörungen in der späteren Kindheit, in der Jugend und im Erwachsenenalter.

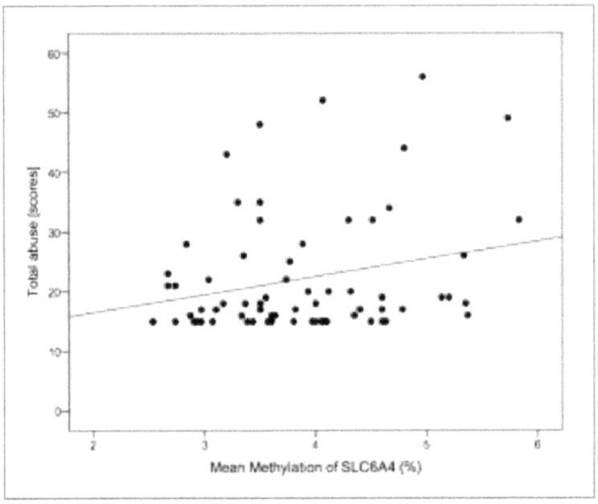

ABB. 50:
DER ZUSAMMENHANG ZWISCHEN TOTALEM KINDESMISSBRAUCH UND METHYLIERUNG DES SEROTONIN-TRANSPORTER - GENS.

Quelle: Avshalom Caspi, Influence of Life Stress on Depression: Moderation by a Polymorphism in the 5-HTT Gene. Science, Vol 301, 2003

• Einsamkeit und Isolation

Solche Folgewirkungen unterstreichen, wie wichtig es ist, dass Kinder unter Bedingungen aufwachsen, die es ihnen ermöglichen, sich sozial zu entfalten. Zugleich können wir unser Leben lang selbst etwas für unsere geistige und körperliche Gesundheit tun, indem wir nicht ausschließlich darauf achten, körperlich aktiv zu sein, sondern auch unsere sozialen Bindungen pflegen. Dies verhindert nicht nur eine frühe Zellalterung durch ein beschleunigtes Ablaufen der epigenetischen Uhr, sondern ist auch ein wirksames Mittel gegen depressive Stimmungslagen.

• Pathologischer Berührungsverlust

Berührung spielt eine wichtige Rolle in der sozialen Kommunikation und Bindung. Bei Säugetieren scheinen Aktivitäten wie Lecken, Pflegen und sinnliche Liebkosungen lohnend zu sein. Primaten beispielsweise verbringen mehr Zeit damit zu, andere zu pflegen, als dies für die Hygiene erforderlich wäre.

Diese mit der sozialen Bindung verbundenen Arten von sozialer Berührung sind mit der Aktivierung von C-taktilen Fasern verbunden, einer Klasse von nicht myelinisierten C-Fasern, die in haariger Haut vorhanden sind und deren stärkste Erregung durch langsame Berührung hervorgerufen wird. Studien gehen davon aus, dass das endogene Opioidsystem der Belohnung sozialer Beziehungen zugrunde liegt und das angenehme Gefühl und die Belohnung von C-taktile Fasern -bezogenen sozialen Berührungen vermittelt wird.

Berührung und Schmerz liefern uns Informationen über unsere Umwelt und unseren Körper, die oft entscheidend für das Überleben und das Wohlbefinden sind.

Pathologischer Berührungsverlust kann zu einer wahrgenommenen Trennung vom Körper führen. Dabei kann Schmerzunempfindlichkeit sehr gefährlich sein und zu einem lebensgefährlichen Verhalten durch Fehlanpassung führen.

• Angst

Angsterkrankung und Panikstörung zeigen eine signifikante DNA-Hypomethylierung des Monoaminooxidase A- (MAO A-) Gens.

• Chronisch-toxischer Stress mit überaktiver HPA-Achse

Stressvolle Lebensereignisse stellen einen Hauptrisikofaktor dar, der die Anfälligkeit einer Person für Depressionen bestimmt.

Unsere Emotionen, schlug STEPHEN PORGES in seiner Polyvagal-Theorie vor, könnten als „evolutionäres Nebenprodukt“ eines Prozesses angesehen werden, durch den das vegetative Nervensystem reguliert wird, bei dem der Vagusnerv eine zentrale Rolle spielt.

Während sich das sympathische Nervensystem mit der Mobilisierung des Organismus zum Handeln befasst, beschäftigt sich der Parasympathikus mit sozialer Kommunikation, Selbstberuhigung und körperliche Beruhigung und hemmt die „Kampf-oder-Flucht“-Reaktion des Sympathikus in Situationen, in denen diese unangemessen ist.

Der bekannte Soziologe HARTMUT ROSA hat die historische Entstehung, die gegenwärtige Ausprägung und die zukünftige Entwicklung des gesellschaftlichen Phänomens „Beschleunigung“ in vielen Publikationen systematisch analysiert.

In diesem Sinn spricht vieles dafür, dass im Beruf der Stress wächst, in Schulen und Hochschulen der Leistungsdruck steigt, im Sport der Wettbewerb zunimmt und im Privatleben die Hoffnung auf Harmonie immer mehr enttäuscht wird.

Wenn die eigenen Kräfte für die Bewältigung der Last des täglichen Lebens nicht mehr ausreichen, hält die Pharmaindustrie heute eine breite Palette an leistungssteigernden Produkten bereit. Was im Sport als „Doping" verpönt ist, hat beim Streben nach dem schnellen Sieg in Schule und Beruf ein deutlich besseres Image.

EPIGENETIK DER SOZIOÖKONOMISCHEN BENACHTEILIGUNG

• Armut und mangelnde Bildung

Obwohl weitere Beweise erforderlich sind, sind epigenetische Mechanismen in den Zusammenhang zwischen niedrigem sozioökonomischem Status und schlechtem Gesundheitszustand verwickelt.

„Das Patienten-Empowerment ist jener Prozess, durch den Menschen eine größere Kontrolle über Entscheidungen und Handlungen erlangen, die ihre Gesundheit betreffen. " (Weltgesundheitsorganisation). Es könnte aber auch zu Stigmatisierung und Diskriminierung führen, wenn Einzelpersonen für ihre Gesundheit verantwortlich gemacht werden, wenn sie sich nicht in der sozialen Situation befinden Veränderungen vornehmen zu können, die ihren Gesundheitszustand positiv beeinflussen würden.

• Gesundheitliche Ungleichheiten

Sozioökonomische Benachteiligung ist mit einem höheren Demenzrisiko verbunden. Dies wurde theoretisiert, um Ungleichheiten in Bezug auf kognitive Reserven, Zugang zur Gesundheitsversorgung, Lebensstil und andere Gesundheitsfaktoren widerzuspiegeln, die zur klinischen Manifestation von Demenz beitragen können.

- Flächenentzug

Neurodegenerative Gehirnveränderungen wurden im Vereinigten Königreich mit Flächenentzug in Verbindung gebracht:

Nationale Flächenentbehrungsstatistiken wurden für die Nachbarschaft jedes Studien-Teilnehmers erstellt. Personen aus den 20%, der am stärksten benachteiligten Stadtteile wiesen ein signifikant höheres Staging von neurofibrillären Bündeln und neuritischen Plaques sowie ein erhöhtes Risiko für zerebrale Amyloidangiopathie auf und diese Ergebnisse waren nicht durch ein größeres Risiko für Diabetes oder Bluthochdruck, APOE-Genotyp, Alkoholmissbrauch oder Tabakrauchen, Geschlecht oder Altersunterschiede erklärbar.

- Störungen des Tagesrhythmus durch Jet Lag, Schichtarbeit, Schlafentzug und durch lärmbelastete Nachbarschaft

- Mangel an Grünflächen

EPIGENETIK BEI SUBSTANZEXPOSITION

- Lebensmittelkontaminanten und Schimmelpilzgifte

- Hormone und Stoffe mit östrogenem Potential

Beispiele sind Substanzen aus der Umwelt oder jene, welche bei Kontakt mit Kunststoffen in Lebensmittel gelangen können. Dazu gehören chlorierte Pestizide, polychlorierte Biphenyle, Alkylphenole, Bisphenole und bestimmte Phtalate.

Ein dokumentiertes Beispiel ist Bisphenol A (BPA), eine Chemikalie mit hohem Produktionsvolumen, die bei der Herstellung von Polycarbonat-Kunststoff verwendet wird und eine DNA-Demethylierung verursacht.

Eine Nahrungsergänzung mit genisteinhaltiger Soja wirkt der durch Bisphenol A induzierten DNA-Hypomethylierung in der frühen Entwicklung in der Schwangerschaft entgegen!

Die Hauptquelle für Isoflavone (Daidzein, Genistein) ist die Sojabohne. Es produzieren aber neben der Sojapflanze noch über 100 weitere Pflanzen Phytoöstrogene. So ist in rohfaserreichen Lebensmitteln, wie zum Beispiel den Leinsamen, Flachssamen, Haferflocken und Spargel die Phytoöstrogengruppe der Lignane vertreten. Traubensilberkerze oder roter Klee sind reich an Phytoöstrogenen und werden zur pflanzlichen Regulierung von Wechseljahresbeschwerden dem Verbraucher angeboten.

Zur Risikobewertung hormonell aktiver Substanzen aus der Umwelt und hier besonders aus Lebensmitteln, kann nach gegenwärtigem Stand aufgrund der geringen Konzentrationen dieser Stoffe von keinem gesundheitlichen Risiko für den Menschen, auch bei vegetarischer Ernährung, ausgegangen werden.

Aus den Ergebnissen epidemiologischer Studien wurde sogar gegensätzlich gefordert, dass eine erhöhte Aufnahme von Phytoöstrogenen chemoprotektive Eigenschaften hat. Hier wird insbesondere der Zusammenhang zwischen hohem Sojakonsum (Phytohormonaufnahme von 50-60mg/d) und erniedrigtem Brustkrebsrisiko in ostasiatischen Ländern diskutiert (MESSINA, 1999).

- Medikamentenrückstände

- Umgebungstemperatur

Spekulativ gesagt könnte sich eine globale Erderwärmung auf die epigenetische Genexpression auswirken.

- Feinstaub und Luftverschmutzung

Die Aktivität der DNA-Methyltransferase oder Histonacetyl-Transferase wird besonders durch verkehrsbedingte Schadstoffe potenziell direkt verändert.

- (Schwer-) Metalle: Arsen, Nickel, Chrom, Cadmium, Quecksilber und Blei

Die toxische Wirkung von (Schwer-) Metallen steht in engem Zusammenhang mit epigenetischen Wirkungen der Metalle und ist im Einzelfall oft nur bedingt vorherzusagen. Da einige der Metalle als Spurenelemente sogar essenziell für die Zellfunktion sind, hat sich am Theorem des Paracelsus - „Dosis facit venenum“ (deutsch: Die Dosis macht das Gift) - bis heute nichts geändert.

• Nanoplastik-Partikel schaden Gewebe-Makrophagen

Nanoteilchen bringen auch Gefahren mit sich, indem sie zu oxidativem Stress führen oder Entzündungen, sogar Apoptosis auslösen können.

Untersuchungen zeigten, dass Nanopartikel aus dem 3D-Druck DNA-Schäden in Zellen verursachen können. Diese Nanopartikel sind Nanopartikel von Nickel und Kobalt.

Auch können Personen, die hautsensibilisierenden Chemikalien und Metallen wie sechswertigem Chrom, ausgesetzt sind, nach erneutem Kontakt mit diesen Substanzen Kontaktallergien und Ekzeme entwickeln.

• Organische Umweltchemikalien

Polyzyklische Kohlenwasserstoffe, PAKs (Polyzyklische aromatische Kohlenwasserstoffe) führen zu einer Hypomethylierung der DNA und erhöhen das Krebsrisiko.

Benzol, Benzopyren, Benzidin, Senfgas, Phthalate und Carbamate, u. a. in fermentierten Nahrungsmitteln in geringen Mengen enthalten, greifen ebenfalls in das Methylierungsmuster von DNA und Histonproteinen ein, teilweise stören sie aber auch die Zellregulation durch miRNAs. Letztlich steigt das Tumorrisiko.

• Mykotoxine und Biotoxine

Eine besondere Stellung nimmt das bakterielle Microystin (Gruppe von Oligopeptiden, die von Cyanobakterien sezerniert werden) ein. Diese Oligopeptide hemmen zahlreiche Phosphatasen und führen so zur einer Hyperphosphorylierung, die letztlich das Zytoskelett der Zellen zerstört, sodass die Zellen absterben.

Mircocystine greifen wohl direkt in die miRNA-Regulation ein und verändern die Zellteilung bzw. zahlreiche Signalwege.

Eine relevante Folge ist die sogenannte nichtalkoholische Steatosis hepatis (Leberverfettung, NASH). Beim Morbus Alzheimer kommt es u. a. zu einer Hyperphosphylierung der Tau-Proteine, die als Mikrotubuli im Axon eine substanzielle Bedeutung für die Demenzgenese haben!

Dazu passt die Beobachtung, dass es unter Microcystinen zu Endoplasmatischem Reticulums-Stress kommt, der mit einer neuronalen Apoptosis durch Aktivierung des Caspase-Pathway und mit kognitiven Defiziten einhergeht.

- Persistent Organic Pollutants

Ähnlich wie Tabakrauch und Luftschadstoffe begünstigen Persistent Organic Pollutants (POS) – DDT Dichlor-diphenyl-trichlorethan, DDE Dichlor-diphenyl-dichlorethylen, PFOS Perflour-octan-sulfonsäure, u. a. – in den meisten Fällen die Hypomethylierung von DNA.

- Einfluss elektrischer Felder von Energie, Strahlung, Hitze und elektrischer Prozesse auf das Epigenom

Die DNA bestehend aus negativ geladenen Nukleinsäuren und wird von einem positiv geladenen Proteinmantel, den Histonproteinen umgeben, welche die Konformation der Stränge stabilisieren.

Die Energie elektrischer Felder zwischen den Neuronen reicht aus, um Reaktionen wie Methylierung oder Acetylierung zu verändern.

Durch Energie, Strahlung, Hitze und elektrische Prozesse können aus der Umwelt sowohl freie Radikale entstehen als auch aus biologischen Molekülen reaktive ROS- (reactive oxygen species-)-Radikale gebildet werden. Diese können die Genexpression - via epigenetischer Mechanismen - in der Regel verbunden mit lokalen Veränderungen der Ladung, modulieren.

Eine übermäßige Strahlenbelastung durch Radikalbildung kann bei Strahlentherapie zu einer Fibrose führen. Es gibt also Expositionslimits, bei denen das antioxidative System überfordert ist.

UV-Strahlung als schädigender Umweltfaktor, insbesondere UV-B (280-315 nm), hat sich durch das Ozonloch infolge der FCKW-Problematik fest im öffentlichen Denken verankert.

- Hitze und Trockenheit

Trockenstress ist eine außergewöhnliche Belastung für Pflanzen, die durch Trockenheit, also Wassermangel, ausgelöst wird. Wassermangel limitiert die

Entwicklung der Pflanze. Auch hohe Salzkonzentration im Boden lösen bei Pflanzen Stressreaktionen (Salzstress) aus. Der Stress führt zu Wachstumshemmungen.

Ernteeinbußen durch Trockenstress der Pflanzen verschärfen somit Schwierigkeiten bei der Nahrungsmittelversorgung für eine wachsende Weltbevölkerung. Pflanzen können zudem durch züchterisch-genetische Verbesserung hitze- und dürreverträglicher gemacht werden, um den Folgen des Klimawandels angepasst zu sein.

Der Stressor Trockenheit führt dazu, dass Pflanzen als Gegenmaßnahme die Spermidin-Biosynthese verstärken. Polyamine, im wesentlichen Spermidin und Spermin, sind bei physiologischem, zellulärem pH-Wert protoniert und liegen als Polykationen vor, wodurch sie an Makromoleküle wie DNA, RNA, Chromatin und Proteine binden können, um diese Moleküle zu stabilisieren und das Pflanzenwachstum zu fördern.

MANGEL AN GESUNDHEITSBEWUSSTSEIN

• Abusus von Schadstoffen: Tabak, Alkohol, Drogen

Das trifft auf das Suchtverhalten zu. Die dopaminerge mesolimbische Bahn in unserem Gehirn ist wahrscheinlich die entscheidende anatomische Struktur für die Auslösung von Suchtverhalten z.B. durch Amphetamine, Cocain, Nicotin, Opiate. Rauchen, Alkohol- und Drogenabusus verstärken den chronisch-toxischen Stress mit überaktiver HPA-Achse.

Gut nachvollziehbar und von praktischer Relevanz sind die schädlichen Folgen des Rauchens. Es zeigen sich große Unterschiede zwischen der DNA-Methylierung bei Rauchern, Nichtrauchern und Ex-Rauchern.

Rauchen löst diesen Mechanismus in rund 7000 Genen, also Abschnitten auf unserer DNA, aus. Das entspricht rund einem Drittel des gesamten Erbguts. Dabei handelt es sich in erster Linie um Genveränderungen, die im Zusammenhang mit Herz-Kreislauf-Krankheiten und Krebs der Atemwege, wie Lungenkrebs stehen.

Quelle: Roby Joehanes et al. Epigenetic Signatures of Cigarette Smoking. Circulation: Cardiovascular Genetics. 2016;9:436–447

- Mangel an körperlicher Bewegung

Körperliche Betätigung ist mit einer positiven neuronalen Funktion verbunden

Es wurden zwei Regionen untersucht: der Hippocampus und das Kleinhirn, ein Bereich, der direkt an der motorischen Kontrolle und dem Lernen beteiligt ist. Nach einer Woche Training war die globale Acetylierung des Core-Histons H3 in beiden Hirnregionen erhöht. Interessanterweise korrelierte dies mit einem erhöhten neuronalen Wachstumsfaktor des Gehirns im Hippocampus.

Im Gegensatz dazu verringerte sich das Expressionsmuster von DNA-Methyltransferasen (DNMTs) und Histondeacetylasen (HDACs), also jener Gene, die die DNA-Methylierung und Histonmodifikation im Allgemeinen beeinflussen, bei sportlicher Tätigkeit in beiden Regionen.

Bei Bewegung fördert Serotonin die Nervenzellneubildung im Hippocampus

Serotonin wird nicht unbedingt für die Neubildung von Nervenzellen im ausgewachsenen Gehirn benötigt, ist aber unverzichtbar, damit sich durch körperliche Aktivität vermehrt neue Gehirnzellen im Hippocampus bilden können.

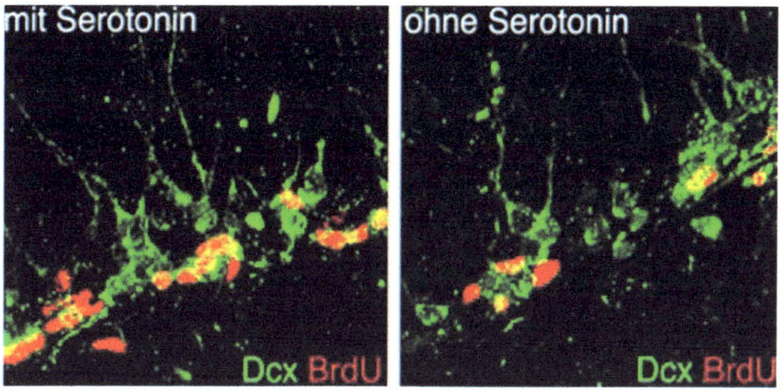

ABB. 51:
BEI MÄUSEN, DIE IM LAUFRAD RENNEN, ERHÖHT SICH DIE ANZAHL VON ZELLEN IM HIPPOCAMPUS (ROT), DIE SICH DANN ZU NERVENZELLEN (GRÜN) ENTWICKELN, VORAUSGESETZT, SIE VERFÜGEN ÜBER DEN BOTENSTOFF SEROTONIN (LINKS). BEI MÄUSEN, DIE WEGEN EINER GENVERÄNDERUNG KEIN SEROTONIN BILDEN KÖNNEN, ERHÖHT SICH DIE ANZAHL NEUGEBILDETER NERVENZELLEN DURCH RENNEN IM LAUFRAD NICHT (RECHTS).

Quelle: DOI: https://doi.org/10.1523/JNEUROSCI.5855-12.2013. Photo Friederike Klempin/ © MDC-Max Delbrück Center for Molecular Medicine-Berlin

Geringe körperliche Aktivität bei Kindern und Jugendlichen korreliert mit schlechten kognitiven Fähigkeiten

Studien zeigten, dass Bewegung eine starke epigenetische Einwirkung auf Veränderungen der Genexpression hat, die mit der synaptischen Plastizität, den Signalwegen und der epigenetischen Regulation sowohl im Hippocampus als auch im Kleinhirn des jugendlichen Gehirns verbunden sind.

Bewegung spielt jedoch nicht nur eine wichtige Rolle für die Aufrechterhaltung eines gesunden Gehirns während des Alterns, sondern scheint auch für die Förderung eines normalen Gehirnwachstums und der Reifung während der Entwicklung von entscheidender Bedeutung zu sein. Beispielsweise zeigten Studien von Chaddock, dass eine geringe körperliche Aktivität bei Kindern und Jugendlichen mit schlechten kognitiven Fähigkeiten korreliert, die manchmal mit einem verringerten Volumen in den Gehirnregionen des Hippocampus und der Basalganglien einhergehen.

Zu den identifizierten Mechanismen, gehören Neurogenese, Synaptogenese, synaptische Plastizität und Vermittlung durch neurotrophe Faktoren. Die starke und unmittelbare Wirkung von Bewegung auf Veränderungen der Genexpression im Gehirn führt zu epigenetischen Mechanismen. Tatsächlich zeigt eine Studie, dass epigenetische Faktoren im Hippocampus die Brain-derived neurotrophic factor (Bdnf)-Expression als Reaktion auf Bewegung regulieren.

PROTONENPUMPENHEMMSTOFFE (PPI) - ABUSUS BEI HOCHDOSIERTER PPI-LANGZEITEINNAHME

Demenz, Depression und Delir finden sich bei Säureblockade der Magenschleimhaut (GERD gastroesophageal reflux disease) durch Langzeiteinnahme von Protonen-Pumpen- Inhibitoren.

Bei den Protonenpumpenhemmern (Proton-Pump-Inhibitors (PPIs)-Omeprazol, Esomeprazol, Lansoprazol, Dexlansoprazol, Rabeprazol, Pantoprazol, Dexrabeprazol und Ilaprazol) besteht ein direkter Zusammenhang zwischen dem Auftreten von Demenz und Depression einerseits und dem langfristigen Einsatz von PPI andererseits.

PPIs galten lange Zeit als absolut unbedenkliche Arzneistoffe für den kurz- und langfristigen Gebrauch. Studien weisen darauf hin, dass ein Zusammenhang mit Alzheimer-Demenz, Depression und Delir bei langfristigem Einsatz von PPI´s vorkommt.

Eine Übersicht und Spezifikationen einzelner klinischer Studien zur Bewertung der Wirkung von PPIs auf die potenzielle Entwicklung neurologischer Nebenwirkungen finden Sie in der Arbeit von Michal Novotny.

Quelle: Michal Novotny , Blanka Klimova und Martin Valis. PPI-Langzeitanwendung: Risiko für neurologische Nebenwirkungen? Neurol., 08. Januar 2019

Als Alternative zu den PPI´s bietet sich Vonoprazan-fumarat an. Es ist ein erstklassiger kaliumkompetitiver Säureblocker.

CORTISOLABUSUS DURCH LANGZEITCORTISOL-THERAPIE

Langfristige systemische Cortison-Therapie führt zur erhöhten MAOs-EXPRESSION

Glukokortikoide erhöhen die Transkription von MAO B. Medikamente wie Dexamethason (9-Fluor-16α-methylprednisolon) erhöhen ebenfalls die MAO B-Gen-Expression und Transkription.

Die siebentägige Verabreichung von Dexamethason an menschliche Myozyten zeigte eine Hochregulation von MAO A-mRNA und eine siebenfache Erhöhung der MAO A-Proteinspiegel.

Eine 24-stündige Dexamethason-Behandlung menschlicher Gehirnzellen (neuronale und gliale Zelllinien) war mit einer größeren MAO A-Genexpression verbunden.

Die Verabreichung von Dexamethason über 26 Tage verursachte bei erwachsenen männlichen Sprague-Dawley-Ratten einen Anstieg der MAO A-Aktivität des frontalen und parietalen Kortex um 300%.

Chronischer sozialer Stress durch das Paradigma der sozialen Niederlage führte zu einer 2- bis 3-fachen Zunahme MAO A-mRNA-Spiegel im Raphe-Nucleus von CBA/Lac-Mäusen.

DER SANFTE WEG GESUND ZU SEIN IST DER EPIGENETISCHE WEG GESUND ZU SEIN UND GESUND ZU BLEIBEN

DAS LEBEN BESTEHT AUS AUGENBLICKEN UND ALTERNATIVEN

„Aber wenn ich noch einmal anfangen könnte, würde ich versuchen, nur mehr gute Augenblicke zu haben. /
Falls du es noch nicht weißt, aus diesen besteht nämlich das Leben. /
Nur aus Augenblicken. Vergiss nicht den jetzigen".

JORGE LUIS BORGES

„Du musst dein Leben ändern!" Die Stimme, die RILKE *im Louvre zu sich sprechen hörte, ist in den allgemeinen Zeitgeist eingeflossen.*
Es ist die Einsicht in die Möglichkeit und Verantwortung der Selbstbildung des Menschen, denn die Aktivität des Einzelnen wie der Gemeinschaft wirkt unablässig auf ihn und sie zurück".

PETER SLOTERDIJK

Quelle: Du mußt dein Leben ändern: Über Anthropotechnik Taschenbuch – 2012 von PETER SLOTERDIJK

EPIGENETISCHE MILIEUS FÜR DIE GESUNDHEIT OHNE DNA- UND HISTONPROTEIN-METHYLIERUNGS-DEFIZITEN

DAS FUNDAMENT EINER NEUEN ART ZU DENKEN UND EINER NEUEN IDEE VON GESUNDER LEBENSFÜHRUNG:

- Soziale Pufferung

Soziale Beziehungen sind eine entscheidende Determinante. sowohl der psychischen als auch der körperlichen Gesundheit. Dieser Effekt ist teilweise auf die soziale Pufferung von Stress zurückzuführen.

Homo sapiens ist eine soziale Spezies: Wir organisieren uns in Gruppen, kooperieren mit genetisch nicht verwandten Individuen und leben meist in monogamen Paarbindungsbeziehungen. Aus evolutionärer Sicht kann Sozialität sehr anpassungsfähig sein, da Ressourcen für Wachsamkeit und Verteidigung geteilt werden und das Risiko, Opfer zu werden, für den Einzelnen verringert wird. Auch in modernen Gesellschaften ist eine geringe Qualität sozialer Beziehungen ein entscheidender Faktor für die Sterblichkeit, Marker für Herz-Kreislauf-Erkrankungen und die Funktion des Immunsystems, sowie stressbedingte psychische Störungen wie Depressionen.

Diese Bedingungen verursachen erhebliches Leid und enorme Kosten für die Gesundheitssysteme, sodass das Wissen über die grundlegenden Mechanismen, die den Auswirkungen sozialer Beziehungen zugrunde liegen, für die Umsetzung wirksamer Gesundheitspolitik unerläßlich ist

Soziale Pufferung ist einer der grundlegenden Mechanismen, die die Wirkung der Beziehungsqualität auf die Gesundheit erklären. Unter Stress durchläuft der Körper eine Kaskade physiologischer Reaktionen, um die biologische Homöostase aufrechtzuerhalten, einschließlich der Aktivierung der sympathoadrenalen und der Hypothalamus-Hypophysen-Adrenomedullaren (HPA)-Stressachse, was zur Freisetzung von Adrenalin und Cortisol in den Blutkreislauf führt.

Sind Stressoren ausreichend häufig, stark oder andauernd, wie bei einer überaktiven HPA-Achse, führen sie zu einer Abnutzung des Körpers, die mit den gleichen Gesundheitszuständen verbunden ist, welche bei Menschen mit geringer Beziehungsqualität beobachtet werden. Es zeigte sich, dass soziale Unterstützung diese stressinduzierten physiologischen Veränderungen beim Menschen abfedert. Dieser Effekt wird oft hochrangigen Funktionen zugeschrieben, wie der Gewährung von informativer, instrumenteller oder emotionaler Unterstützung. Dennoch werden bereits in der bloßen Anwesenheit eines Partners physiologische Stress-Puffereffekte beobachtet. Dies wurde lange Zeit als Hinweis darauf gewertet, dass die Wirkung sozialer Unterstützung auch über einen grundlegenderen biologischen Weg wirken kann.

Eine rezente Studie zur Sozialen Pufferung von Maurizio Sicorello und Mitarbeitern der Abteilung für Genetische Psychologie an der Ruhr-Universität Bochum, zeigte, dass die Qualität der sozialen Gesellschaft entscheidend für das Auftreten von sozialer Pufferung ist. Zwei gut beschriebene Einzelnukleotid-Polymorphismen (rs2268498, rs53576) mildern den sozialen Puffereffekt durch Haplotypen auf dem Oxytocin-Rezeptorgen. Diese Studie zeigte auch die Wechselwirkung zwischen sozialen Netzwerkmerkmalen und dem Oxytocin-System, das eine weitere zentrale Determinante von Gesundheit darstellt.

• Zwischenmenschliche Berührung

Zwischenmenschliche Berührungen werden häufig verwendet, um Emotionen zu kommunizieren, soziale Bindungen zu stärken und anderen Freude zu bereiten.

Interindividuelle Berührungen können eine wünschenswerte Belohnung sein, die sowohl negative Auswirkungen lindert als auch starke Lustgefühle hervorrufen kann.

Wenn sensorische Hinweise darauf bestehen, dass es unerwünscht ist, mit dem Berührer zu interagieren, kann die affektive Erfahrung derselben Berührung zu Ekel werden.

Um in der sozialen Welt zu navigieren, kombinieren Menschen verfügbare sensorische Informationen wie emotionale Gesichtsausdrücke und sanfte affektive Berührungen.

Eine Berührung mit tiefem Druck, wahrgenommen bei Umarmungen und Massagen, vermittelt typischerweise ein Gefühl von Wohlbefinden.

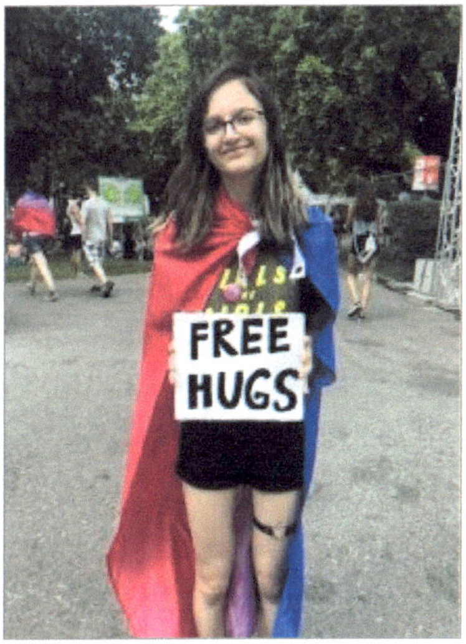

ABB. 52:
TEILNEHMERIN AN DER REGENBOGENPARADE-2019, WIEN

Quelle: Foto Eduard Rappold

Die sanfte menschliche Berührung wird als angenehmste eingestuft.

Liebevolle Berührungen sind ein zentraler und unvermeidlicher Teil der meisten sexuellen Verhaltensweisen und können zu intensiven erotischen Gefühlen führen.

Über die kutanen sensorischen Neuronen, die erotische Berührungsqualitäten signalisieren, ist jedoch wenig bekannt, geschweige denn, wie diese Signale zu einem einheitlichen Gefühl erotischer Erregung beitragen.

Nichtmyelinisierte C-taktile Hautafferenzen kommen als Kandidaten für die Signalisierung erotischer Qualitäten streichelnder Berührungen in Frage. Ein sanftes Streicheln bei „mittleren" Geschwindigkeiten von 1–10 cm/s wird angenehmer und erotischer als schnellere oder langsamere Berührungsmuster empfunden.

• Für immer in der Liebe dank Epigenetik

Neurowissenschaftler an der Florida State University (USA) erforschten, ob die Epigenetik an der Bildung von Partnerpräferenzen bei weiblichen Präriewühlmäusen beteiligt ist.

Mit einem Medikament, Trichostatin A (TSA) genannt, dass die Genaktivierung durch Stummschaltung der Histondeacetylierung fördert, fanden sie heraus, dass die Blockierung der Histondeacetylierung und die Erhöhung der Histonacetylierung den Frauen ermöglichten, eine Partnerpräferenz zu bilden.

Sie entdeckten, dass die TSA-injizierten Frauen eine Zunahme der Oxytocin- und Vasopressinrezeptorexpression im Nucleus accumbens aufwiesen, was wahrscheinlich auf die gemessene Zunahme der Histonacetylierung in den Regionen der Gene zurückzuführen ist, die ihre Expression regulieren.

Auch wenn unbehandelte weibliche Tiere 24 Stunden lang einzeln mit einem männlichen Tier zusammen waren und die Gen- und Proteinexpression von Oxytocin- und Vasopressinrezeptoren im weiblichen Gehirn sowie die Menge der Histonacetylierung in den regulatorischen Genen Regionen gemessen wurde, ergab sich, dass die Expression von Oxytocin- und Vasopressinrezeptoren im Nucleus accumbens zunimmt und die Aktivierung dieser beiden Gene durch Histonacetylierung erfolgt.

• Der Wert positiver Emotionen

„Schau immer auf die helle Seite des Lebens". Weißt du, du kamst aus dem Nichts, du gehst wieder zurück ins Nichts! Was hast du verloren? – Nichts! MONTY PYTHON

Monty Python war eine britische Komikergruppe. Sie wurde 1969 gegründet und hatte ihre Blütezeit in den 1970er Jahren, in denen die Fernsehserie Monty Python's Flying Circus und mehrere Kinofilme, unter anderem *Das Leben des Brian,* entstanden.

Versuchen Sie, sich über eine schlechte Situation zu freuen, indem Sie an einige Vorteile denken, die sich daraus ergeben könnten, oder denken Sie einfach, dass es nicht so schlimm ist, wie es hätte sein können.

Vertreter der hedonistischen Tradition sind der Auffassung, dass zu einem glücklichen Leben vor allem Gefühle der Freude und Lebenszufriedenheit gehören. Wer möglichst häufig guter Stimmung ist und sein Leben alles in allem positiv einschätzt, ist glücklich.

Menschen mit einer Sinn-geleiteten, prosozialen Einstellung zeigen eine verminderte Aktivität der Risikogene, also ein Gen-Aktivierungsmuster, welches mit einem verminderten Krankheitsrisiko für Herzinfarkte, Schlaganfälle, Krebs und Darmerkrankungen verbunden ist.

„Social Genomics" befasst sich mit der Art, wie wir als soziale Wesen zusammenleben, über dieses Zusammenleben denken und es in den körperlichen Strukturen seinen Niederschlag findet.

Die Realität des Denkens hat nicht nur eine geistige, sondern auch eine biologische Dimension:

„Es gibt keinen Abstand zwischen dem Sozialen und dem Biologischen". Marcel Mauss

• Positive emotionale Inhalte in frühen Autobiographien waren sechs Jahrzehnte später stark mit Langlebigkeit verbunden

In den 1930er Jahren wurden einige junge katholische Nonnen gebeten, kurze, persönliche Aufsätze über ihr Leben zu schreiben. Sie schilderten erbauliche Erlebnisse in ihrer Kindheit: Die Schulen, die sie besuchten, ihre religiösen Erfahrungen und die Einflüsse, die sie ins Kloster führten. Obwohl die Essays ursprünglich dazu dienten, den Karriereweg jeder Nonne zu beurteilen, wurden die Dokumente schließlich archiviert und weitgehend vergessen. Mehr als 60 Jahre später tauchten die Schriften der Nonnen wieder auf, als drei Psychologen der Universität von Kentucky die Aufsätze im Rahmen einer größeren Studie über das Altern und die Alzheimer-Krankheit überprüften. Deborah Danner, David Snowdon und Wallace Friesen lasen die biografischen Skizzen der Nonnen und bewerteten sie nach positivem emotionalem Inhalt, indem sie Momente von Glück, Interesse, Liebe und Hoffnung festhielten. Was sie fanden, war bemerkenswert: Die Nonnen mit den meisten positiven Emotionen lebten bis zu 10 Jahre länger als jene mit den wenigsten positiven Emotionen. Dieser Gewinn an Lebenserwartung ist erheblich größer als der Gewinn, den diejenigen erzielen, die mit dem Rauchen aufhören.

• Meditation und Epigenetik
Meditation verlangsamt die Gehirnalterungsrate

Meditationspraxis beeinflusst die epigenetische Uhr, einen starken und reproduzierbaren Biomarker des biologischen Alterns, die zu der durch kumulativen Lebensstress und bei altersbedingten chronischen Erkrankungen beschleunigt wird. Die kumulative Wirkung einer regelmäßigen Meditationspraxis kann langfristig dazu beitragen, die epigenetische Uhr zu verlangsamen und könnte eine nützliche Präventionsstrategie für altersbedingte chronische Krankheiten darstellen. Da die Genexpression sich ständig ändert, können wir „die Uhr nicht zurückdrehen".

Quelle: Chaix R, Alvarez-López MJ, Fagny M, Lemee L, Regnault B, Davidson RJ, Lutz A, Kaliman P. Epigenetic clock analysis in long-term meditators. Psychoneuroendocrinology. 2017 Nov;85: 210-214.

Yongey Mingyur Rinpoche (YMR) ist ein tibetisch-buddhistischer Mönch und renommierter Meditationspraktizierender und -lehrer, der außergewöhnlich viele Stunden seines Lebens mit Meditation verbracht hat. Das Gehirnalterungsprofil dieses erfahrenen Meditierenden im Vergleich zu einer Kontrollpopulation wurde mithilfe eines maschinellen Lernrahmens untersucht, der das „Gehirnalter" aus der Bildgebung des Gehirns schätzt. Die Gehirnalterungsrate von YMR erschien langsamer als die der Kontrollen, was auf eine frühe Reifung und verzögerte Alterung hindeutet. Mit 41 Jahren ähnelte sein Gehirn dem eines 33-Jährigen. Spezifische regionale Veränderungen unterschieden YMR nicht von Kontrollen, was darauf hindeutet, dass die Gehirnalterungsunterschiede aus koordinierten Veränderungen resultieren können, die über die graue Substanz verteilt sind.

• Achtsamkeitsbasierte Stressreduktion

Achtsamkeit bedeutet, sich dem gegenwärtigen Moment wach und aufmerksam zuzuwenden. Wenn wir lernen uns und der Welt mit einer Haltung freundlicher Präsenz zu begegnen, ohne uns automatisch in Gedanken, Geschichten, Sorgen und Pläne zu verstricken, vergrößern wir unseren Spielraum. Wir ruhen förmlich in uns selbst und können Herausforderungen mit Geistesgegenwart, Gleichmut und entspannter Wachheit annehmen.

Vor mehr als vierzig Jahren hat der Molekularbiologe Jon Kabat-Zinn das MBSR-Programm (Mindfulness Based Stress Reduction, Achtsamkeitsbasierte Stressreduktion) entwickelt, um zunächst vor allem bei SchmerzpatientInnen, in der Folge aber auch bei vielen, vor allem psychosomatischen Erkrankungen, Erleichterung zu verschaffen. Er fügte dafür Elemente aus der buddhistischen Meditationspraxis, dem Yoga und modernen neurobiologischen Erkenntnissen zusammen, die vor allem auf der relativ neuen Entdeckung der Neuroplastizität beruhen: Wenn wir unsere Nervenverbindungen regelmäßig trainieren, kann das unheilsame Strukturen auflösen und unsere Art der Wahrnehmung und des Umgangs mit Herausforderungen positiv verändern.

Es gibt eine Vielzahl an Forschungsergebnissen, die Achtsamkeit konsequent mit bestimmten Veränderungen in der Struktur und Funktion des Gehirns sowie mit Verhaltensänderungen in Verbindung bringen.

Dies deutet darauf hin, dass sich Achtsamkeit positiv auf unsere Gedanken und Gefühle auswirken kann, einschließlich der Verringerung von Angst und Schmerz.

Der Bereich des Gehirns, der mit der Reaktion auf Bedrohungen verbunden ist, die Amygdala (Mandelkern), ist bei Meditierenden kleiner, während der Bereich des Gehirns, der mit nachdenklichen Reaktionen verbunden ist, der präfrontale Kortex, größer ist. Diese Veränderungen deuten darauf hin, dass Achtsamkeit reaktive, ängstliche Reaktionen verringert, welche Stresszustände verstärken.

- ## Veränderungen der Gehirn- und Immunfunktion, die durch Achtsamkeitsmeditation hervorgerufen werden

Ein 8-wöchiges klinisches Trainingsprogramm in Achtsamkeitsmeditation hatte nachweisbare Auswirkungen auf die Gehirn- und Immunfunktion. Diese Ergebnisse legen nahe, dass Meditation die Gehirn- und Immunfunktion positiv verändern kann.

- ## Meditation reduziert Angststörung

Meditationsgebundene Angstentlastung ist mit einer Aktivierung der Bereiche mit den exekutiven Funktionen des präfrontalen Cortex verbunden.

Während der Meditation gab es mehr Aktivität im ventromedialen präfrontalen Cortex, dem Bereich des Gehirns, der Sorge und Angst kontrolliert.

Mithilfe von bildgebenden Verfahren des Gehirns, wie fMRT (Functional Magnetic Resonance Imaging) haben Wissenschaftler gezeigt, dass Meditation die Dichte von Neuronen und damit die Aktivität in der linken Amygdala reduziert und die Neuronendichte im präfrontalen Kortex erhöht, der ein wichtiger Bereich für die Regulierung von Emotionen ist. Im Wesentlichen schrumpft das reaktive Angstzentrum des Gehirns (linker Mandelkern) und das nachdenklichere Reaktionszentrum des Gehirns im präfrontalen Kortex wächst.

- Eine achtsamkeitsbasierte kognitive Therapie schützt Patienten ebenso gut vor einem Rückfall in eine Depression wie herkömmliche Medikamente

Bei dieser achtsamkeitsbasierten kognitiven Therapie werden Patienten darin geschult, negative Gedanken und Gefühle zu erkennen, zu akzeptieren und mit ihnen umzugehen, statt in neue Depressionen abzugleiten. Die Rückfallrate bei den Patienten, die sich der meditativen Therapie unterzogen hatten, lag bei 44 Prozent. Bei den mit Antidepressiva behandelten Versuchsteilnehmern waren es 47 Prozent.

- Meditation könnte somit eine wirksame Alternative für Patienten darstellen, die Antidepressiva nicht vertragen

Eine kürzlich erschienene systematische Übersichtsarbeit im Journal of the American Medical Association (JAMA) fand heraus, dass Meditationsprogramme zu einer kleinen bis mässigen Reduzierung mehrerer negativer Dimensionen von psychischem Stress führen können. Das klingt vielleicht nicht allzu aufregend. Die Autoren führen jedoch weiter aus, dass die Wirkungen eines Achtsamkeitsmeditationsprogramms der „Verwendung eines Antidepressivums in einer Grundversorgungspopulation, jedoch ohne die damit verbundenen Nebenwirkungen und Arzneimittelwechselwirkungen" gleichkommen.

Mit anderen Worten, Achtsamkeitsmeditationsprogramme haben eine ähnliche Wirkung wie Antidepressiva, die oft gegen Angstzustände und Depressionen verschrieben werden. Und das ist tatsächlich sehr beachtlich, da die sichere Praxis der Achtsamkeit ähnliche Wirkungen zeigt wie die riskanteren und weniger verträglichen Antidepressiva!

MUSIK UND EPIGENETIK

Der musikalische Ausdruck von Emotionen ist ein mächtiges Mittel Gefühle zu signalisieren und auszudrücken. Die Amygdala und der Hippocampus, als Teil des temporalen limbischen Systems, reagieren empfindlich auf musikalische Emotionen.

• Musik moduliert die Gene des Gehirns

Die neuesten Forschungen auf dem Gebiet der Neurophysiologie und Molekularbiologie zeigen, dass die Klangumgebung, in die wir seit dem intrauterinen Leben und während unseres gesamten Lebens eingetaucht sind, die Macht hat, Gesundheit, Langlebigkeit und Selbstheilungsprozesse zu beeinflussen, indem sie Hormone, Enzyme, Biomarker, Emotionen und den mentalen Zustand beeinflusst, mit Auswirkungen auf das Gleichgewicht und Wohlbefinden des psychophysischen Systems.

Das Hören von klassischer Musik ermöglicht die Veränderung der Gene, ebenso die Expression der Gene: Vielleicht haben Sie schon festgestellt, dass das Hören von Bach oder Mozart, in Ihnen ein Gefühl des Wohlbefindens auslöst. Es gibt bereits eine Vielzahl an Studien, die die positiven Effekte von Musik auf das Gehirn aufzeigen. Sie bewirkt Veränderungen des Blutflusses im Gehirn, reguliert die Gefühle und stimuliert bestimmte Hirnregionen.

Finnische Forscher haben eine epigenetische Erklärung für diesen Mechanismus vorgelegt. Sie haben gezeigt, dass das Hören von klassischer Musik mit der Veränderung der Aktivität bestimmter Gene einhergeht, vor allem solcher, die an der Synthese von Dopamin dem Neurotransmitter für Belohnung und Freudegefühl, beteiligt sind.

Interessant ist, dass diese Veränderungen nur bei Personen mit geübtem Ohr eintraten. Dies deutet darauf hin, dass eine durch musikalisches Schulung und Praxis erhöhte Sensibilität beim Musikhören die Voraussetzung dafür ist, dass jene Prozesse ausgelöst werden. Die Forscher führten das Experiment mit dem Violinkonzert Nr. 3 G-Dur KV 216 von Mozart durch: 20 Minuten genügten, um Effekte auf die Gene feststellen zu können. Dies ist also ein weiteres Mittel, um auf ihr Epigenom sanft einzuwirken. Gerade auch für Kinder gilt, dass es positive Effekte haben kann, sie frühzeitig an klassische Musik heranzuführen.

Eine Studie von Professor DANIEL J. LEVITIN von der Abteilung für Psychologie an der McGill University in Montreal zeigt, wie Musik die Biochemie unseres Körpers verändern kann. Zusammen mit seinem Team hat der Forscher gezeigt, dass das Hören und Spielen von Musik wichtige Vorteile für die geistige und körperliche Gesundheit hatten. Die Untersuchungen, die auf über 400 Studien zur Neurochemie von Musik basieren, zeigten positive Auswirkungen auf das Immunsystem. Insbesondere gab es einen Anstieg der Produktion von Immunglobulin A, einem Antikörper, der eine entscheidende Rolle bei der Immunität spielt und den Körper vor Viren, Bakterien und anderen Krankheitserregern schützt. Zudem zeigte sich eine Zunahme der Aktivität der Natürlichen Killer (NK)-Zellen, Lymphozyten des angeborenen Immunsystems, die für die Abwehr von Infektionen, Tumoren und Entzündungszuständen verantwortlich sind. Darüber hinaus belegte die Studie die positive Wirkung von Musik bei der Förderung der Produktion von Oxytocin, dem Glücks- und sozialen Beziehungs-Hormon, mit einer daraus folgenden Verbesserung der sozialen Beziehungen.

Die Töne und Obertöne von Instrumenten, die auf 432 Hz gestimmt sind, stimulieren die bihemisphärische Synchronisation im Gehirn und steigern so Kreativität und Konzentration. Musik in dieser Frequenz erzeugt Obertöne, die mit dem Herzschlag, der DNA-Doppelhelix und dem Grundschlag unseres Planeten in Resonanz gehen (Schumann-Resonanz). Die Schumann-Resonanzen sind eine Reihe von Spektrumsspitzen im extrem niederfrequenten Teil des elektromagnetischen Feldspektrums der Erde. Sie sind globale elektromagnetische Resonanzen, die durch Blitzentladungen in dem von der Erdoberfläche und der Ionosphäre gebildeten Hohlraum erzeugt und angeregt werden. In der Praxis entsteht eine Sprache, die verstärkt mit der der Natur und der des Universums in Einklang steht.

• Wir müssen Städte förderlicher für die Psyche gestalten

Stadtleben geht mit einem erhöhten Risiko für eine Reihe an psychischen Erkrankungen einher. Dabei scheint ein stressabhängiger Entstehungsmechanismus eine wesentliche Rolle zu spielen.

Bisherige Daten deuten auch auf eine höhere Responsivität des Gehirns von Stadtbewohnern auf sozialen Stress hin. Gleichzeitig leben Stadtbewohner jedoch auch unter günstigeren Bedingungen mit leichterem Zugang zu Bildung, persönlicher Entfaltung, Gesundheitsversorgung und kultureller Vielfalt, als Einwohner ruraler Gebiete.

• Grünes Wohnumfeld

Eine hohe Umgebungsbegrünung hat viele gesundheitliche Vorteile und könnte zu einer langsameren biologischen Alterung beitragen. DNA-Methylierung ist ein potenzieller biologischer Mechanismus, durch den sich Grün in Wohngebieten auf die Gesundheit auswirkt.

Eine epigenomweite Assoziationsstudie zeigte, dass das umgebende Grün mit der Blut-DNA-Methylierung vieler Loci im gesamten menschlichen Genom verbunden war.

• Körperliche Aktivität und seine konkreten Auswirkungen auf das Epigenom

Körperliche Betätigung ist mit konkreten Auswirkungen auf das Epigenom und einer positiven neuronalen Funktion verbunden.

Gesundheit und körperliche Aktivität sind untrennbar miteinander verbunden. Bis heute ist nicht belegt, durch welche Mechanismen der gesundheitsfördernde Effekt zustande kommt. Was man inzwischen mit Sicherheit weiß, ist, dass sportliche Aktivität eine positive Auswirkung auf die Genexpression hat.

Der schwedische Forscher Carl Johan Sundberg und sein Forschungsteam vom Institut Karolinska in Stockholm haben gezeigt, dass regelmäßiges physisches Training eine epigenetische Wirkung auf den Zellkern der Muskelzellen hat. Für diese Studie baten die Forscher 23 Männer und Frauen, auf einem Standrad zu trainieren, und untersuchten, welche Veränderungen der DNA-Methylierung durch physikalische Aktivitäten ausgelöst werden.

Um einen Vergleich zu ermöglichen und so wirklich nur die Veränderungen in Zusammenhang mit körperlicher Aktivität zu erfassen, wiesen sie die Freiwilligen an, mit nur einem Bein ins Pedal zu treten, sodass das andere Bein zur Kontrolle dienen konnte. Nach drei Monaten Training von 45 Minuten viermal pro Woche zeigten die Ergebnisse Unterschiede bei 4076 Genen, die an Muskelaufbau, Energiezufuhr, Entzündungsmechanismen und Immunprozessen beteiligt sind. Die Forscher wiesen auch nach, dass die Veränderungen der Genexpression besonders rasch eintreten, aber auch reversibel sind: Einige Stunden nach der Anstrengung kehrten die Gene in ihren Anfangszustand zurück. Doch auch eine kurzzeitige Aktivierung von Genen kann länger anhaltende Effekte haben, wenn molekularen Kaskaden in Gang gesetzt werden. Die Genaktivität kann beispielsweise zur Produktion von Proteinen führen, die noch nach Stunden oder sogar Tagen später ihre Wirkung entfalten. Um einen stetigen Effekt zu erreichen, hilft aber nur regelmäßiges Training ohne längere Unterbrechungen.

• Körperliche Aktivität und Fettgewebe (Adipositas)

Sport hat nicht nur auf die Muskelzelle eine Wirkung, sondern auch auf die Fettzellen. Das zeigt eine weitere Studie, die von schwedischen Forschern durchgeführt wurde. 23 unsportliche, leicht übergewichtige, aber gesunde Männer von ungefähr 35 Jahren wurden gebeten, sechs Monate lang drei Trainingseinheiten Aerobic pro Woche einzulegen. Die Forscher untersuchten bei den Freiwilligen die Expression bestimmter Gene in den Fettzellen, die bei Fettleibigkeit und Diabetes Typ 2 eine Rolle spielen. Das Ergebnis war eindeutig: Sie fanden Modifikationen der DNA im Fettgewebe.

• Einfluss von Ausdauertraining mit Ausdauersportarten wie Dauerlauf, Schwimmen, Fahrradfahren oder Walking auf die Mitochondrien des Skelettmuskels

Bei Marathonläufern fand man im Skelettmuskel einen 2- bis 3-fach erhöhten Gehalt an Mitochondrien durch die Aktivierung der Biogenese von interfibrillären und subsarkolemmalen Mitochondrien. Beim aeroben dynamischen Ausdauertraining kommt es neben der Steigerung der Mitochondrienzahl und Proliferation des Kapillarendotheliums zu einer Aktivitätssteigerung fast aller Enzyme der oxydativen Stoffwechselwege (aerober Glukoseabbau, Glykogenolyse, Lipolyse und Proteinabbau).

- Sport fördert die Autophagie

Wem das wenige Essen oder Fasten nicht liegt, für den gibt es noch andere Strategien, um die Autophagie anzukurbeln. Zum Beispiel versetzt Sport die Zellen durch einen erhöhten Energiebedarf in einen Zustand, der die Autophagie fördert. Außerdem sollen schwarzer Kaffee und Spermidin, ein z.B. in Soja enthaltenes Polyamin, die Autophagie fördern.

- Fettleibigkeit

Fettleibigkeit könnte eine adaptive Reaktion auf eine Hungersnot sein, die durch eine Ernährungseinschränkung während der Embryogenese im Rahmen der Schwangerschaft vorweggenommen wird. Tatsächlich ist gut dokumentiert, dass Veränderungen der DNA-Methylierung als Reaktion auf Ernährungseinschränkungen während der Schwangerschaft auftreten.

Ein Team um die Genetikerin Anke Hinney vom Universitätsklinikum Essen untersuchte bestimmte punktförmige Mutationen (SNPs) der DNA von Menschen, die in großen genomweiten Assoziationsstudien (GWAS) aufgefallen waren, weil ihr Auftreten mit einem leicht erhöhten Risiko für Übergewicht korrelierte. Dabei konzentrierten sich die Forscher auf Stellen des DNA-Codes, die nicht den Bauplan für ein Protein enthielten, sondern für eine so genannte circuläre RNA, kurz circRNA. Wird der entsprechende DNA-Abschnitt abgelesen, entsteht ein ringförmiges RNA-Molekül. Dieses greift in die epigenetische Genregulation ein, denn es macht Mikro-RNAs (miRNAs) wirkungslos, die wiederum verhindern, dass ein bereits abgelesener genetischer Code in das zugehörige Protein übersetzt wird. Ähnliche Resultate fanden sich für Genvarianten, die Einfluss auf die Körpergröße, das Autismus-Risiko oder chronisches Nierenleiden haben. Die jeweiligen Merkmale scheinen also nicht durch ein abgelesenes Gen verursacht zu sein, sondern vielmehr auch dadurch, dass die circRNA die Expression, also die Ablesehäufigkeit des Gens, beeinflusst. Das ist ein anschauliches Beispiel dafür, wie Epigenetik und Genetik zusammenhängen können.

Quelle: Luisa Sophie Rajcsanyi et al.: Evidence for correlations between BMI-associated SNPs and circRNAs. Scientific Reports 12, 25.07.2022, 12643.

• Gesunder Schlaf mit der Empfehlung: Schlafen Sie zu Hause

Wir können nicht ohne Schlaf leben und verbringen fast ein Drittel unseres gesamten Lebens damit. Dennoch achten nur wenige von uns auf das Phänomen Schlaf.

Die Forschung zeigt, dass gesunder Schlaf ein wesentlicher Bestandteil eines blühenden Lebens ist. Schlafentzug kann negative Folgen für Gesundheit und Wohlbefinden haben.

Zu lernen, Schlaf in Ihrem Leben zu priorisieren, gesunde Schlafmuster zu schaffen und schlafbezogene Störungen effektiv zu behandeln, kann einen starken Einfluss auf Ihr allgemeines Wohlbefinden, sowie auf die Gemeinschaft, Gesellschaft und Kultur haben, in der Sie leben und arbeiten.

Stress beeinträchtigt häufig den Schlaf. Bei chronischem Stress mit hyperaktiver HPA-Achse bleibt der Spiegel des Stresshormons Cortisol auch abends hoch und verhindert somit den erholsamen Schlaf. Gegen Abend nimmt der Cortisol-Spiegel normalerweise ab und zugleich steigt der Melatonin- Spiegel an. Wichtig für den erholsamen Schlaf ist der langsame Anstieg des Melatonin-Spiegels im Blut vor Mitternacht und das Erreichen seines Höhepunkts gegen zwei und drei Uhr früh. In den frühen Morgenstunden fällt der Spiegel dann wieder ab, steigt jedoch ungefähr drei Stunden vor dem Aufwachen wieder an, um den Körper auf die energetischen Anforderungen des Tages vorzubereiten. Bei chronischem Stress mit überaktiver HPA-Achse ist dieser hormonelle Regelkreis gestört.

• Melatonin-Mangel durch MAO A -Überexpression

MAO A baut vorwiegend Serotonin und die neuronalen Katecholamine Noradrenalin, Adrenalin und auch Melatonin ab.

Eine überaktive HPA-Achse fördert die Monoaminooxidasen-Expression und die Monoaminooxidasen-Aktivität, verstärkt dadurch wiederum den chronischen Stress und steigert die Aktivität der HPA-Achse über eine erhöhte Cortisol-Bereitstellung.

Cortisol aktiviert die MAO A- und MAO B-Gen-Expression, welche als Enzyme für den Abbau der monoaminergen Gehirnbotenstoffe (Dopamin, Serotonin, Adrenalin, Noradrenalin) zuständig sind. Die bei der oxidativen

Desaminierung gebildeten toxischen Stoffwechselprodukte führen zu mitochondrialer Dysfunktion bis zum Verlust des Mitochondriums und zum Zelltod. Bei Nerven- und Gliazellen zeigt die progressive toxische Neurodegeneration und Astrogliose das Bild der Zellzerstörung im Gehirn.

• Ernährung

„Epigenetische Diät"

Viele Nahrungsbestandteile sind aufgrund ihrer antioxidativen und entzündungshemmenden Eigenschaften für ihre gesundheitlichen Vorteile bekannt.

Antioxidantien führen zu Veränderungen des Zellmembranpotentials und sind die wichtigsten treibenden Kräfte, die Signale durch die Zellmembran in das Zytosol und den Zellkern übertragen und so die Genexpression, Veränderungen der Zellproliferation und die Induktion von Apoptose oder DNA-Reparatur auslösen.

Quelle: Wang L, Gao S, Jiang W, Luo C, Xu M, Bohlin L, Rosendahl M, Huang W. Antioxidative dietary compounds modulate gene expression associated with apoptosis, DNA repair, inhibition of cell proliferation and migration. Int J Mol Sci. 2014 Sep 15;15(9):16226-45.

Eine „Epigenetische Diät" fördert mit bioaktiven Nahrungsbestandteilen die epigenetischen Modifikationen.

Spezifische Nährstoffe, die für metabolische Methylierungswege benötigt werden, können das Epigenom aufgrund ihrer funktionellen Rolle bei der Steuerung von DNA-Methylierung und Histonprotein- Modifikation stärker als andere direkt beeinflussen. Die Funktionsweisen dieser Verbindungen sind vielfältig. Sie wirken vor allem auf die Steuerung der Transkription, der DNA- Reparatur und durch verschiedene Mechanismen zum Einfangen der für die Zellen giftigen, freien Radikale.

Diese Entdeckung führte zur Entwicklung des Forschungsgebietes der Nutrigenomik. Diese untersucht die Effekte von Nahrungsmitteln und Nahrungsbestandteilen auf die Genexpression. Die korrekte Namensgebung des Forschungsgebietes wäre daher Nutriepigenomik.

Unsere Nahrung beeinflusst nicht nur unsere Gene, sondern unsere individuellen genetischen Varianten bestimmen auch die Art und Weise, wie diese Nahrung verstoffwechselt wird.

Dazu gehören Aminosäuren und Vitamine aus der Nahrung:

Lysin ist erforderlich für die Modifikationen der Histonprotein-Arme.

Methionin als Vorläufer des (-)-S-Adenosyl-L-Methionin (Ademetionin), als dominanter Methylgruppen-Donor an die DNA, Histonproteine und mikroRNA.

Vitamin B_6 ist notwendig für die B-6-abhängigen Enzyme bei den meisten Reaktionen des Transsulfurierungswegs im Ein-Kohlenstoffzyklus. Es baut das atherothrombotische und neurotoxische Homocystein zu Cystein ab und ist auch für die Synthese des wirksamsten zellulären Antioxidans, des Glutathions, verantwortlich.

Vitamin B_{12} ist ein Co-Enzym für die Methionin-Adenosyl-Transferase, die in Anwesenheit von zweiwertigen Kationen wie Mg^{2+}, Co^{2+} oder Mn^{2+} (-)-S-Adenosyl-L-Methionin synthetisiert.

Wasserlösliche B-Vitamine wie zum Beispiel **Biotin, Niacin** und **Pantothensäure** spielen eine wichtige Rolle bei Histonproteinmodifikationen, indem sie die Aktivität verschiedener Enzyme beeinflussen.

Betain ist ein spezieller Methylgruppen-Donor und reduziert die Homocystinurie bei Patienten mit angeborenen Störungen des Methioninstoffwechsels.

Eine gemischte Ernährung mit Normalgewicht ist anzustreben.

Vermieden werden sollten Mangelzustände, was besonders für die unzureichende Zufuhr von:

(-)-S-Adenosyl-L-Methionin (dominanter Methylgruppen- Donor an die DNA, Histonproteine und microRNA),

von **Spermidin,** das zu einer erhöhten Proteinsynthese und Zellschutz durch Induktion der Autophagie führt. Auf Zellebene kommt bei Spermidin-Mangel aber noch ein Stressmoment zu seiner Wirkung hinzu, der nitrosative Stress: Spermidin hemmt die Stickoxidsynthase (NOS), Spermidinmangel fördert die Stickoxid-(•NO)-Synthese und verursacht dadurch genannten nitrosativen Stress.

von **Genistein** (Schutz vor Osteoporose und verringertes Prostatakrebs-Risiko), von **B-Vitaminen** (u. a. zum Schutz vor Wernicke Syndrom, Funikuläre Myelose),

von **Folsäure** (Methylgruppen-Donor) oder **Vitamin D**.

Auch kann **Selen**mangel in sehr seltenen Fällen klinische Symptome hervorrufen (Keshan Syndrom, endemische Kardiomyopathie).

Auf ähnliche Weise scheinen **Anthocyane** zu wirken, ein wirksames Antioxidans für den Menschen, welches in Pflanzen vorkommt und leicht an seinem stark roten oder violetten Pigment zu erkennen ist. Es kommt in Pflanzen wie Auberginen, Pflaumen, Granatäpfeln, roten Zwiebeln, Preiselbeeren, Blaubeeren, Sojabohnen, Kidneybohnen und Kirschen vor. Dieses Flavonoid dient als starkes Antioxidans, das zum Abfangen von DNA-schädigenden freien Radikalen beiträgt.

Auch **Resveratrol,** ein Polyphenol aus den Kernen und Schalen der roten Weinbeeren, kann seine heilsamen Eigenschaften entfalten.

Ebenso unterstützend wirkt das **Polyphenol Epigallocatechin-3-Gallat** (EGCG), das im grünen Tee enthalten ist und nachweislich die Karzinogenese verlangsamt, da Epigallocatechin-3-Gallat die DNA-Methyltransferasen (DNMTs) und die Histon-Deacetylase (HDACs)-Aktivität hemmt. Eine spezielle Teezüchtung Sencha Uchiyama ist ein japanischer grüner Tee aus dem Tenryu Distrikt. Die EGCG-Konzentration von Sencha Uchiyama beträgt etwa 5,7% des Blattgewichtes.

Im Weiteren zeigen **Curcumin, Butyrate** (in Käse), **Diallyl-Disulfid** (in Knoblauch) oder **Sulphoraphan** (Senföl, in Brokkoli) als Histon-Deacetylase-Hemmer (HDAC-I) positive Effekte auf die Gesundheit.

Mehrere pflanzliche Verbindungen, Extrakte aus **Brassicaceae, Berberin** und **Capsaicin,** sind in der Lage das Uncoupling Protein 2 (UCP2) - Expressionsniveau zu beeinflussen und das Auftreten von Gefäßschäden zu mindern. Infolgedessen wird UCP2 zu einem interessanten therapeutischen Angriffspunkt für die Behandlung menschlicher Gefäßerkrankungen.

In Laborstudien wurde konnte gezeigt werden, dass **Quercetin,** als „Senolytikum", die Alterungsmarker verbessert und die Lebensdauer verlängert. Studien am Menschen belegten ebenso, dass Quercetin altersbedingte Krankheiten und Funktionsstörungen reduziert oder verhindert. Quercetin gehört zu einer Gruppe von Pflanzenfarbstoffen, den sogenannten Flavonoiden, die vielen Früchten, Blumen und Gemüsesorten ihre Farbe verleihen. Flavonoide wie Quercetin sind Antioxidantien.

Silent Information Regulator 2 (SIR2) - Proteine fördern die Langlebigkeit und spielen eine vielschichtige Rolle im Organismus. Sie tragen zum Herzschutz bei, indem Entzündungsprozesse gemildert werden und leisten ihren Beitrag zur Langlebigkeit im Zusammenhang mit geringerer Kalorienzufuhr.

Darum die Aufforderung: „Iss und trinke mehr „Sirtfood“, denn „Sirtfood“ ist reich an Sirtuin-Aktivatoren“:

- Äpfel
- Zitrusfrüchte
- Rotwein
- Buchweizen
- Walnüsse
- Dunkle Schokolade
- Medjool-Datteln
- Petersilie
- Kapern
- Blaubeeren
- Grüner Tee
- Soja
- Erdbeeren
- Kurkuma
- Olivenöl
- rote Zwiebel
- Grünkohl

Studien zur adäquaten Ernährung

Es gibt gut dokumentierte Beispiele für Umweltbelastungen, die die DNA-Methylierung während der Embryogenese beeinträchtigen.

Beispiele sind Ernährungseinschränkungen während der Schwangerschaft und folsäurearme- sowie Vitamin-B_{12}-arme Diäten bei Frauen mit Kinderwunsch. Die Verringerung des Gehalts an Methylgruppen-Donatoren in Zellen könnte zu einer Hemmung der DNA-Methylierung und einer Erleichterung der Demethylierungsaktivität führen. Ein erhöhter Methylgehalt in der Nahrung würde andererseits zu einer erhöhten DNA-Methylierungsaktivität und einer verringerten DNA-Demethylierung führen.

Die Mediterrane Diät, für die gezeigt werden konnte, dass sie günstige Effekte auf das kardiovaskuläre Risiko, Bluthochdruck, Entzündungsgeschehen und andere Komplikationen, die mit einer Adipositas assoziiert sind, hat, wurde mittels einer kontrolliert randomisierten Studie untersucht, um herauszufinden, ob die Einhaltung der Mediterranen Diät mit Änderungen des Methylierungsstatus peripherer Blutzellen assoziiert ist. Es konnte gezeigt werden, dass die Einhaltung der Mediterranen Diät, die reich an Gemüse und Olivenöl, sowie arm an Fleischprodukten ist, mit der Methylierung von jenen Genen assoziiert ist, welche mit Entzündungsvorgängen zusammenhängen und hier potentiell regulatorisch wirken.

Quelle: Benjamin Seethaler et al., Short-chain fatty acids are key mediators of the favorable effects of the Mediterranean diet on intestinal barrier integrity: data from the randomized controlled LIBRE trial, The American Journal of Clinical Nutrition, 2022.

Eine andere Studie konnte bei Männern mit erhöhtem Prostatakarzinomrisiko durch umfassende Änderungen der Ernährungsweise und des Lebensstils signifikante epigenetische Veränderungen des Proteinmetabolismus und der Proteinmodifizierung, des intrazellulären Proteintransports und der Proteinphosphorylierung nachweisen. Da diese biologischen Prozesse wichtige Funktionen bei der Tumorgenese haben, können Veränderungen der Ernährungsweise z.B. Genistein-Supplementation (Genistein ist in der Sojabohne enthalten) und des Lebensstils durch die Modulierung der Genexpression in der Prostata eine potenziell große Bedeutung in der Prävention des Prostatakarzinoms haben.

WAS NOCH ZU SAGEN IST

„Regenerative Medizin“, Big Data und Epigenetik sind die jungen Helfer, die eine neue und revolutionäre Perspektive in Medizin und Gesellschaft ermöglichen.

Daten inspirieren die Welt um uns herum ständig. Atemberaubende 90% der weltweiten Daten wurden in den letzten zwei Jahren erstellt. Mithilfe von Big-Data-Lösungen können wir präzisere Erkenntnisse gewinnen und fundierte Entscheidungen treffen. Derzeit werden jeden Tag 2,5 Quintillionen Bytes an Daten produziert, und es werden täglich mehr. Dank technologischer Verbesserungen wie dem besseren Zugriff auf riesige Datenmengen hat Big Data eine glänzende Zukunft vor sich und kann der Medizin und der Gesellschaft ermöglichen, mehr Erkenntnisse zu gewinnen, die Leistung zu steigern, sparsamer zu sein und sich schneller weiterzuentwickeln.

Das menschliche Genom kann trotz seiner Vielfalt und seiner über 20 000 Gene die Komplexität des Lebens und des Verhaltens nicht ausreichend abbilden. Die Epigenetik als Partner der Genetik erlaubt ein fein reguliertes Tuning zwischen Genexpression einerseits und der biologischen Einbettung („embedding“) von Umweltfaktoren andererseits.

Damit ergibt sich eine schier unendliche Vielfalt der individuellen flexiblen epigenetischen Expressionen und Phänotypen.

Therapeutisch ergibt sich eine Möglichkeit für das „Prinzip der epigenetischen Reversibilität“, die Korrektur der Modifikationen an DNA, Histonproteinen und epigenetisch veränderbaren RNA, um die aus negativen Umwelteinflüssen entstandene Beeinträchtigung der Funktionstüchtigkeit der Gene mit positiven Umweltfaktoren zu „egalisieren“.

Zugleich entwickelt sich auch ein Paradigmenwechsel im „Medikamenten-Verständnis“.

Klassische Medikamente haben keinen epigenetischen Bezug, außer, dass die Arzneimittelstoffe in Sedimenten, im Grundwasser und in Böden nachgewiesen werden können und so das Ökosystem als negativer Umweltfaktor belastet.

Die Wirkung eines Medikaments entfaltet sich im Zytosol und wird von der Menge des Medikaments, die den Rezeptor erreicht und dem Grad der Anziehung (Affinität) zwischen ihm und seinem Rezeptor auf der Zelloberfläche bestimmt. Sobald sie an ihren Rezeptor gebunden haben, variieren Medikamente in der Wirkstärke (intrinsische Aktivität). Die Affinität und intrinsische Aktivität eines Medikaments werden durch dessen chemische Struktur bestimmt. Aspekte wie Nebenwirkungen, Wechselwirkungen und potenzielle Toxizität weisen auf den nicht-physiologischen (pathologischen) Charakter des Medikaments hin. Gelegentlich kann eine Nebenwirkung oder Wechselwirkung kaum rückgängig gemacht werden. Die Wirkung des Medikaments hält an, bis der Körper von sich her mehr von dem blockierten Enzym herstellt. Eine der Aufgaben des natürlichen (-)-S-Adenosyl-L-Methionins (Ademetionin) ist die Methylierung von Pharmaka, um so die Entgiftung von Arzneimitteln zu ermöglichen.

(-)-S-Adenosyl-L-Methionin (Ademetionin) ist dennoch kein „Epimedikament", sondern ein „epigenetischer Wirkstoff", der seine Wirkung am Genom (im Zellkern) und nicht im Zytosol der Zelle entfaltet, es ist daher auch kein Medikament im klassischen Sinn.

Wir sind das Produkt aus Genetik und Epigenetik, aus Zufall und Verantwortung.

Gleich machen uns die Ungleichheiten durch phänotypische Diversitäten zwischen den Individuen, und frei die Abhängigkeiten.

Die Epigenetik zeigt und ermöglicht uns, wie wir zu leben haben, um gesund zu sein und gesund zu bleiben.

Die Verantwortung gegenüber uns selbst, gegenüber den Nächsten und der Umwelt stellt uns vor die Entscheidung: „es gibt kein richtiges Leben im Falschen" oder, um gesund zu bleiben, die „Freunde des richtigen Lebens zu kennen".

In den vergangenen zwei Jahrzehnten sind zunehmend Mechanismen in den Fokus der Forschung gerückt, die man als „epigenetisch" bezeichnet, was so viel wie „zusätzlich zur Genetik" bedeutet. Sie beeinflussen nicht den

Inhalt unserer Erbanlagen, also die Gensequenz. Vielmehr sorgt eine Reihe chemischer Schalter dafür, dass manche Gene schwerer abgelesen werden können und andere leichter.

Da epigenetische Markierungen im Gegensatz zu genetischen Mutationen durch „epigenetischen Wirkstoff“ und Verhaltensanpassung reversibel sind, bieten sie daher das Potenzial, Krankheiten, einschließlich Verhaltens- und psychische Gesundheitsstörungen, umzukehren oder zu verhindern.

Die Epigenetik scheint an dieser Stelle die Rolle des Dolmetschers zu übernehmen und kann so beeinflussen, ob jemand erkrankt oder nicht.

Grundsätzlich sichert die erfolgreiche Anpassungsfähigkeit der Genexpression an das jeweilige Habitat dem Organismus das Überleben. Aber sie kann auch negative Auswirkungen haben: Traumata, chronischer Stress oder bestimmte Drogen können das Epigenom so verändern, dass sich dadurch möglicherweise die Anfälligkeit für Depressionen, Zwangsstörungen oder eine Panikstörung erhöht.

In absehbarer Zeit, wohl in wenigen Jahren, wird die junge, aber gezielt heranreifende epigenetische Technologie für eine „Angewandte Epigenetik“, wie wir sie derzeit mit dem mRNA-Impfstoff als erstes Beispiel sehen, gefolgt von einer Krebstherapie, durch einen individualisierten Therapiezugang, mit all seinen Vorteilen für den Behandelten, der Therapie der „Psychoepigenetischen Krankheit“ und von allen Krankheiten, die einen epigenetischen Zusammenhang haben, einen epochemachenden Fortschritt ermöglichen.

Es wäre das nächste starke Glied in der Geschichte der medizinischen Innovationen, welche bisher unser Leben verlängert und lebenswerter gemacht haben.

Auch in dieser von Grund auf veränderten Medizin mit den Segmenten „regenerativer Medizin“, gezielter Nutzung von Datenmassen und Paradigmenwechsel zur „Angewandten Epigenetik“, dürfen wir der ethischen Frage nicht aus dem Weg gehen:

„Was machbar ist, ist nicht immer gut,
aber wo wir Gutes machen können, sollten wir es tun“.

QUELLENVERZEICHNIS DER BÜCHER

JOACHIM BAUER: Das empathische Gen-Humanität, das Gute und die Bestimmung des Menschen, Herder 2021.

GIULIO L. CANTONI/AHARON RAZIN: Biochemistry and Biology of DNA Methylation, Progress in Clinical and Biological Research volume 198, Alan R. Liss, Inc., New York 1985.

MARTIN DORNES: Die frühe Kindheit-Entwicklungspsychologie der ersten Lebensjahre, Fischer Taschenbuch 2013.

F. FEYRTER: Über die Pathologie der vegetativen nervösen Peripherie und ihrer ganglionären Regulationsstätten, Verlag Wilhelm Maudrich/Wien 1951.

GERD GIGERENZER: Bauchentscheidungen-Die Intelligenz des Unbewussten und die Macht der Intuition, Goldmann 2008.

JOHANNES HUBER: Die vier Quellen der Jugend-Holistisches Anti-Aging, edition a 2022.

ERIC R. KANDEL: Psychiatrie, Psychoanalyse und die neue Biologie des Geistes, Suhrkamp 2006.

AXEL LANGE, Von künstlicher Biologie zu künstlicher Intelligenz - und dann? Die Zukunft unserer Evolution, Springer 2021

ISABELLE M. MANSUY: Wir können unsere Gene steuern-Die Chancen der Epigenetik für ein gesundes und glückliches Leben, Berlin Verlag 2020.

PAUL NURSE: Was ist Leben?-Die fünf Antworten der Biologie, Aufbauverlag 2021.

GERHARD ROTH: Über den Menschen, Suhrkamp 2021.

MATTHIEU RICHARD: Glück, Knaur Taschenbuch 2020.

P. RIEDERER/G.LAUX/W.PÖLDINGER: Neuro-Psychopharmaka-Ein Therapie-Handbuch, Band 3: Antidepressiva, Phasenprophylaktika und Stimmungsstabilisierer, Springer 2002.

GOTTFRIED SCHATZ: Feuersucher-Die Jagd nach dem Geheimnis der Lebensenergie, Verlag Neue Zürcher Zeitung 2011.

SLAVEN STEKOVIC: Der Jungzelleneffekt-Wie wir die Regenerationskraft unseres Organismus aktivieren, edition a 2018.

PETER SLOTERDIJK: Du mußt dein Leben ändern-Über Anthropotechnik, Suhrkamp 2009.

MANFRED SPITZER: Digitale Demenz-Wie wir uns und unsere Kinder um den Verstand bringen, Droemer 2012.

PETER SPORK: Die Vermessung des Lebens-Wie wir mit Systembiologie erstmals unseren ganzheitlich begreifen – und Krankheiten verhindern, bevor sie entstehen, DVA 2021.

ABBILDUNGSVERZEICHNIS

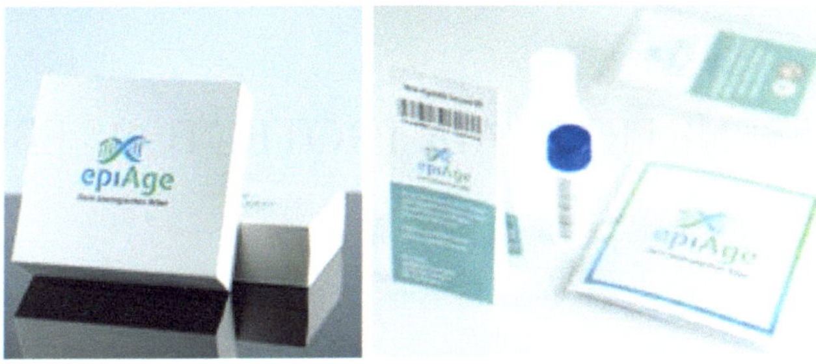

ABB. 54: EPIAGE **Quelle: EpiAge, Deutschland**

EPIAGE – TESTKIT

Zur präzisen Bestimmung des biologischen = epigenetischen Alters.

Zur Untersuchung von Gesundheit, Entwicklung und Alterung über die gesamte Lebensspanne hin.

Nutzen Sie das Wissen über den Zustand Ihrer momentanen DNA-Methylierung, um Ihr biologisches Alter mit beispielloser Genauigkeit zu schätzen.

Der EpiAge-Test wird von NUGENIS -Touchpoint Epigenetics- dem Hersteller epigenetisch wirksamer Produkte für die Methylierung der Erbinformation (DNA und Histonproteine) zum Verkauf angeboten.

DIAGNOSE UND LÖSUNG DES PROBLEMS KOMMEN SOMIT AUS EINER HAND.

(-)-S-Adenosyl-L-Methionin (Ademetionin) ist neben dem Energieträger ATP ein unbedingt nötiges Schlüsselmolekül in der Biologie

EPIGENETIC BRAIN PROTECTOR - EBP®

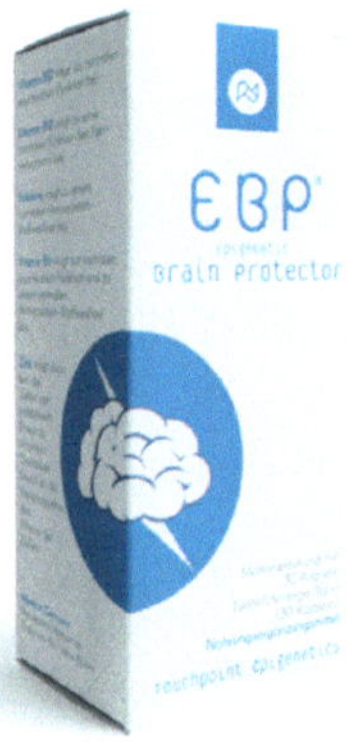

ABB. 55: EPIGENETIC BRAIN PROTECTOR **Quelle: NUGENIS**

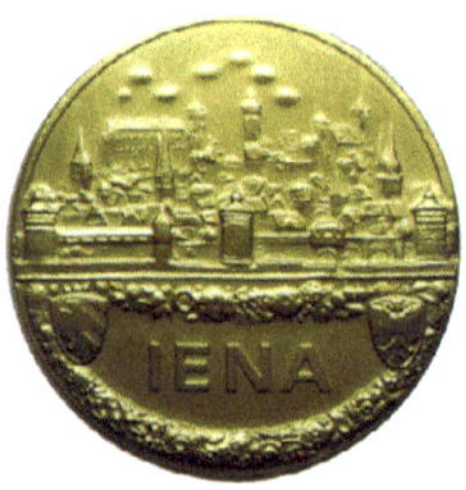

ABB. 56:GOLDMEDAILLE ZUM SCHUTZ VOR NEURODEGENERATION **Quelle: NUGENIS**

NUGENIS wurde 2015 auf der wichtigsten internationalen Fachmesse für „Ideen, Erfindungen, Neuheiten", der iENA, für den EPB® - Epigenetic Brain Protector mit einer Goldmedaille für hervorragende Leistungen zum Schutz der Gehirnzellen ausgezeichnet.

SOJAPULVER

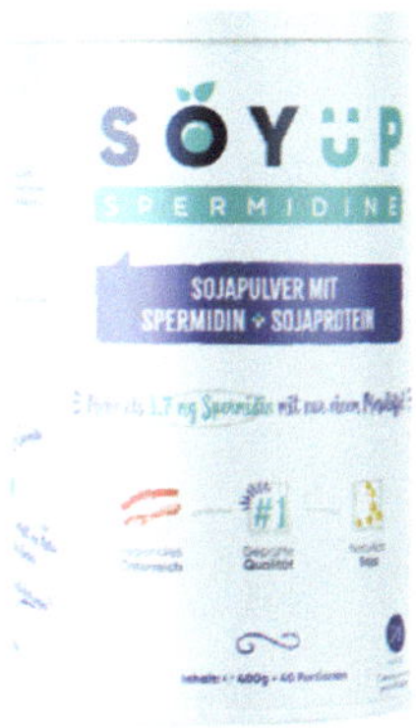

ABB. 57: SOJAPULVER **Quelle: NUGENIS**

SPERMIDIN + WERTVOLLES SOJAPROTEIN

SOJAPROTEIN enthält essentielle Aminosäuren mit dem idealen Aminosäure-Score von 100

SPERMIDIN erhöht die allgemeine Proteinsynthese um das 1,5- bis 2,0-fache

SPERMIDIN induziert die Autophagie und verlängert so die gesunde Lebensdauer der Zellen

Isoflavone aus Sojabohnen, wie das wertvolle GENISTEIN sind natürliche selektive Östrogenrezeptormodulatoren

spermidine-soyup.com

www.nugenis.eu/shop

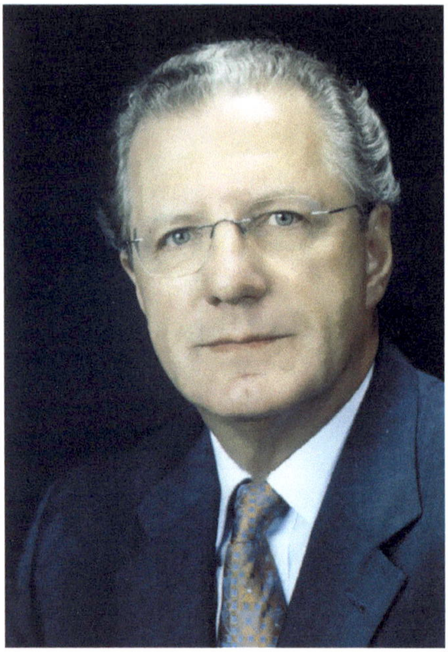

EDUARD RAPPOLD, geboren 1948 in Wien, ist Mediziner und Geriater.

2003 ausgezeichnet mit dem **Gesundheitspreis der Stadt Wien** für das Ernährungszustandsmonitoring von Alzheimer-Kranken

Mitarbeit am Institut für Gedächtnis- und Alzheimerforschung, Institut der Karl-Landsteiner Gesellschaft unter der Leitung von Dozent Dr. Michael Rainer

Mitarbeit an den Chirurgischen Forschungslaboratorien, Medizinische Universität Wien (MARIA ZELLNER und ERICH ROTH)

„Clinical proteomics studies for diagnosis of Alzheimer's disease in blood platelets" (Randox Laboratories und EU research)

Jänner 2014 **Diplom für den Masterlehrgang Geriatrie** (Wien/Krems/Mainz)

August 2015 **Gründung der NUGENIS** – Touchpoint Epigenetics www.nugenis.eu

NUGENIS wurde im September 2015 - auf der wichtigsten internationalen Fachmesse für „Ideen, Erfindungen, Neuheiten", der iENA – für ihr Produkt, den EBP®-Epigenetic Brain Protector, mit einer **Goldmedaille** für hervorragende Leistungen zum Schutz der Gehirnzellen ausgezeichnet.

In seinem Blog EPIGENETIK UND GESUNDHEIT (https://epigenetik.at) informiert **EDUARD RAPPOLD** in regelmäßigen Beiträgen über aktuelle, die Gesundheit auf epigenetischem Weg fördernde Erkenntnisse.

Im Buchhandel: Eduard Rappold „Wissen, das hilft: **ALZHEIMER vorbeugen bessern.** Mitochondriale Dysfunktion bei Alzheimer-Erkrankung". Buchschmiede 2022